Ateliers
RENOVLIVRES S.A.
2001

LA CAPITALE DE L'ÉQUATEUR

AU POINT DE VUE

MÉDICO-CHIRURGICAL

DU MÊME AUTEUR.

1. Compte-rendu du service de clinique chirurgicale de l'Hôtel-Dieu Saint-Eloi (du 1er avril 1864 au 31 mars 1865) et quarante observations avec réflexions. (*Montpellier méd.*, 1865.)

2.Etude sur le prolapsus hypertrophique de la langue. Thèse de doctorat. (*Montpellier*, 1865.)

3. Des perfectionnements récents de la synthèse chirurgicale. Thèse d'Agrégation. (*Montpellier*, 1866.)

4. De l'infiltration urineuse. (Observation suivie de réflexions cliniques). (*Montpellier méd.*, 1876.)

5 De l'amputation sus-malléolaire. (*Montp. méd.*, 1867, et *Mém. de l'Académie des Sciences et Lettres de Montpellier.*)

6. De la cystite blennorrhagique du col vésical. Leçons cliniques. (*Gaz. hebd. des Sciences méd. de Montpellier*, 1880.)

7. De la syphilis maligne précoce et de son traitement par les injections hypodermiques de peptonate de mercure. Leçons cliniques. (*Gaz. hebd.* 1880 et 1881.)

8. Considérations cliniques sur l'épididymite et l'orchite parenchymateuse de nature blennorrhagique. (*Gaz hebd.*, 1881.)

9. Corps étranger du rectum. Extraction au moyen de la pince à faux germes de Levret. (*Gaz. hebd.*, 1881.)

10. Tumeur érectile de la région auriculo-temporale. Opération en deux temps. (*Gaz. hebd.*, 1882.)

11. De la phlébite adhésive comme accident secondaire de la syphilis. (*Gaz. hebd.*, 1885.)

12. Deux cas de hernies inguinales opèrées avec succès par la kélotomie. (*Gaz. hebd.*, 1883.)

13. Ostéoclasie manuelle dans une fracture double mal consolidée chez un enfant. (*Gaz. hebd.*, 1886.)

14. Du phimosis dans les affections vénériennes. (*Gaz. hebd.*, 1884.)

15. De la taille uréthrale chez la femme. (*Gaz. hebd.*, 1884.)

16. Un cas d'hématocèle de la tunique vaginale guérie par la ponction et l'injection iodée. (*Gaz. hebd.*, 1884.)

17. Du phimosis grangréneux. (*Gaz hebd.*, 1885.)

18. Des abcès péri-uréthraux dans la blennorrhagie aiguë. (*Gaz. hebd.*, 1885.

19. De l'hypertrophie des amygdales chez les enfants, 1886.

DANS LE DICTIONNAIRE ENCYCLOPÉDIQUE DES SCIENCES MÉDICALES.

Crâne. (Pathologie chirurgicale.)
Staphyloplastie. — Staphylorrhaphie.
Voûte et Voile du palais. (Anatomie et Pathologie chirurgicale.)
Tête. (Anatomie chirurgicale et Pathologie.)

Montpellier. — Typogr. Boehm et Fils.

LA

CAPITALE DE L'ÉQUATEUR

AU POINT DE VUE

MÉDICO-CHIRURGICAL

PAR

E. GAYRAUD

Professeur Agrégé à la Faculté de Médecine de Montpellier, Chargé du cours de Clinique annexe des Maladies syphilitiques et cutanées, Chirurgien en chef de l'Hôpital-Général, Ancien Doyen de la Faculté de Médecine de Quito et Chirurgien en chef de l'Hôpital Saint-Jean de Dieu de la même ville,

ET

D. DOMEC

Professeur à la Faculté de Médecine libre de Lille, Ancien Professeur d'Anatomie et de Chirurgie à la Faculté de Médecine de Quito.

PARIS

C.-A. COCCOZ, LIBRAIRE-ÉDITEUR.

Rue de l'Ancienne Comédie, 11.

1886

AVANT-PROPOS

Au mois d'août de l'année 1873, j'acceptai, après de longues hésitations, de me rendre dans la capitale de l'Équateur pour y remplir, avec l'autorisation du Ministre de l'Instruction publique, une mission des plus honorables, mais aussi des plus difficiles. Le but de mon voyage, qui devait durer trois ans, est nettement indiqué dans le premier article de mon contrat, conçu en ces termes : « M. Gayraud prend envers le Gouvernement de la République de l'Équateur l'engagement d'aller à Quito, capitale de la dite République, pour faire les cours de chirurgie, diriger ceux d'anatomie à la Faculté de Médecine, diriger les hôpitaux, y exercer la chirurgie et faire toutes les opérations chirurgicales; en un mot, aider le Gouvernement à développer et améliorer l'exercice de la chirurgie et de tout ce qui se rattache au traitement et à la guérison des maladies de toute nature, le tout d'accord avec le Gouvernement, dont il devra suivre les avis et instructions.

M. Gayraud aura le titre de Doyen de la Faculté de Médecine de Quito et sera chirurgien en chef des hôpitaux. »

« IV. — Si les circonstances exigent l'adjonction à M. Gayraud d'un ou plusieurs aides, il s'en entendra avec le Gouvernement. » Cette promesse, que M. Fourquet, Consul général, m'affirmait devoir être promptement réalisée, me décida à entreprendre une tâche qui m'aurait paru sans cela au-dessus de mes forces.

A ce moment, la Faculté de Médecine de Quito, dont je devenais le Doyen, était régie par la loi organique de l'instruction publique promulguée le 24 octobre 1863, sous la première Présidence de Garcia Moreno et par le règlement général des études donné par le Conseil général de l'Instruction publique, le 23 décembre 1864. D'après ce règlement, le nombre des professeurs était fixé à quatre, chargés d'enseigner : le premier l'anatomie descriptive, accompagnée de démonstrations faites sur les cadavres de l'hôpital, et l'anatomie générale ; le deuxième la physiologie, l'hygiène et la chirurgie ; le troisième la pathologie générale, la séméiologie, l'étiologie, la nosologie, l'anatomie pathologique, la médecine légale, la toxicologie et l'obstétrique ; le quatrième enfin, la thérapeutique, la matière médicale, la clinique et la pharmacie. L'enseignement de la chimie et de la botanique était à la charge des professeurs de la Faculté des Sciences. La physique était supposée suffisamment connue des élèves après leur réception au baccalauréat ès sciences. Depuis cette époque, une modification sans grande importance avait séparé la chirurgie de la physiologie et de l'hygiène, pour l'adjoindre à l'anatomie.

Les études médicales duraient pendant six ans : 1re année, anatomie descriptive, accompagnée de dissections, anatomie générale et chimie inorganique ; 2e année, physiologie, hygiène et chimie organique; 3e année, pathologie générale, étiologie, séméiotique, nosologie, anatomie pathologique, organographie et physiologie botaniques; 4e année, thérapeutique et matière médicale, taxonomie et phytographie botaniques ; 5e année, clinique interne et premier cours de chirurgie; 6e année, second cours de chirurgie, médecine légale, toxicologie et obstétrique. Pendant la 4e année, les élèves devaient prendre des leçons pratiques de pharmacie dans l'une des officines de la capitale. Ceux de 5e année devaient assister aux leçons pratiques de chirurgie et ceux de 6e année aux leçons pratiques de médecine données par le chirurgien et le médecin de l'hôpital Saint-Jean de Dieu.

Le programme ne manquait pas d'ampleur, mais il avait le défaut capital de réserver une part trop petite aux études pratiques. En réalité, celles-ci étaient à peu près nulles. Les élèves de 1re année assistaient à quelques dissections faites en courant et les leçons cliniques se réduisaient à rien. Les salles de chirurgie étaient bien pourvues de malades, mais on n'y faisait que les opérations d'urgence, et l'arsenal manquait des instruments les plus usuels, que les élèves n'avaient jamais vus. Mon premier soin fut de faire cesser un état de choses aussi préjudiciable à l'enseignement. Grâce aux ordres donnés par le Gouvernement, j'acquis avant mon départ une collection complète d'instruments de chirurgie et d'ouvrages au courant de la science. Robert et Collin avaient reçu l'autorisation de me fournir tout ce que je leur demanderais ; c'est dire que je partis aussi bien pourvu que possible. J'emportai même les substances médicamenteuses que je crus utile pour le service de la clinique.

Dès mon arrivée, je reconnus que les précautions prises n'étaient que trop justifiées, car il m'eût été impossible de me procurer quoi que ce fût dans la capitale de l'Équateur. Le Président de la République, convaincu comme moi de la nécessité des études pratiques d'anatomie, fit construire de suite, à côté de l'hôpital et sur les plans que je lui soumis, un grand amphithéâtre où les élèves, dont j'avais bien vite apprécié le zèle et l'intelligence, pussent disséquer commodément. En quelques mois tout fut terminé, et les cadavres de l'hôpital, conservés par les procédés classiques, fournirent des matériaux suffisants pour des dissections quotidiennes. Peu après, en mai 1874, j'eus la satisfaction bien grande de mettre à la tête de ce service le Dr Domec, un des internes les plus distingués de l'hôpital Saint-Éloi de Montpellier, agréé par le Gouvernement de l'Équateur en qualité de professeur d'anatomie et autorisé par lui à se munir en France de tous les instruments et appareils nécessaires à l'étude de l'anatomie et de l'histologie. Il me fut alors possible de me consacrer d'une manière plus spéciale à l'enseignement de la chirurgie. A côté du cours théorique, j'instituai des leçons cliniques très suivies par les élèves, heureux de voir pratiquer un grand nombre d'opérations qui leur étaient inconnues jusque-là. Du reste, de fréquents exercices de médecine opératoire leur furent imposés, afin de compléter leur éducation chirurgicale.

Ce n'était là qu'une partie de la tâche que j'avais acceptée. Dans l'intention du Président, la médecine devait subir une réforme générale. Suivant son désir, je préparai un règlement nouveau, destiné à mettre l'enseignement médical en rapport avec les exigences de la science moderne. Entre autres réformes, j'obtins que les professeurs fussent toujours nommés au concours et que leur nombre fût porté à sept. Les chaires étaient réparties de la manière suivante : 1° Anatomie, 2° Physiologie, 3° Pathologie générale et Anatomie pathologique, 4° Thérapeutique, Matière médicale et Hygiène, 5° Pathologie médicale ou interne, 6° Pathologie chirurgicale ou externe, 7° Médecine légale et Obstétrique.

A cause de l'importance prise par les études physiologiques, il fut décidé que le professeur de physiologie serait choisi en France, et notre regretté doyen, M. Bouisson, reçut du Consul général de l'Équateur une demande à ce sujet. Afin de ne pas trop augmenter les dépenses, je laissai aux professeurs de pathologie médicale et chirurgicale la charge de diriger les études cliniques à l'hôpital, auquel ils devaient être attachés en qualité de médecin et de chirurgien en chef. Les professeurs de botanique et de chimie de l'École polytechnique ou Faculté des Sciences restèrent aussi chargés de l'enseignement de ces branches de la science médicale, auxquelles je fis adjoindre la physique, trop importante pour être négligée à partir du baccalauréat.

Le plus difficile n'était pas d'obtenir que le nombre des professeurs fût augmenté. Il fallait surtout imposer au Corps enseignant l'obligation de faire de véritables leçons préparées avec soin et non, comme par le passé, des commentaires sur un texte appris par cœur et récité par les élèves. En 1873, on en était encore à commenter le *Traité de pathologie* de Roche et Sanson. C'est dire combien étaient insuffisantes les connaissances exigées des élèves, auxquels on demandait pourtant une somme de travail très considérable. Cette réforme nouvelle fut admise par le Président, duquel j'obtins la création d'un certain nombre de places d'agrégés, données au concours. Dans le projet primitif, il ne devait y avoir que trois agrégés : un dans la section d'anatomie et de physiologie, un dans la section de médecine et un dans la section de chirurgie, chargés de suppléer les professeurs et de compléter leur enseignement. Mais il fut convenu que ce nombre serait, aussitôt que possible, porté à sept, afin qu'à chaque chaire fût attaché un agrégé remplissant les fonctions de professeur adjoint. De la sorte, le recrutement du professorat se trouvait assuré.

Afin de stimuler le zèle des élèves, il fut créé dans les hôpitaux des places d'internes et de chefs de clinique ; des aides d'anatomie, un prosecteur et un chef des travaux anatomiques furent aussi chargés d'assister le professeur d'anatomie et de surveiller les travaux de l'Ecole pratique d'anatomie et d'opérations chirurgicales, dont j'avais obtenu déjà la création. De plus, dans le but d'empêcher les élèves d'éluder la nouvelle loi, le Président résolut de réclamer la suppression de la Faculté de Cuenca, à laquelle n'étaient attachés que trois professeurs, ou plutôt trois répétiteurs chargés chacun d'enseigner les matières de deux années d'études.

La réforme de l'enseignement médical allait donc être complète, et, grâce à la haute intelligence du Président, je n'avais eu qu'à formuler des desirs pour les voir se réaliser dans la mesure des ressources budgétaires de la République. Garcia Moreno avait encore conçu le projet d'élever au centre de la capitale un véritable monument qui pût servir à l'installation définitive de la Faculté de Médecine, reléguée jusqu'alors dans une mauvaise bicoque, louée au jour le jour à des particuliers. Le Message présidentiel qu'il devait lire à l'ouverture du Congrès, le 10 août 1875, s'exprime en ces termes : « L'enseignement dans les Facultés universitaires et spécialement dans l'École polytechnique (équivalent de notre Faculté des Sciences) donne chaque année des résultats satisfaisants. Celui de la médecine, qui a subi de notables améliorations, sera définitivement réorganisé ces jours-ci, et si vous ordonnez que pour cette Faculté on construise un édifice convenable, sans lequel son installation complète est impossible, elle arrivera à se mettre à la hauteur qu'elle doit avoir dans l'état actuel de la science.» Pour tous ceux qui connaissaient l'influence salutaire exercée jusqu'alors par le Président sur les décisions du Congrès, l'adoption de tous ces projets ne faisait aucun doute. Aussi, après deux ans de travaux préliminaires, j'espérais, dans la dernière année de mon séjour à Quito, voir s'accomplir cette réforme capitale.

Malheureusement, quelques jours avant la réunion du Congrès, le 6 août 1875, Garcia Moreno tomba frappé par des assassins, et sa mort, véritable calamité publique, laissa en suspens les améliorations projetées dans toutes les branches de l'administration. Pour nous, il était évident qu'après l'élection présidentielle, de nouvelles études seraient nécessaires et que peut-être il ne resterait plus rien du projet accepté déjà. Dans ces conditions, ma présence n'avait plus la même utilité. Désireux de rentrer en France, je réussis à faire comprendre à Francisco-Xavier Léon, vice-président de la République jusqu'aux élections prochaines, que la nomination du Dr Domec à la chaire de chirurgie et à la place de chirurgien en chef de l'hôpital assurait la continuation de notre œuvre. Grâce à sa haute influence, le Conseil d'État, chargé de l'administration des affaires publiques, m'accorda, le 13 septembre 1875, avec les témoignages les plus flatteurs de sa reconnaissance pour les services rendus à la jeunesse Équatorienne, l'autorisation de quitter la Capitale, où j'avais reçu de tous un si gracieux accueil.

Depuis cette époque, de nombreuses révolutions ont éclaté dans ce malheureux pays, qui marchait à pas de géant dans la voie du progrès, sous la féconde impulsion de celui que Wiener, Consul de France à Guayaquil, appelait naguère le *Bon génie de l'Équateur*. Le Dr Domec dut abandonner lui-même la partie au bout de quelque temps.

Si tous les projets de Garcia Moreno n'ont pu se réaliser, il nous reste du moins la satisfaction d'avoir assuré l'institution définitive des études pratiques d'anatomie et de chirurgie et d'avoir initié toute une génération médicale à des procédés scientifiques qu'elle ignorait complètement. Ce sont nos élèves qui occupent aujourd'hui les chaires de la Faculté de Médecine, et les concours auxquels ils ont dû leur nomination ont donné la mesure des services qu'ils sauraient rendre à l'enseignement supérieur. Nous sommes sûr que, grâce à eux, la France sera longtemps encore l'inspiratrice des progrès de la jeunesse équatorienne.

D'accord avec le Dr Domec, nous avions résolu de publier les Notes médico-chirurgicales recueillies pendant notre séjour dans ce pays encore peu connu ; une partie de ce travail avait déjà paru dans le *Montpellier médical* lorsque des circonstances imprévues nous forcèrent à en suspendre la publication. Mon excellent ami et collaborateur, chargé d'enseigner d'abord l'anatomie, puis la médecine opératoire et les maladies syphilitiques à la Faculté de Médecine libre de Lille, se surmenait pour suffire à ses nombreuses occupations. Bientôt sa santé donna de sérieuses inquiétudes à ses amis, qui le contraignirent à prendre un repos nécessaire. Cédant à leurs instances, il consentit à revenir dans la capitale de l'Équateur, dont le climat pouvait exercer sur lui une salutaire influence. Mais nos espérances ne devaient pas se réaliser, et nous apprenions, il y a quelques mois à peine, qu'il avait succombé aux progrès de cette fatigue cérébrale qui paraît être le triste apanage des intelligences d'élite. Pour satisfaire au désir qu'il avait si fréquemment exprimé, j'ai dû réunir en un seul faisceau les Mémoires parus déjà et ceux élaborés en commun. C'est cette œuvre, malheureusement incomplète, que je présente aujourd'hui à mes Lecteurs.

Sous forme d'Appendice, j'ai joint à cette publication un travail de mon regretté Collaborateur sur l'empoisonnement de Mgr Checa par la strychnine, et trois mémoires personnels basés sur des observations recueillies à Quito. L'un d'eux est un Rapport médico-légal d'un véritable intérêt historique, car il contient tous les détails relatifs à l'assassinat et à l'autopsie de l'illustre Président qui nous avait associés à la grande œuvre de la régénération de son pays.

Montpellier, 25 mai 1886.

E. GAYRAUD.

CONSIDÉRATIONS

SUR

LA CAPITALE DE L'ÉQUATEUR

au point de vue

MÉDICO-CHIRURGICAL

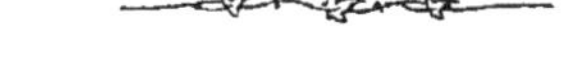

CHAPITRE PREMIER

Topographie et Ethnographie de la Capitale de l'Équateur.

I.

La superficie de l'Équateur est immense, relativement au petit nombre d'habitants qu'il possède ; elle dépasse celle de la France et il n'y a guère plus d'un million d'habitants. Ce chiffre est approximatif, car les renseignements officiels faits de temps en temps ne donnent que des résultats illusoires. Ainsi, en 1856, le rapport du ministre de l'intérieur portait le nombre des habitants à 881,948, tandis que d'après les calculs de Villavicencio (*Geografia de la república del Ecuador;* New-York, 1858), il était à cette époque de 1,108,048, sans compter plus de 200,000 habitants sauvages. Dans le rapport tout récent que nous avons sous les yeux (*Exposicion del ministro del Interior al Congreso, en* 1873 ; Quito, impr. nacional), le recensement officiel ne donne plus que 817,679 âmes, et pourtant l'Équateur venait de traverser une longue période de prospérité.

La capitale compte de 40 à 50,000 habitants, chiffre assez

différent, on le voit, du chiffre mentionné dans la plupart de nos Dictionnaires et de nos Géographies. La différence tient, si nous ne nous trompons, à ce qu'on a confondu dans la population de Quito toute la population de la province de Pichincha[1].

Le plateau de Quito se trouve à près de 3,000 mètres au-dessus du niveau de la mer[2]. Il pourrait sembler à prime abord bien difficile de vivre toute l'année à une hauteur qui dépasse de 70 mètres celle du Canigou, quand on songe aux conditions d'existence qu'une pareille altitude réalise, en Europe surtout, pendant l'hiver. Mais si l'on veut bien réfléchir que cette influence ne peut être séparée de celle, dans l'espèce contraire, de la latitude, on comprendra qu'il se produise entre les deux un certain balancement et, comme résultat définitif, le maintien de la température dans de très-bonnes limites; c'est en effet ce qui arrive sur les hauts plateaux de l'Équateur. A Quito règne, on peut le dire

[1] Villavicencio, *loc. cit.*, et la plupart des auteurs modernes portent la population de Quito au chiffre de 80,000 habitants. Pourtant, le recensement de 1873 n'en mentionne que 23,944 pour les paroisses urbaines, qui composent à proprement parler la ville, et 78,377 pour les paroisses rurales du reste de la province de Pichincha.

Pour nous, qui avons vécu plusieurs années dans la capitale, nous sommes convaincus de l'inexactitude de ces divers chiffres. Notre impression, partagée par tous les Européens, est que la ville compte plus de 40,000 habitants. Sa population paraît être restée stationnaire depuis longues années, peut-être même a-t-elle diminuée. Lors du voyage des Académiciens français et espagnols, en 1738 (G.-J. et A. de Ulloa ; *Voyage historique de l'Amérique méridionale*, Paris, 1752), la ville avait de 50,000 à 60,000 âmes; il est vrai que d'après Villavicencio, une épidémie fit mourir 10,000 personnes en 1759 et près de 25,000 en 1785.

[2] Le chiffre résultant des calculs très-exacts faits en 1873 par les docteurs Reiss et Stübel (*Alturas tomadas en la republica del Ecuador, en los anos de* 1871, 1872 *y* 1873, por W. Reiss y Stübel, Quito, 1873) est de 2,850 mètres : il diffère peu de celui de Villavicencio, qui donne 3.411 vares et demi, c'est-à-dire environ 2,763 mètres.

sans exagération, un printemps perpétuel; les fortes chaleurs de nos étés et les froids rigoureux de nos hivers y sont également inconnus. Les Quiténiens ne sauraient pas ce que c'est que la neige, s'il ne leur était donné d'en voir sur les cimes des Cordillères, qui les environnent ; ils ne voient jamais ni de la gelée ni des frimas. Il est extrêmement rare, même dans les nuits les plus froides, que le thermomètre centigrade baisse au-dessous de + 6° ; d'un autre côté, on ne le voit presque jamais monter au-dessus de + 17°. Il en est ainsi durant toute l'année, de sorte que, sous le rapport de la température, il n'y a à vrai dire qu'une seule saison.

Les pluies y sont très-abondantes : elles ont été prises comme point de départ pour la distinction établie entre l'hiver et l'été. L'*hiver*, ou saison des pluies, dure depuis le mois d'octobre jusqu'au mois de juin. Le nom de *saison des pluies* est bien justifié : ce sont généralement des pluies d'orage, des averses ; il y a peu de jours où elles manquent, elles viennent d'habitude l'après-midi, entre deux et cinq heures ; les matinées sont très-belles. Rien n'égale la soudaineté avec laquelle l'orage vous surprend. Vous sortez par un soleil splendide; il n'y a pas un seul nuage : vous n'avez pas fait deux cents pas que vous voyez tout d'un coup de gros nuages noirs s'amonceler, principalement du côté de Pichincha ; de grosses gouttes commencent à tomber, et quelques minutes plus tard c'est une pluie battante. C'est sans nul doute à cause de ces variations instantanées que l'on accuse le ciel de Quito d'être menteur : « Tout ment à Quito, même le ciel ! » tel est le dicton que l'on entend fréquemment citer ; nous n'en garantissons l'exactitude que pour ce qui concerne le ciel.

Il n'est pas très-rare de voir les orages se dissiper avec la même rapidité que celle de leur apparition : ils n'ont pas plus tôt cessé que les rues redeviennent complétement sèches. Pendant l'averse, et surtout immédiatement après l'averse, il se produit un abaissement sensible de la température. L'*été*, ou saison sèche, comprend l'intervalle entre les mois de juin et d'octobre. Saison sèche ! elle l'est souvent fort peu, à tel point que l'on serait parfois tenté de donner raison à ceux qui ont écrit qu'il pleuvait *treize mois* dans l'année à Quito. Il faut pourtant convenir qu'il pleut moins que pendant l'hiver ; quinze jours, un mois même, peuvent se passer sans pluie. Cependant, du moins l'après-midi, le ciel est habituellement couvert. On mentionne une interruption de l'hiver qui aurait lieu vers la fin de décembre et qu'on appelle « le petit été de l'Enfant » ; on cite aussi certaines interruptions de l'été pendant les mois d'août et de septembre : ce sont, tantôt les larmes des Apôtres, tantôt le cordon de Saint-François, etc. Il n'y a rien de constant dans ces interruptions.

Les vents sont rares, jamais violents dans l'intérieur de la ville. Quito est comme encaissée au pied de Pichincha et entourée d'un cirque montagneux : elle est donc protégée contre les vents. Ceux-ci se produisent quelquefois avec une certaine violence dans les environs ; on les observe pendant la saison d'été. A Quito, du reste, le vent n'a rien de bien désagréable : il n'est pas froid et ne soulève pas de poussière.

Tout en admettant en principe que la température à Quito est relativement uniforme, puisque le thermomètre oscille d'habitude entre + 13° et + 16° [1], nous ferons une restriction, et elle n'est pas dépourvue d'importance : c'est que la différence qu'il y a entre la température au soleil et à l'ombre est plus considérable qu'en France. Elle est en moyenne de 25°.

La différence est beaucoup moindre entre la température du

---

[1] Reiss et Stübel (*loc. cit.*), donnent comme température moyenne + 13°,2.

Villavicencio, + 15°,45.

Guilbert (Thèses de Paris, 1862, n° 162), + 15°,60.

La Condamine dit que la température de la capitale est de + 14° à + 15°.

jour et celle de la nuit. On peut l'évaluer en moyenne de 7° à 8°. La raréfaction de l'atmosphère suffit à rendre compte de ces différences. Les nuits sont en général magnifiques. On observe des clairs de lune à côté desquels ceux de nos contrées ne seraient que de pâles reflets. La durée des jours, il est à peine utile de le faire remarquer, est presque égale à la durée des nuits [1].

A plusieurs reprises, les tremblements de terre ont occasionné dans ce pays de terribles désastres. De temps à autre les volcans rappellent aux Quiténiens qu'ils constituent pour eux un bien dangereux voisinage : tout récemment, une éruption du Cotopaxi [2] a plongé tout l'Équateur dans la nuit la plus obscure depuis deux heures de l'après-midi jusqu'au lendemain, a recouvert la capitale d'une épaisse couche de cendres et a produit de funestes inondations.

La production du sol équatorien n'est pas encore bien considérable; certes, le terrain ne fait pas défaut, mais les bras manquent pour le cultiver. L'agriculture y est au berceau, et l'on ne retire qu'un faible profit, même des parties cultivées. La quantité de terrains abandonnés que l'on pourrait avantageusement défricher est immense. On les vend à vil prix, et cependant il se présente peu d'acheteurs, à cause des difficultés que l'on éprouve pour trouver de bons ouvriers, se procurer des machines, monter des usines, etc.

Parmi les substances alimentaires que fournit l'Équateur,

---

[1] Quito étant placée presque sous la ligne (à 0,13'18" de latitude méridionale), les plus grands écarts n'atteignent pas une demi-heure. De plus, on n'observe, pour ainsi dire, ni aurore ni crépuscule.

[2] Ce volcan, fameux par la fréquence et le danger de ses éruptions, est situé presque sur la route de Guayaquil à Quito, à près de 12 lieues S.-S.-E. de cette dernière ville. Sa hauteur est de 5,943 mètres, c'est-à-dire à peine inférieure de 400 mètres à celle du Chimborazo.

nous devons signaler en première ligne les pommes de terre; elles sont abondantes et de fort bonne qualité. Vient ensuite le maïs, qui dans certaines vallées prospère on ne peut mieux. Il y a deux sortes de maïs : le maïs analogue au maïs d'Europe, et un maïs à grains beaucoup plus petits, transparents ; il est connu dans le pays sous le nom de *morocho*. Le froment, le seigle et l'orge se produisent aussi en assez grande quantité. Le café, la canne à sucre et le cacao forment les principales productions des terres chaudes; c'est le littoral qui fournit presque exclusivement le cacao.

Les légumes : pois, haricots, choux, laitues, raves, navets, etc., deviennent de plus en plus répandus. C'est un consul français, de Mandeville, qui a contribué, dans la plus large part, à l'introduction et aux progrès de cette culture.

Les fruits abondent pendant toute l'année ; tous nos fruits européens ont été l'objet de tentatives d'acclimatement dans l'Équateur ; les résultats obtenus laissent encore à désirer : les pommes, les poires, les pêches, les prunes, les cerises, s'y produisent, mais de qualité très-inférieure et d'incomplète maturité. Avouons cependant que sous ce rapport il y a un progrès sensible chaque année.

Le raisin est également cultivé ; il y a déjà plusieurs années que l'on voyait parfois à Quito une ou deux grappes, et on les considérait plutôt comme un objet de curiosité que comme un mets de gourmandise ; elles venaient de la province d'Ambato. Aujourd'hui, il n'en est plus ainsi. Dans cette même province, on a étendu et perfectionné la culture de la vigne ; on l'a introduite dans une autre vallée, la vallée de *Tumbaco*, qui se trouve environ à dix kilomètres de Quito. Tous les ans on fait de nouvelles plantations, et déjà actuellement on peut, dans le commerce de Quito, se procurer des bouteilles portant l'étiquette : Vin de Tumbaco, vin de Patate, vin légitime, vin de raisin, etc.

La production n'est pas encore très-abondante ; tout au plus si elle atteint vingt hectolitres annuels pour tout l'Équateur. Que dirons-nous de la qualité? Parmi les raisins que l'on mange en nature, on en trouve d'un goût très-agréable, mais la plupart sont incomplétement ou, pour mieux dire, inégalement mûris. Le vin équatorien, qui est du vin rouge, ne saurait évidemment jusqu'alors rivaliser avec nos bons crûs de Bordeaux ou de Bourgogne ; cela dépend, non-seulement de la qualité du raisin, mais encore des défectueux procédés de fabrication. Encore à cet égard, on constate une progressive amélioration ; c'est là une culture que l'on ne peut trop encourager.

Les fruits indigènes sont extrêmement nombreux, et il en est dont l'odeur et la saveur sont également délicieuses. Aucun ne nous a paru jouir de propriétés dignes d'être mentionnées. Comme nous ne possédons pas les données nécessaires pour en établir une classification, nous allons simplement énumérer les principaux dans la langue du pays : limas, platanos, chirimoyas, aguacates, guabas, tunas, mangos, mameïs, taxos, chamburos, guayabas, pinas, papayas, granadillas, capulis, frutillas, etc.

On est frappé, quand on pénètre dans l'intérieur de l'Équateur, du grand nombre et de l'étendue des pâturages ; d'innombrables bestiaux, principalement composés de bêtes à corne, y paissent toute l'année en liberté ; on les y compte par centaines, et le propriétaire lui-même en ignore souvent le nombre. Les pâturages n'ont pas tous la même valeur, et naturellement ils exercent une influence des plus marquées sur la qualité du lait et celle de la viande.

La plupart de nos habitants de basse-cour vivent et se reproduisent dans l'Équateur ; il y a un certain nombre d'années qu'on y avait introduit des lapins, et ils s'y étaient multipliés avec la rapidité que l'on connaît. Voilà qu'à un moment donné on commence à les faire disparaître. Qu'était-il arrivé ? Ils avaient été jugés coupables de prédisposer à des accouchements trop fréquemment répétés, et surtout à des grossesses gémellaires. Aujourd'hui, il n'en reste plus que quelques rares échantillons.

L'intérieur de l'Équateur est peu boisé : dès qu'on a traversé les Cordillères et qu'on parcourt les hautes régions, on n'aperçoit plus par ci par là que quelques arbres plus ou moins développés, et le voyageur fatigué cherche souvent en vain, pendant de longues heures, un ombrage qui puisse, quelques instants le soustraire à l'ardent et éblouissant éclat du soleil équatorien. Pourtant, s'il est permis d'en juger par les résultats que certains propriétaires ont déjà obtenus, ce déboisement cesserait d'exister le jour où l'on voudrait : l'eucalyptus y croît à vue d'œil, et, depuis plusieurs années, on en voit se multiplier le nombre dans les environs de Quito et jusque dans la capitale. On doit s'en féliciter, car l'utilité des plantations de l'eucalyptus est aujourd'hui généralement reconnue, et en tout cas on n'en saurait discuter l'agrément.

Les habitants de Quito pourraient facilement n'avoir rien à désirer au point de vue de l'eau : elle est, en elle-même, saine et abondante, et s'il est des moments où elle ne remplit pas toutes les conditions d'une eau potable, il faut s'en prendre à la négligence de l'Administration municipale. C'est là un fait qui est positivement établi par un intéressant travail que le R. P. Jésuite L. Dressel a tout récemment publié sur les eaux minérales de l'Équateur, avec un appendice sur les eaux potables de la capitale. « Celles-ci, fait-il remarquer, seraient parfaites si, au moyen d'un bon système de conduite, on les mettait à l'abri des substances organiques qui s'y introduisent au moment des grandes pluies et des orages. »

Quant aux eaux minérales, l'Équateur est on ne peut plus favorisé ; à chaque pas on y trouve des sources d'une riche minéralisation, dont les bienfaits thérapeutiques sont méconnus ; on peut dire que toutes les variétés des eaux minérales d'Europe sont représentées dans cette seule république : on s'en convaincra en lisant le travail que je viens de citer, et auquel nous n'empruntons que la classification générale des eaux qui ont été analysées au laboratoire de la Faculté des Sciences :

1° Eaux alcalines : acidulées, iodiques, muriatiques ;

2° Eaux ferrugineuses ; purement ferrugineuses et ferrugineuses alcalines ;

3° Eaux acidulées ;

4° Eaux sulfatées iodiques ou de Glauber ;

5° Eaux amères ;

6° Eaux salées ;

7° Eaux sulfureuses ;

8° Eaux thermales indifférentes.

Si les eaux minérales abondent dans l'intérieur de l'Équateur, on ne peut pas en dire autant des eaux poissonneuses ; à notre connaissance, on n'a pas encore trouvé de raisons tout à fait satisfaisantes pour expliquer le défaut de poissons dans les rivières qui se trouvent aux environs de Quito : entre autres causes on a invoqué la nature volcanique du sol.

II.

Ce qui précède suffira, nous osons l'espérer, à donner une idée exacte des conditions que nous appellerons *extrinsèques*, dans lesquelles vivent les Quiténiens : voyons maintenant quelles conditions *intrinsèques* ils se créent. Et d'abord, parlons de leurs habitations.

L'aspect extérieur de Quito n'est ni grandiose, ni majestueux, ni imposant : il est joli, coquet, agréable ; la superficie de la ville équivaut à peu près à celle de nos villes de quatrième ordre. Les rues sont droites, tirées au cordeau, réciproquement perpendiculaires, de façon à intercepter des espaces carrés (*cuadras*) d'environ 90 mètres de côté. Elles se sont totalement transformées sous la bienfaisante administration de Garcia Moreno. C'est ce grand homme qui a fait disparaître les rues formant deux plans inclinés vers la ligne médiane, où croupissaient une eau infecte et toute espèce d'immondices que les pluies torrentielles pouvaient seules enlever. Aujourd'hui, sauf de très-rares exceptions, les rues de Quito sont planes, bien pavées et d'aspect très-propre.. Leur largeur, à peu près la même pour toutes, est égale à la largeur moyenne de nos rues, 6 à 7 mètres.

On compte plusieurs places constamment garnies de fleurs; on ne voit d'arbres qu'à la Grand'Place, et encore sont-ils insuffisants à donner un convenable ombrage : ce sont des saules, quelques pêchers et une espèce de datura connue dans le pays sous le nom de *floripondio*, dont la fleur, très-grande et d'une éclatante blancheur, exhale, surtout le soir, un parfum délicieux.

L'extérieur des maisons flatte très-agréablement la vue: on les crépit chaque année à la chaux, ce qui leur donne une éclatante blancheur : elles sont, pour la plupart, très-étendues en superficie et peu en hauteur; presque toutes ont deux étages, un rez-de-chaussée et un premier. Les toits sont formés de tuiles rouges, la pierre est peu utilisée dans les constructions; la crainte des tremblements de terre fait voir en elle une épée de Damoclès; on la remplace par des briques crues séchées au soleil, ou *adobes*. Il est peu de maisons qui ne possèdent au moins une cour intérieure, dans laquelle l'air peut circuler avec la plus grande facilité. Dans la plupart des habitations aristocratiques, cette cour est un véritable jardin, toujours rempli des fleurs les plus variées et quelquefois d'arbres élégants, tels que palmiers, citronniers ou eucalyptus.

On est frappé, en entrant dans ces maisons, de l'abandon

plus ou moins complet où se trouve le rez-de-chaussée. Quand il n'est pas tout à fait inhabité, il n'est qu'en partie occupé, soit par des magasins, soit par des familles pauvres, soit par des domestiques. L'humidité y pénètre facilement pendant les fortes pluies, et ces sortes d'appartements ne méritent que trop leur réputation de logements insalubres, à laquelle est probablement dû leur abandon. Les propriétaires et les personnes aisées vivent au premier.

Le plus grand nombre des familles quiténiennes paraît se soucier fort peu de ce que nous appelons le *confortable*. Les cuisines sont mal installées, mal outillées et mal tenues ; il en est de même pour les salles à manger ; l'on s'étonne, à bon droit, de les trouver si négligées, même dans les meilleures maisons : linge, service de table, meubles, tout y est en mauvais état. Si nous pénétrons dans la chambre à coucher, nous remarquons la même négligence, le même défaut de confortable. Et cependant, à chaque instant, on entend parler d'énormes sommes dépensées pour tel emménagement. Vous n'en serez pas surpris si vous visitez les salons de Quito, dont plusieurs occupent toute la façade principale de la maison. Rien n'y manque: tapis, glaces, lustres, pianos, chaises, fauteuils, sofas, tentures; tout y est d'un luxe oriental, luxe d'autant plus coûteux que chaque pièce du mobilier a été achetée en Europe, et que les frais de transport en ont doublé, triplé, décuplé le prix. Il est facile de comprendre combien un tel luxe contraste avec le dénûment et la misère des pièces situées à côté du salon.

Les appartements sont fort spacieux, presque tous mal fermés; les portes et les fenêtres présentent de nombreuses solutions de continuité.

Les cheminées y sont inconnues et, à vrai dire, elles seraient inutiles, malgré la fraîcheur relative de la température et le véritable feu croisé de courants d'air. Cela explique pourquoi, au moment où vous entrez dans un salon, on vous prie de rester couvert, au moins, ajoute-t-on, jusqu'à ce que le corps soit refroidi.

Les *vêtements* des Équatoriens n'offrent pas de bien notables particularités en ce qui touche les hommes; dans toute la classe aisée, on se conforme aux usages européens et la tenue est remarquable de correction. Parmi les hommes du peuple, ceux qui habitent la ville s'habillent à peu près comme nos ouvriers et nos paysans; ils n'ont de spécial qu'une pièce d'étoffe plus ou moins fine, désignée sous le non de *poncho*, taillée en rectangle se rapprochant de la forme carrée, percée, dans sa partie centrale, d'une fente à travers laquelle ils passent la tête; le poncho leur couvre les épaules et une grande partie du tronc; il leur sert, le jour de manteau et la nuit de couverture. Les *caballeros* eux-mêmes le revêtent quand ils montent à cheval ou quand ils sont à la campagne. Les Indiens le portent constamment, et il forme tout leur habillement avec un pantalon ou plutôt un caleçon de toile qui laisse d'ordinaire les jambes à découvert.

Les chaussures sont rares dans la classe ouvrière: on marche généralement nu-pieds ou avec une espèce de sandales qui ne protégent que la plante du pied.

Les dames se montrent plus jalouses du costume national, qui du reste est des plus simples et ne doit pas souvent exiger l'intervention de la modiste. Les chapeaux, les chignons, les paletots ou corsage serrés, les ceintures, sont habituellement exclus. Une robe traînante et un châle constituent les seuls objets visibles de leur vêtement, on pourrait presque dire de leur personne, car le châle leur couvre la tête et une partie de la figure. Plusieurs semblent regretter d'avoir besoin de leurs yeux et de ne pouvoir également les couvrir; elles s'en consolent en n'en laissant qu'un à découvert. Le châle n'est évidemment qu'une légère modification de la mantille espagnole.

Il est également porté par les femmes du peuple sous le nom de *reboso*, seulement elles ne s'en couvrent pas autant la tête et la figure ; leurs vêtements extérieurs sont faits dans le pays, avec une grosse laine appelée *bayeta* ; la jupe est courte et les pieds nus ; les Indiennes ont un costume encore bien plus primitif, qui consiste en une chemise et un jupon extrêmement courts. Il n'est pas rare de voir des femmes revêtues du poncho, à quelque rang de la société qu'elles appartiennent.

Le chapeau noir haut de forme est la coiffure de ville des gens comme il faut ; à cheval ou à la campagne, ils portent le panama à petits bords, qu'ils retournent vers le front en forme de visière pour se garantir du soleil. Les autres classes de la société portent le chapeau de paille ou le chapeau de feutre à très-larges bords, dont se coiffent même les enfants et les femmes.

Quant aux *aliments*, on a pu s'en faire une idée en lisant ce que nous avons dit à propos du sol équatorien.

Les pommes de terre sont surtout en honneur, c'est leur patrie ; nous ne pourrions dire au juste quelle en est la consommation, mais elle est assurément considérable : on les mange bouillies ou rôties, et assaisonnées avec une espèce de piment rouge désigné sous le nom de *aji* [1].

La viande est abondante, et son prix, bien inférieur à nos prix d'Europe, n'est cependant pas à la portée de toutes les bourses, tant les bourses à Quito sont petites. Elle n'est pas très-bonne, et l'on dit que cela dépend de ce que les animaux sont mal tués (on leur ouvre le cœur) ; ce qu'il y a de certain, c'est que les bœufs que l'on tue ont une très-belle apparence ; mais venant de loin, ils arrivent trop souvent surmenés à la capitale. On tue peu de veaux et de moutons : les gens du peuple mangent sur-

[1] Elles forment la base du mets national, le *locro*, sans lequel il n'y a pas de dîner complet.

tout du cochon rôti au four. La volaille se vend aussi à bas prix, elle est généralement très-maigre; peut-être est-ce pour cette raison qu'on n'en fait pas un très-grand usage. Il y a peu de gibier et pas de poisson. Les légumes ne sont pas encore à la mode, bien qu'on puisse s'en procurer à un prix raisonnable.

Le laitage et les œufs sont largement employés ; on en fait des mets sucrés très-variés et dont plusieurs ne laissent pas que d'être savoureux. Le chocolat fait rarement défaut sur les tables de Quito. Les fruits forment un bon tiers des aliments : on les mange, soit en nature, soit sous forme de confiture (*dulce*) : nous nous sommes maintes fois pris à regretter d'avoir passé loin de Quito nos premières années, en voyant l'énorme quantité de *douceurs* que l'on y mange. Le sucre dont on se sert n'est généralement pas raffiné.

La consommation de pain est très-réduite ; bien que le blé paraisse de bonne qualité, on vend à Quito, sous le nom de *pain français,* un très-mauvais pain, mal cuit et indigeste : le pain dit *du pays* ne nous paraît pas meilleur ; il est fait avec de la farine, des œufs ; on y incorpore une certaine quantité de sucre et on le saupoudre de grains d'anis. L'eau est la boisson habituelle pendant les repas; le vin ne figure sur les tables que d'une façon exceptionnelle ; on prend peu de café au lait.

Il va sans dire que la nourriture varie, comme en tout pays, suivant la position sociale, la fortune, etc., des individus ; mais nous ne pouvons entrer dans tous ces détails. Qu'il nous suffise d'ajouter que la nourriture des Indiens est presque exclusivement végétale. Le maïs cuit ou grillé, la farine d'orge grillée, les pommes de terre, la canne à sucre et des fruits : tels sont leurs aliments quotidiens. Leur boisson de prédilection est la *chicha* : elle provient de la fermentation du maïs tendre; telle qu'ils la boivent, elle est d'un aspect peu séduisant : elle est trouble et sale. Mais quand elle est bien préparée et bien filtrée, elle constitue une boisson qui n'est pas désagréable et à laquelle les étrangers eux-mêmes s'habituent sans trop de peine. D'ailleurs, on en boit dans tous les rangs de la société; elle est considérée comme boisson rafraîchissante.

La distribution des repas est assez différente de celle qui est adoptée en France ; elle est la conséquence naturelle d'autres habitudes. A Quito, les distractions publiques n'existent pas. Il fait nuit à partir de six heures, et l'on ne sait comment passer ses soirées. On se couche de bonne heure, on se lève de bonne heure, on déjeune de bonne heure, et on dîne de bonne heure. Le déjeuner a lieu à neuf heures du matin et le dîner à trois heures du soir. La différence entre ces deux repas n'est pas très-grande, on peut cependant dire que le dîner est le principal repas. Le déjeuner et le dîner se font avec une rapidité et une indifférence que nos gourmets auraient peine à comprendre ; les salles à manger, on l'a déjà vu, n'ont rien qui puisse en rendre le séjour attachant, aussi y reste-t-on le moins possible. On ne peut pas dire des Quiténiens qu'ils vivent pour manger ; la question de nourriture n'est pour eux l'objet d'aucune vive préoccupation, et, si nous ne nous trompons, il en est ainsi parce que tous les jours ils mangent les mêmes choses ou du moins varient fort peu. Nous ne voulons pas dire par là que leur nourriture soit mauvaise : leurs aliments sont sains et abondants.

Nous croyons devoir signaler une autre particularité, c'est l'habitude que l'on a de faire tout le repas sans boire ; c'est seulement après la dernière bouchée que l'on ingère, d'un trait, un ou deux verres d'eau. Nous mentionnons ce fait parce que nous le considérons comme une des principales causes qui servent à expliquer les éructations que l'on entend à chaque instant se produire, soit pendant, soit après le repas. Nous en dirons autant de la rapidité exagérée avec laquelle on mange ; nous conviendrons cependant que c'est aussi une affaire d'habitude, et nous ne doutons pas que si de pareils bruits les choquaient comme ils nous choquent, on ne tardât à les voir peu à peu disparaître.

Le dîner ayant lieu à trois heures, on conçoit aisément que, pour peu que la veillée se prolonge, on se sente l'estomac vide; aussi, vers neuf heures du soir, la plupart des familles sont-elles habituées à faire un troisième repas, consistant en une tasse de chocolat que l'on assaisonne de gros morceaux de fromage; vient ensuite la confiture, et l'on termine par le verre d'eau.

Si l'on nous demande notre avis sur une telle distribution de repas, nous répondrons qu'on ne saurait la conseiller en France; mais à Quito il y a lieu de la maintenir, parce qu'elle est en harmonie avec le climat et les autres habitudes du pays.

Les *mœurs* de Quito pourraient défrayer bien des articles humoristiques; mais l'*humour* ne pouvant trouver sa place ici, nous nous bornerons à en relater ce qui a rapport à notre sujet. Nous suivrons les Quiténiens depuis leur naissance jusqu'à leur mort, et nous examinerons leur genre de vie, mais exclusivement au point de vue de l'influence qu'il peut exercer sur leur santé ou sur leurs maladies.

Les naissances sont relativement nombreuses, et il semble que le chiffre de la population devrait s'élever dans de notables proportions. Or, l'augmentation n'est pas sensible, et cela s'explique par l'excessive mortalité des enfants. Comme cette question doit faire l'objet d'un chapitre spécial, nous n'en faisons ici qu'une simple mention et nous sautons par-dessus les premières années de l'existence, pour arriver à celles que l'on consacre à l'instruction et à l'éducation.

Les moyens d'enseignement s'étaient, dans ces quinze dernières années, considérablement perfectionnés et multipliés; ils avaient été pour Garcia Moreno l'objet d'une constante sollicitude. Des frères des écoles chrétiennes, des pères lazaristes, des jésuites, avaient été successivement appelés, et tous avaient fondé dans la capitale d'importants établissements d'instruction primaire et secondaire: ces établissements remplissaient toutes les conditions hygiéniques désirables, et les enfants y trouvaient les éléments nécessaires pour le développement de leurs facultés physiques, intellectuelles et morales. Les résultats obtenus étaient déjà on ne peut plus notables; ils n'eussent pas tardé à devenir complete, si des bras assassins ne se fussent armés pour mettre fin aux jours si précieux de l'illustre Président[1].

Depuis ce fatal événement, c'est-à-dire depuis plus de deux ans, plusieurs de ces établissements ont disparu: tous se sont plus ou moins désorganisés, de sorte qu'aujourd'hui l'instruction est forcément négligée. L'un de nous a été bien péniblement impressionné, pendant les derniers mois de son séjour dans l'Équateur, à la vue de groupes multiples d'enfants vagabondant toute la journée dans les rues. « Que voulez-vous, disait-on de tout côté, il n'y a pas de collége où les envoyer ! » Évidemment

---

[1] Garcia Moreno ne croyait pas déroger en s'occupant des plus petits détails de l'instruction publique. Dans le but d'en rehausser l'éclat, il présidait les examens publics de fin d'année, interrogeant lui-même les élèves sur les sciences exactes et la langue française. Il aimait à se délasser des fatigues d'un gouvernement ingrat et difficile en poursuivant, dans son propre laboratoire, les études de chimie auxquelles il se livrait avec ardeur autrefois. On reconnaissait en lui l'ancien Recteur de l'Université de Quito et l'élève assidu des cours de la Sorbonne. Il avait conservé les meilleurs souvenirs des jours d'exil passés à Paris, et il s'adressait volontiers à la France quand il voulait réaliser de nouvelles améliorations. Quelques mois avant sa mort, il nous avait chargé d'appeler de l'une de nos Facultés, un jeune docteur au courant des progrès de la physiologie expérimentale; avec des ressources budgétaires très-restreintes, il aurait su trouver les fonds nécessaires à la création et à l'entretien d'un laboratoire de hautes études physiologiques. Inutile de dire que les négociations entamées n'ont pas eu de suites, et que l'état politique de l'Équateur, depuis plus de deux ans, ne permet pas d'espérer leur reprise prochaine.

un tel état de choses ne pourrait longtemps se prolonger sans qu'il en résultât les plus graves inconvénients à tous les points de vue. Nous n'avons pas ici à nous occuper de l'enseignement supérieur, la question, surtout en ce qui concerne l'enseignement de la médecine, a été traitée dans un autre travail.

Les petites filles sont actuellement plus favorisées, car malgré les difficultés et les obstacles qu'on leur a suscités dans ces deux dernières années, des religieuses de divers ordres, également appelées de France et de Belgique sous Garcia Moreno, n'en continuent pas moins leur pénible mission, et leurs établissements d'éducation se maintiennent.

Que devient la jeunesse quiténienne une fois son instruction, nous ne dirons pas *terminée*, mais bien supposée comme telle?

Les carrières ne sont pas nombreuses. Il y a bien quelques eunes gens qui étudient le droit ou la médecine; mais il y en a très-peu pour lesquels l'étude ou la pratique du droit, l'étude ou la pratique de la médecine constituent une occupation sérieuse: on n'étudie que pour passer des examens, et une fois reçu on n'a que peu de clients, parce que ces deux professions sont, relativement à la population, fort encombrées.

L'étude des autres sciences n'est pas plus en honneur, et, chose curieuse, dans un pays dont les communications avec le reste du monde sont si difficiles, dans un pays qui, privé de toute source *propre* de civilisation, est obligé de tout calquer sur ce qui se fait ailleurs, on ne cherche pas, même par la lecture, à pallier les inconvénients de la situation. Et pourtant l'étude et la lecture sont bien faciles à Quito, où l'on n'est jamais incommodé par la chaleur et où, d'un autre côté, l'on n'a nul besoin de recourir à des moyens de chauffage, tous susceptibles de congestionner la tête ou de faire naître un intempestif besoin de sommeil! Disons donc, en un mot, que les Quiténiens sont peu partisans du travail intellectuel.

On croirait écrite d'hier cette appréciation portée il y a 140 ans par les Ulloa (*loc. cit.*). « Les jeunes gens de distinction, dans ce pays, s'appliquent à l'étude de la philosophie et de la théologie; quelques-uns étudient la jurisprudence sans en vouloir faire profession. Ils réussissent assez bien dans ces sciences, mais ils sont d'une ignorance extrême dans les matières politiques, l'histoire et les autres sciences humaines qui contribuent tant à former l'esprit et à l'élever à un degré de perfection où il ne peut arriver lorsqu'il est dénué de ces lumières. Après sept ou huit ans d'étude dans les colléges, ces jeunes gens n'ont rien appris qu'un peu de scolastique et ignorent parfaitement toutes les autres sciences. Cependant la nature leur a donné toutes les dispositions nécessaires pour réussir sans beaucoup de travail dans tout ce qu'on leur enseigne.» Cette dernière observation est très-juste, et nous avons été frappés maintes fois de la facilité avec laquelle les Quiténiens qui veulent s'en donner la peine s'assimilent les connaissances qu'on cherche à leur inculquer; plusieurs d'entre eux soutenaient devant nous leurs examens publics d'une manière qui aurait fait honneur à bien des élèves de nos Facultés d'Europe.

Ils ne s'occupent guère plus de commerce et d'industrie, comme en témoigne le peu de développement qu'ils ont donné à ces deux branches de l'activité humaine, et encore faut-il ajouter que ce développement, pourtant si restreint, est presque exclusivement dû à l'initiative des étrangers.

L'agriculture ne leur sourit pas davantage : ils passent de longs mois dans leurs propriétés, mais songent rarement aux améliorations à introduire dans la culture. C'est le *majordome* qui remplit seul un rôle actif, et l'on se borne à toucher les revenus sans se soucier des moyens qui pourraient les augmenter.

Si nous appelons l'attention sur toutes ces circonstances, c'est pour arriver à en déduire que les habitants de Quito sont trop désœuvrés et que le désœuvrement leur fait contracter de bonne heure des habitudes nuisibles à la santé, parmi lesquelles nous signalerons d'une façon spéciale les habitudes alcooliques. Elles sont d'autant plus funestes que les boissons le plus en usage sont sophistiquées ou tout au moins d'une qualité fort douteuse. Le vin importé par le commerce de Quito est le plus souvent indigne de ce nom, et ce n'est pas sans raison que le langage du pays croit devoir distinguer, entre les vins qui se consomment, le vrai vin, qu'il décore du nom de *vin de raisin*, de *vin légitime*. C'est surtout à ce titre que l'on apprécie le vin indigène, et que l'on en recommande l'usage aux malades assez riches pour recourir à un tonique dont le prix est exorbitant

La qualité de la bière n'offre pas de garanties plus sérieuses que celle du vin ; c'est habituellement de la bière qui vient de l'Amérique du Nord, de l'Angleterre ou de la Norwége ; elle est toujours très-alcoolique. On a essayé à plusieurs reprises d'en fabriquer dans le pays, mais tous ces essais ont avorté.

Le prix élevé du vin et de la bière fait que ces deux boissons sont innocentes de la plupart des nuisibles conséquences de l'intoxication alcoolique. On s'adresse de préférence, soit à une eau-de-vie *étrangère* qui porte bien injustement le nom de *Cognac*, soit à une eau-de-vie fabriquée dans le pays sous le nom d'*aguardiente* ou de *mayorca*. Nous ne pourrions dire quelle est entre ces deux eaux-de-vie la plus chargée en alcool, mais les deux le sont à un haut degré et les deux sont ingérées en étonnantes quantités. Nous en demandons pardon au beau sexe de Quito, mais la *dure* vérité nous oblige à déclarer que bien des dames et des demoiselles de la meilleure société ne reculent pas devant un ou plusieurs petits verres ou *copitas* de ces liqueurs fortes. Du reste, il faut en convenir, dans bien des circonstances elles y sont littéralement forcées.

Il existe dans l'Équateur une habitude qu'on ne saurait trop flétrir et que nous ne pouvons passer sous silence parce qu'elle entraîne à de trop regrettables excès; la civilisation et la médecine lui doivent également leur réprobation.

Vous allez faire une visite : pour peu que l'on vous connaisse dans la famille que vous visitez, on vous invite à prendre une, deux ou trois *copitas* d'une liqueur quelconque. Le refus n'est pas de mise; les usages le rendent impardonnable, car il implique le mépris, non-seulement de l'offre qui vous est faite, mais encore de la personne qui vous la fait. Réduit à ces proportions, l'inconvénient n'est pas encore très-grand; mais assistez à un dîner ou à une simple réunion d'amis, voici ce qui vous arrive: supposons qu'il y ait dix invités, la mode veut que pas un ne boive sans convier tous les autres à l'imiter; et ne croyez pas en être quitte en touchant la coupe du bout des lèvres, il faut avaler tout ce qu'on vous a *obligé* de recevoir dans votre verre: vous voilà donc condamné à *vider* votre verre au moins dix fois; si vous ne le faites pas, c'est plus que de l'impolitesse, c'est du mépris. Naturellement les têtes s'échauffent, et alors les toasts se succèdent presque sans interruption; à chaque instant on s'entend interpeller par un ou une des convives, qui vous *oblige* à boire, soit pour votre femme, soit pour votre père, soit pour votre sœur; on épuise au besoin les trois premiers degrés de parenté. Il se forme ainsi plusieurs groupes à toasts, et nous mettons au défi l'homme le plus sobre de se retirer sans avoir bu au moins au-delà du nécessaire. A nos objections, on a toujours répondu que c'étaient des preuves d'amitié, des marques d'affection, etc. Il est possible qu'il en soit ainsi, mais nous persistons à croire que l'amitié et l'affection peuvent se manifester de bien d'autres manières plus inoffensives.

Les réunions dont nous venons de parler sont pour la plupart des réunions de famille. A Quito, les relations amicales et suivies ne s'étendent que rarement en dehors de la famille; et comme d'autre part il n'y a pas d'endroit public où l'on ait occasion de se voir, on comprend que les Quiténiens soient *prédisposés* à se marier entre consanguins.

Ces sortes de mariages sont en effet d'une fréquence extrême, et nous avons dû en étudier l'influence, encore si controversée. Nous nous hâtons de dire que nos investigations ne nous ont conduits à aucune conclusion bien précise. C'est que l'étude de cette influence doit se faire comparativement à l'influence de mariages non consanguins. Or, ceux-ci sont d'une telle rareté à Quito, que l'un des termes de comparaison nous a presque fait défaut. On aurait donc dû établir la comparaison entre la population de Quito et une équivalente quantité de population prise sur un autre point du globe, pour voir de quel côté se trouvent plus de cas d'avortement, de difformité, d'idiotisme, de maladie héréditaire ; en un mot, plus de ces faits qui, à tort ou à raison, ont été mis sur le compte des mariages consanguins. Mais alors la conclusion serait dépourvue de valeur, puisqu'il aurait fallu faire abstraction d'autres influences qui ne peuvent pas être les mêmes des deux côtés. Qu'il y ait à Quito relativement plus de difformités, surtout de pieds-bots, plus de cas d'idiotisme, plus de mortalité que dans d'autres pays, c'est très-possible, nous sommes même portés à le croire ; mais nous ne pensons pas, pour expliquer le fait, avoir le droit de mettre en avant l'influence exclusive des mariages consanguins.

Les Quiténiens se marient plus jeunes qu'on n'a l'habitude de se marier en France. Les demoiselles se marient entre 16 et 18 ans, et les jeunes gens entre 20 et 25, sauf, bien entendu, les exceptions. Plusieurs motifs peuvent, croyons-nous, être considérés comme contribuant à la précocité des mariages. D'abord, la vie de garçon n'a pas à Quito les mêmes agréments que dans nos villes, où il y a tant de moyens de distraction. A quoi sert d'avoir sa liberté quand on ne sait qu'en faire ?

Ensuite les jeunes gens ne peuvent pas compter sur une profession qui leur crée de suffisants moyens d'existence et change leur situation pécuniaire ; celle-ci est plus ou moins la même à 20 ans qu'à 30.

En outre, le mariage n'est pas autant que chez nous une affaire d'intérêt : on prend en considération le niveau social bien plus que le niveau pécuniaire du prétendant ; du reste, nous le répétons, prétendant et fiancée appartiennent presque toujours à la même famille.

Enfin, s'il faut tout dire, nous ajouterons que poua la plupart, les jeunes gens n'ont pas, le jour où ils se marient, grand'-chose à retrancher de leurs plaisirs habituels. La principale distraction de la vie quiténienne, les réunions de famille et les *copitas*, ne sont pas plus l'apanage des célibataires que des personnes mariées.

Les conséquences de ces mariages précoces ne se sont pas montrées à nous avec une signification bien tranchée, et ils ne méritent peut-être le nom de *précoces* qu'autant qu'on les compare aux mariages d'autres pays.

Parmi les particularités que les mœurs quiténiennes nous ont offertes, il n'en est aucune qui intéresse l'hygiène plus directement que celle dont nous allons nous occuper. Il s'agit des artifices dont on use pour « *réparer des ans l'irréparable outrage* » ; on semble vouloir faire accroire qu'à Quito le printemps de la vie est aussi perpétuel que celui du climat. Les Quiténiens veulent à tout prix dissimuler les outrages du temps ; les attributs de la jeunesse leur tiennent trop à cœur. Bien des fois, en constatant les tristes résultats d'une telle tendance, nous avons reconnu la vérité et la justesse des réflexions que A. Cazenave a consignées dans son *Traité des Maladies du cuir chevelu*, etc., 1850 : « La simulation de teintes anormales constitue, au point de vue de la physiognomonie générale, un véritable contre-sens. En effet, tout dans l'homme est homogène ;

tout concourt à faire de la machine humaine un ensemble harmonieux: la forme, la stature, la peau, la chevelure, la démarche, etc. A quel étrange résultat s'expose-t-on si, pour satisfaire à un vain caprice, on brise le lien nécessaire qui existe entre la chevelure et les autres parties de l'organisme? A un résultat si choquant, qu'un œil tant soit peu exercé reconnaît des cheveux teints seulement au défaut d'équilibre qu'ils introduisent dans l'extérieur de l'homme... »

Dans l'ancienne capitale des Incas, la peau blanche et les cheveux blonds sont extrêmement recherchés ; et qu'on ne se figure pas que c'est là simplement une question d'esthétique; la dignité généalogique entre aussi en jeu. Les personnes brunes, qui constituent la majorité, sont toujours soupçonnées d'avoir plus ou moins de sang *indien* dans leurs veines, et ce soupçon, qu'il soit ou non justifié, les préoccupe et les afflige. Aussi cherchent-elles par divers moyens à dissimuler leur teint foncé.

On s'imagine y parvenir en se faisant, sur toutes les parties du corps habituellement découvertes, des applications de substances ou de mixtures que l'industrie ou plutôt le charlatanisme dotent toujours de propriétés merveilleuses. Tantôt on veut se donner une blancheur artificielle, et alors on s'applique une poudre blanche; tantôt on se donne un teint rose ou même écarlate au moyen de substances plus ou moins irritantes.

Nous ne saurions dire exactement la composition des divers fards employés; mais il n'est pas douteux qu'il n'y entre des substances nuisibles, et à cet égard notre conviction est plus que suffisamment motivée par les effets produits. Il nous a été donné, principalement quand nous étions appelés à titre de médecins, de voir bien des visages de 25, 20, 18 ans avec une peau déjà rugueuse, ridée, parcheminée. On comprend facilement que les personnes qui se trouvent dans ces conditions n'osent plus sortir ou se montrer chez elles sans avoir caché, par de nouvelles applications de leur *eau de Jouvence*, des désordres qui ne sont que le résultat de ces mêmes applications ; bien entendu, désordres et applications vont par progression croissante.

Non-seulement on veut être *hidalgo*, mais encore être et toujours être *jeune hidalgo* : la chevelure, la barbe, perdent peu à peu leur pigment naturel ; la chute vient à son tour. Qu'importe ! Ne sait-on pas où l'on trouvera sûrement tel flacon d'une infaillible efficacité pour conserver ou faire repousser les cheveux, tel autre flacon qui leur rendra la couleur primitive, un troisième qui conservera au visage sa fraîcheur de vingt ans. Et les voilà, nos jeunes hidalgos, qui sacrifient leur repos, leur bien-être, souvent même leur santé, à la vaine satisfaction d'avoir un air de jeunesse ; les voilà, même à 60 ans, avec des chevelures et des barbes blondes.

Si nous avons parlé de ces abus de l'art sans faire aucune distinction de sexes, c'est pour montrer qu'on les observe chez les hommes comme chez les femmes ; mais nous devons prévenir qu'ils sont bien plus communs chez la belle moitié.

La vanité, on le voit, occasionne de nombreux inconvénients. Lui doit-on quelque avantage ? On peut répondre affirmativement si, comme nous en sommes persuadés, il est permis de rapporter à un sentiment de vanité le soin et l'empressement avec lesquels les Quiténiens font remplacer les dents perdues. La prothèse dentaire est en effet pratiquée à Quito sur une très-vaste échelle ; on y a vu à la fois deux ou trois dentistes dont chacun gagnait en un temps donné plus d'argent que tout le corps médical réuni. Sous ce rapport encore, les femmes méritent d'être citées en première ligne.

Il nous faut signaler aussi l'usage très-répandu du bain, ou tout au moins des ablutions générales avec de l'eau chauffée au soleil, et souvent presque froide. Les dames, pour lesquelles cette pratique est presque journalière, ont de plus l'habitude, très-énergiquement blâmée par Bazin [1], de se laver fréquemment la tête et de rester toute la journée du bain la tête découverte et les cheveux flottants. Sont-elles obligées de sortir, ce qui leur arrive très-rarement, elles se contentent de jeter sur leur chevelure la mantille, sous laquelle passe inaperçue la négligence de leur toilette.

Enfin, nous ne terminerons pas ce tableau de mœurs quiténiennes sans rapporter ce que l'un de nous a déjà mentionné dans un autre travail, c'est-à-dire les précautions extrêmes, exagérées, parfois ridicules, que prennent les femmes de Quito pendant la menstruation.

Si maintenant nous passons à l'hygiène du peuple, nous verrons qu'elle nous offre un spectacle triste et affligeant; nous distinguerons pourtant deux catégories, comprenant, l'une les métis ou individus qui proviennent de deux races différentes, soit de la race nègre et de la race blanche (*sambos*), soit de la race indienne et de la race blanche (*cholos*), l'autre les autochthones, qui portent le nom d'Indiens. La première habite principalement la ville, c'est elle qui fournit la plupart des domestiques; c'est aussi dans ses rangs que l'on recrute l'armée, parfois même des officiers.

Les *cholos* et les *sambos* domestiques vivent dans des conditions hygiéniques assez satisfaisantes; ils partagent la nourriture et l'habitation de leurs maîtres, et leurs vêtements ne présentent rien qui nous paraisse susceptible d'être pour eux une cause morbifique. Il n'en est pas de même des autres, qui vivent pêle-mêle dans des réduits obscurs, bas et humides, se nourrissent mal et manquent de vêtements.

Les uns et les autres sont également paresseux; la quantité de travail qu'ils produisent est excessivement faible, à tel point qu'il y a dans chaque famille de huit à douze domestiques, et

---

[1] Bazin; *Dictionn. Encycl.*, art. *Cheveux*. 1re série, tom. XV.

encore est-on très-mal servi. Rien n'égale leur imprévoyance; leurs gages sont dépensés à mesure qu'ils les perçoivent, souvent même avant d'être perçus. L'économie est tout aussi inconnue des ouvriers. Demandez-leur une œuvre quelconque: vous êtes obligé de leur avancer l'argent nécessaire pour acheter les matières premières. Aussi le jour où ils tombent malades, ou bien quand le travail vient à leur manquer, ils n'ont pas de quoi vivre et sont forcés de recourir à la charité publique, sur laquelle ils comptent beaucoup trop. Ils méritent encore aujourd'hui tous les reproches que leur adressaient au siècle dernier La Condamine et Bouguer, dont par leur nonchalance ils paralysaient les efforts.

L'oisiveté leur porte, à tous égards, les plus grands préjudices: s'ils étaient plus occupés, on ne les verrait pas si fréquemment se livrer à des libations aussi malsaines que copieuses ; on ne les verrait pas boire autant de *baquets* de *chicha* et autant de bouteilles d'*aguardiente*, le tout au son de la guitare.

Nous ne dévoilerons pas ici les débauches et les turpitudes que ces libations provoquent ; qu'il nous suffise de les mentionner comme essentiellement anti-hygiéniques.

La seconde catégorie, ou les *Indiens*, à part quelques-uns qui sont utilisés comme domestiques, n'ont d'humain que les attributs physiques; leur habillement, on l'a vu plus haut, est on ne peut plus élémentaire ; le maïs, la farine d'orge et les fruits constituent leur alimentation ; ils vivent et couchent à la belle étoile ou dans de misérables huttes toujours d'un abri très-incomplet. Ils sont fainéants, abrutis, et ne travaillent que quand on les y force; ce sont de vraies bêtes de somme. N'allez pas leur demander de la moralité : ils ne vous comprendraient pas; ils vous comprendront bien mieux si vous leur offrez de l'*aguardiente* ou de la *chicha ;* ils en boiront tant que vous voudrez leur en fournir et ils en boivent tant qu'ils peuvent s'en procurer.

III.

Après avoir exposé, d'une part les conditions que le climat impose aux habitants de Quito, et d'autre part le mode d'existence qu'ils se créent eux-mêmes, nous allons apprécier l'influence physiologique de ces deux ordres d'agents ; nous aurons à étudier la population quiténienne principalement au point de vue physique, toutefois sans négliger complétement le côté intellectuel et le côté moral.

Les éléments constituants de cette population peuvent d'abord se diviser en deux classes : les individus nés dans le pays et les individus qui s'y sont fixés dans un âge plus ou moins avancé. Ni les uns ni les autres n'appartiennent tous à la même race : il y a donc lieu d'établir des subdivisions. Ainsi, les premiers appartiennent, soit à la race indienne, soit à la race blanche, soit à une race de métis de diverses espèces. Étudions successivement chacune de ces trois races.

Indiens. — Les Indiens de Quito et des environs sont en général d'une taille peu élevée. Les proportions entre les diverses parties du corps ne nous ont paru rien avoir de bien choquant ; nous avons cherché à nous rendre compte du degré d'exactitude qu'il y a dans l'assertion émise par le Dr Jourdanet à cet égard. « L'Indien, dit cet auteur en parlant de Mexico, possède une poitrine dont l'ampleur dépasse les proportions qu'on devrait attendre de sa taille peu élevée[1] ». Nos observations nous portent à conclure que s'il y a réellement une exagération relative dans les dimensions de la cage thoracique, cette exagération est bien peu sensible, et nous nous deman-

[1] Jourdanet ; *Les altitudes de l'Amérique tropicale*, etc.

dons si Jourdanet n'a pas basé son assertion sur de simples apparences.

Sur les hauts plateaux, comme en tout pays, les personnes de petite taille paraissent avoir le tronc relativement plus développé que les personnes d'une taille élevée.

Nos investigations ont eu lieu spécialement pendant les autopsies, et nous n'avons pu arriver à aucun résultat positif. Nous ferons la même remarque en ce qui concerne les dimensions, soit de l'ensemble des poumons, soit des réservoirs aériens qui les constituent. Il est certain qu'à Quito on voit bien moins qu'en France de poitrines étroites, transversalement aplaties, présentant en un mot la complexion d'une poitrine déjà tuberculeuse ou considérée comme prédisposée à la phthisie. Comment en serait-il autrement puisque la phthisie tuberculeuse ne fait que de rares apparitions dans cette ville?

La couleur des Indiens présente bien quelques variétés, mais c'est toujours le teint brun-jaunâtre qui prédomine. Les cheveux sont gros, longs, noirs et abondants. Le reste du système pileux, qu'on l'observe dans la figure, dans les parties génitales, etc., se fait remarquer par son peu de développement. La tête paraît volumineuse, et dans bien des cas cette apparence tient, croyons-nous, à un certain aplatissement de la boîte crânienne dans le sens vertical. La palpation, que nous avons maintes fois pratiquée sur les divers points de la superficie du crâne, nous autorise à croire que les bosses sont moins saillantes que dans la race blanche.

Le front est peu découvert; les yeux sont peu expressifs. La physionomie respire la timidité, la tristesse, l'abrutissement; les oreilles sont développées, les pommettes saillantes, le nez plus ou moins aplati. La bouche est grande, les lèvres épaisses et les dents très-blanches. Sous le rapport de la dentition, on doit une mention spéciale aux Indiens d'une fertile vallée qui se trouve à une petite distance de Quito (la vallée de Chillo, que Humboldt regarde comme la plus belle vallée du monde). Nous avons, en effet, été saisis d'admiration à la vue de leurs dents si blanches, si régulières, qu'on les eût prises pour des dents artificielles ; ils les conservent intactes toute la vie. Dans le pays, on attribue ce fait à ce qu'ils se nourrissent exclusivement de maïs de très-bonne qualité.

La forme des membres n'offre rien de particulier, à l'exception pourtant des mains et des pieds, qui chez nous mériteraient bien le nom d'aristocratiques. Les mains sont petites, bien faites ; les pieds également petits et d'une cambrure à donner envie à bien de nos élégants ou élégantes. La calvitie et la canitie sont d'une extrême rareté ; à peine rencontre-t-on de temps à autre quelque tête grisonnante, jamais une tête blanche. Aussi rapporte-t-on d'un séjour dans ces contrées l'impression que peu d'Indiens arrivent à une vieillesse avancée. Ils paraissent du reste se soucier fort peu de leur âge, qu'ils ignorent. Ils présentent plutôt de la maigreur que de l'embonpoint.

Ils sont peu actifs ; ils ont les mouvements lents dans leur travail ; dans la marche, au contraire, ils montrent une rapidité et une résistance incroyables. On les voit fournir des distances de plusieurs lieues, par un soleil ardent, sans ombrages, sans aliments, sans répit, à travers d'affreux chemins dont la direction n'est jamais horizontale, et presque toujours au pas gymnastique, même quand ils portent de lourds fardeaux.

Les Indiennes sont d'une remarquable fécondité : elles deviennent mères de très-bonne heure, ce qui s'explique par la promiscuité des sexes ; elles perdent une grande partie de leurs enfants en bas âge ; elles se livrent aux plus rudes travaux des champs et résistent à la fatigue tout autant que les Indiens. Elles ont les seins développés, mais fermes, bien différentes, sous ce rapport, des femmes de la race nègre.

Dans les nombreuses autopsies d'Indiens que nous avons pratiquées, nous avons eu l'occasion d'examiner tous les organes internes : nous nous sommes surtout attachés à l'étude du cerveau. Nous voulions voir si les circonvolutions cérébrales présentaient chez les Indiens la même disposition que dans la race blanche. L'un de nous a enseigné la topographie des circonvolutions à Quito et en France, et l'étude des cerveaux qui lui ont servi pour ses démonstrations l'a conduit à penser que chez les Indiens les circonvolutions sont moins compliquées, les plis de passage moins nombreux, les diverses scissures ou sillons plus accusés; en un mot, qu'on y retrouve plus d'analogie avec le cerveau des anthropoïdes. Cette remarque est le résultat des investigations qu'il a faites dans plus de vingt cerveaux; il a spécialement attiré l'attention de ses élèves sur la scissure perpendiculaire externe, qui dans la très-grande majorité des cas a été beaucoup plus marquée qu'on ne l'indique dans nos ouvrages classiques d'anatomie.

Nous croyons aussi devoir signaler une certaine exagération dans la longueur et surtout dans le diamètre du tube intestinal. Il résulte de quelques mensurations prises que l'exagération de la longueur serait environ d'un dixième de la longueur moyenne totale. Quant au diamètre, nous ne pouvons formuler aucun résultat précis, mais ses dimensions nous ont paru *de visu* encore plus exagérées que celles de la longueur. La nourriture exclusivement végétale des Indiens suffit à expliquer, non-seulement le fait que nous venons de mentionner, mais encore le développement habituellement considérable de la région abdominale ; ce développement frappe bien plus que celui du thorax, au moins pendant les premières années de leur existence.

Nous est-il permis d'établir une relation directe entre la particularité indiquée dans leurs circonvolutions cérébrales et leur intelligence si bornée? Nos observations ne sont pas à cet égard assez nombreuses, et d'ailleurs nos connaissances sur la physiologie des circonvolutions ne sont pas assez avancées pour autoriser une semblable conclusion. Mais le fait n'en subsiste pas moins : les Indiens ont des facultés intellectuelles extrêmement réduites ; ils sont incapables de la moindre initiative ; ils ne connaissent d'autre mobile que la faim, la soif ou la crainte d'un châtiment. Il y a pourtant quelques exceptions ; de loin en loin on rencontre ou l'on entend citer tel Indien qui par son intelligence et son économie est parvenu à élever son niveau social. *Apparent rari nantes*[1].

Blancs. — La race blanche n'est pas encore très-répandue dans les hauts plateaux de l'Équateur, et on en trouve aisément la raison dans les difficultés que l'on éprouve pour y arriver. L'élégante plume de Jourdanet a bien fait ressortir la nature de ces difficultés ; aussi lui laissons-nous la parole. Après avoir fait observer que la chaîne montagneuse qui sépare Quito du littoral n'est pas, comme au Pérou, doucement graduée et toujours attrayante dans ses étages successifs, il continue en ces termes : « Le transit en est difficile, et l'on peut dire que la côte du Pacifique ne possède pas une véritable route qui la mette en communication avec sa capitale. Chaque voyage pour parvenir à Quito est comme une

---

[1] Villavicencio, qui a longtemps vécu au milieu des Indiens, les juge d'une manière plus favorable que nous... « On croit, dit-il, que les caractères distinctifs des Indiens sont la ruse, la pénétration, la méfiance et un naturel soupçonneux. Si ces qualités morales dominent chez eux, rendons-leur justice, et attribuons-le à ce que trop souvent on a abusé de leur faiblesse et de leur simplicité ; quoi qu'il en soit, le fait est qu'il ont toujours manifesté bonne mémoire, assez de capacité et des dispositions spéciales pour les arts. Nous croyons que la race Quitus civilisée sera peu différente de la race européenne pour ses dispositions spéciales. » Nous n'avons vu dans la capitale que des Indiens appartenant à la race Quitus, que nous venons de décrire. On les désigne dans le pays sous le nom générique de Yumbos, auquel on ajoute le nom de la province à laquelle ils appartiennent : Yumbos del Napo, de Canelos, etc.

épopée, grandiose sans doute pour le regard, qui trouve à s'y satisfaire, mais trop compliquée pour des administrés qui ont à communiquer avec leur gouvernement et pour des hommes d'affaires dont le trafic trouve peu son compte dans la poésie de ces difficultés du sol. Rebuté par l'ensemble de ces inconvénients, l'homme de l'Équateur s'est laissé séduire plus volontiers par les attraits de ses hautes vallées et par leurs quinze degrés de température à peu près constante. La population presque entière les a choisies pour son séjour et y a bâti des villes que les difficultés des lieux condamnent à un isolement regrettable[1] ». Toutes ces réflexions sont parfaitement justes, et il y a vraiment lieu d'être surpris qu'on ne fasse pas des efforts plus soutenus pour établir une voie plus *humaine* de communication entre Guayaquil et Quito. Disons pourtant que beaucoup avait été fait sous le gouvernement de Garcia Moreno. Dans un bon tiers du trajet à partir de Quito, il y avait déjà une large route très-bien pavée. Du côté du littoral, il y avait aussi un commencement de voie ferrée. Actuellement tout est délaissé, et il se passera sans doute de longues années sans que le passage cité de Jourdanet cesse d'être vrai.

On trouve des individus de race blanche dans toutes les classes de la société; il y en a très-peu parmi le peuple. La moyenne de la taille, leur teint, leurs traits, l'aspect des extrémités, etc., ne nous ont offert aucune particularité digne d'être mentionnée. Leur développement est précoce: la menstruation apparaît dès l'âge de 12 à 13 ans. La fécondité ne fait pas défaut et l'état de santé habituelle est très-satisfaisant. La digestion, la circulation, la respiration, toutes les fonctions de l'économie s'accomplissent sans aucun trouble notable. On observe des cas d'une très-grande longévité.

---

[1] *Influence de la pression de l'air*, etc. Paris, 1876.

Métis. — Ils forment la plus grande partie de la population quiténienne sous le nom de *cholos* et de *sambos*. On les trouve, comme les blancs, à tous les degrés de l'échelle sociale; leur taille est rarement très-élevée, leur teint toujours plus ou moins foncé, leurs cheveux et leur barbe, d'ordinaire peu fournie, habituellement noirs, les cheveux des *sambos* plus ou moins crépus ; ils sont, comme les Indiens, remarquables par la petitesse de leurs mains et de leurs pieds. Leur aspect n'est pas des plus robustes · ils sont pourtant bien musclés et on les voit dans certaines occasions, par exemple dans les courses de taureaux, déployer la plus grande agilité et montrer une longue résistance à la fatigue. Chez la plupart, la vieillesse est précoce et la longévité ne nous a pas paru atteindre les limites auxquelles nous sommes habitués en France.

Tels sont, à grands traits, les principaux caractères des indigènes de Quito. Mais nous ne saurions abandonner ce sujet sans nous poser et chercher à résoudre la question suivante :

Les Quiténiens sont-ils anémiques ?

C'est là une question à laquelle les publications de Jourdanet ont donné ou du moins attribué une très-grande importance. Il ne s'agit pas ici de l'anémie ordinaire, telle qu'on la décrit dans es Traités de pathologie, mais bien d'une *anémie spéciale*, essentiellement caractérisée par une diminution de la densité de l'oxygène du sang (*anoxyhémie*) exclusivement produite par l'influence de l'altitude (*anoxyhémie barométrique*).

En théorie, par le simple raisonnement et au moyen des données de la physiologie moderne, on arrive facilement à comprendre la possibilité d'une telle anémie.

Il est hors de doute que la densité de l'atmosphère diminue à mesure qu'on s'élève ; les variations dans la hauteur de la colonne barométrique sont là pour l'attester. C'est ainsi que si la pression atmosphérique est représentée par 760 au niveau de la mer, elle n'est plus représentée que par 527 à une hauteur de 2,850 mètres, c'est-à-dire à la hauteur de Quito. La densité de l'air diminuant, la quantité des éléments qui le composent, *à l'état de simple mélange*, sera, pour un même volume, bien moindre sur les hauts plateaux que sur les bords de la mer. Il est encore exact d'affirmer que la respiration, toutes choses égales d'ailleurs, amènera d'autant moins d'oxygène dans les globules sanguins que l'on se trouvera à une hauteur plus considérable. Mais c'est là, selon nous, que s'arrêtent les notions vraiment positives. Dès le moment où, pénétrant plus avant, nous voulons apprécier l'influence d'une cause physico-chimique sur l'organisme, nous nous trouvons immédiatement en présence de problèmes dont la solution est des plus complexes. Nous ne nions pas, à Dieu ne plaise! tout l'intérêt des recherches qui ont été faites dans le but de pénétrer les effets de la pression atmosphérique sur la vie; mais on n'est pas pour cela autorisé à donner une solution comme définitivement trouvée, alors qu'on laisse toute leur valeur aux objections qui viennent à son encontre.

On prétend que la diminution de l'oxygène des globules sanguins constitue l'unique point de départ des manifestations anémiques, et, comme corollaire, que si la diminution des globules ou l'*hypoglobulie* produit ces mêmes manifestations, c'est absolument parce que cette diminution entraîne celle de l'oxygène. Mais, s'il en est ainsi, pourquoi ne guérit-on pas les anémiques par la respiration d'une atmosphère artificiellement chargée d'oxygène? Pourquoi la chlorose, où l'on constate également la diminution des globules, et par suite de l'oxygène, ne cède-t-elle pas à l'emploi de ce même moyen?

Vous convenez que l'influence des altitudes est favorable jusqu'à 1,500 et 2,000 mètres; cependant, d'après votre théorie, il devrait y avoir à cette hauteur plus d'anémiques que sur les bords de la mer. Si les choses se passent comme vous le dites, pourquoi l'anémie est-elle si fréquente dans nos villes populeuses, dans nos cités maritimes, etc.? Qu'on ne vienne pas nous objecter que le véritable traitement de l'anémie repose sur ces mêmes données, puisque en administrant des préparations ferrugineuses on ne fait qu'augmenter l'élément absorbant de l'oxygène. Nous répondrions en citant l'exemple des nombreux anémiques vainement traités pendant des mois et des années par des préparations de fer et reconstitués rapidement par suite d'un séjour à la campagne ou d'un tout autre traitement. Il est vrai que l'anémie peut être artificiellement produite par la soustraction d'une certaine quantité de sang ; mais dans ce cas on n'enlève pas seulement des globules et de l'oxygène, on enlève une partie de tous les éléments constituants du fluide sanguin.

Abordons maintenant, sous le bénéfice de ces quelques réflexions critiques, la question de l'anoxyhémie barométrique, et voyons jusqu'à quel point on a le droit de soutenir que les populations des hauts plateaux sont anémiques d'une anémie barométrique. Nous avons ici affaire à une question d'étiologie. Or, on aurait tort de se le dissimuler, l'étude des causes, en médecine, est encore enveloppée d'épaisses ténèbres. Le plus souvent, nous sommes réduits à invoquer des causes banales qui, selon les cas, produisent des effets différents, qui n'agissent que sur certains individus et à certains moments, sans que l'on connaisse les raisons de toutes ces variétés d'action. Peut-on faire la même remarque à propos de la cause morbifique dont nous traitons? Nous n'hésitons pas à répondre par l'affirmative, et voici pourquoi. D'abord, en admettant la réalité de l'anoxyhémie, on pourrait demander pourquoi elle n'atteint qu'un nombre restreint des individus placés sous ce rapport dans les mêmes circonstances. Nous ne nous arrêterons pas à cette première objection ; n'importe quelle condition étiologique en est passible. Une seconde objection qui nous paraît avoir bien plus de valeur, est celle-ci : Sur quelle base repose la description que l'on a faite de l'anémie barométrique? Sur l'expérimentation et sur l'observation médicale.

La base expérimentale n'est pas bien solide, car non-seulement on n'a pas pu expérimenter directement sur l'homme, mais encore dans les expériences que l'on a faites sur les animaux, on n'a pas pu réunir les conditions des individus qui respirent l'air des altitudes. Les animaux ont dû nécessairement être placés dans une atmosphère limitée et qui s'altérait progressivement par le fait même de leur propre respiration. Au contraire, l'homme des altitudes respire un air qui est à peu près le même et dans lequel sa respiration ne produit aucune altération sensible. Tout ce que l'expérimentation démontre, c'est que la quantité d'oxygène contenue dans les globules sanguins diminue à mesure qu'on est placé dans une atmosphère de plus en plus raréfiée, et que si la raréfaction est poussée trop loin, il peut en résulter des dangers pour l'existence.

Passons à l'examen des preuves que l'on a demandées à l'observation.

On les trouve longuement énoncées dans l'ouvrage déjà cité de Jourdanet, qui admet quatre formes, selon lui très-distinctement caractérisées, d'anoxyhémie.

1° *Anoxyhémie anémique.* — C'est l'état d'un sujet, qui sous l'influence d'une oxygénation languissante, d'une évaporation par sécheresse et légèreté de l'air, arrive à ne plus avoir dans l'ensemble de ses vaisseaux la quantité totale de liquide qui en constitue la masse normale. Bien convaincu lui-même de la fréquence de cet état dans les localités qui dépassent l'altitude de 2,000 mètres, Jourdanet est forcé de reconnaître qu'il ne lui serait pas facile de donner des preuves directes à l'appui de son assertion. Les preuves *indirectes* qu'il a pu trouver sont: 1° la pauvreté du système circulatoire périphérique se manifestant par une peau sèche et pâle, par le peu de développement des veines sous-cutanées, même chez les vieillards, et par une tendance très-marquée au refroidissement des extrémités; 2° l'amélioration ou la disparition de ces anomalies quand on descend aux terres chaudes des niveaux inférieurs.

Il y aurait donc une évaporation exagérée. De quoi? Des liquides de l'organisme : l'eau contenue dans le sang existerait en moindre quantité qu'à l'état normal. Mais alors le sang serait relativement plus riche en éléments actifs, c'est-à-dire en globules ; et comment concilier cet état du sang avec l'anémie habituelle des altitudes? On sait du reste que les déperditions aqueuses du sang se réparent avec la plus grande facilité. Rien ne démontre que la diminution de la masse sanguine persiste après une saignée, même abondante. Elle cesse bientôt d'exister par suite de la pénétration d'une plus grande quantité d'eau dans le système circulatoire. C'est pour cela qu'on dit que le sang devient hydrémique; enfin, chaque fois que l'eau du sang se trouve en défaut, ce défaut se traduit par le besoin d'ingérer des liquides, et, dans les circonstances ordinaires de la vie, ce besoin est toujours satisfait. Quant à la pauvreté du système circulatoire périphérique et au peu de développement des veines sous-cutanées, l'observation, en France, démontre qu'on trouve à cet égard les plus nombreuses variétés. Ici, comme ailleurs, il n'est pas rare de voir même des vieillards à peau sèche et pâle.

Dans le même paragraphe, Jourdanet rapporte avec quelques détails deux observations recueillies à Mexico. Dans la première, il s'agit d'une dame de 37 ans qui à la suite de peines morales présenta une tendance au refroidissement, plus marquée du côté des membres inférieurs, et bientôt après un commencement de gangrène dans le gros orteil droit. L'état général et les phénomènes locaux étaient déjà fort aggravés lorsqu'on eut l'idée d'employer des bains d'une eau thermale de 40 à 50 degrés; dès le sixième bain, la guérison était presque complète. Ce cas est très-intéressant, nous le reconnaissons, mais nous ne pensons pas qu'il ait une grande valeur pour établir l'existence d'une anoxyhémie barométrique. Les cas de gangrène *spontanée* connus dans la science sont déjà assez nombreux, et ils n'ont pas été observés dans les hautes altitudes. Au point de vue où se place l'auteur, nous ne trouvons pas non plus une signification bien précise dans la seconde observation, relative à un cas de mort instantanée. A l'autopsie, on constate que le cœur et les gros vaisseaux sont absolument vides; on observe une forte congestion des méninges et un faible engorgement du foie.

2° *Anoxyhémie vertigineuse.* — C'est un vertige qui se présenterait, tantôt sous une forme aiguë, tantôt sous une forme chronique. Ici encore l'auteur, rapporte deux observations.

La première a pour sujet une dame de 35 ans, qui est née dans une localité de moyenne altitude et qui est à Mexico depuis un an seulement. Depuis cette même époque, elle est en proie à de grands tourments d'esprit provoqués par de sérieux revers de fortune. Les forces deviennent languissantes et la bouche un peu pâteuse. Un jour, à la suite d'une chute qui lui cause une vive frayeur, elle est prise de nausées qui se calment par la position horizontale. On lui fait prendre un vomitif: chaque vomissement donne lieu à de pénibles vertiges, qui persistent encore le lendemain. Dans les jours suivants, l'amélioration est progressive, et au bout de huit jours la guérison était complète.

Nous ne mettons sous les yeux que les traits les plus saillants de cette observation. Si l'on vient à lire la relation détaillée, on sera comme nous surpris que l'on puisse invoquer, en faveur de l'anoxyhémie des altitudes, des cas aussi communs, et que l'on observe journellement en dehors des niveaux élevés.

Le vertige à forme chronique, de nature anoxyhémique, n'est pas mieux établi par la seconde observation.

Il est question d'un Français qui, parti de la côte du Golfe, va fixer sa résidence à Puebla (2,200 mètres d'altitude). Dix-huit mois se passent dans un état de malaise, de courbature, d'inappétence, de lourdeur pénible de la tête. Au bout de ce temps, les symptômes s'aggravent, la bouche devient pâteuse et sèche, et un matin, une heure après son lever, notre compatriote est pris d'un vertige qui le préoccupe très-vivement. L'usage des évacuants amène une légère amélioration ; néanmoins le vertige se reproduit encore à plusieurs reprises, et le bien-être n'a été complet qu'après un voyage en Europe longtemps projeté.

3° *Anoxyhémie hypochondriaque.* — Nous nous contenterons de la mentionner, puisque, de l'aveu de Jourdanet lui-même, elle n'a nulle originalité dans sa marche pour la distinguer des hypocondries des autres pays.

4° *Anoxyhémie à forme dyspeptique.* — Elle se traduit par une lenteur de la digestion, par des flatuosités, de l'anorexie ; en un mot, par les diverses manifestations dyspeptiques. Ici encore, on ne trouve aucun caractère qui permette de distinguer cette dyspepsie des dyspepsies communes, et l'existence de cette anoxyhémie est seulement basée sur la fréquence des états dyspeptiques à Mexico et à Puebla, et sur l'amélioration qui se produit dans ces états par les changements de climat.

Voilà donc l'échafaudage sur lequel reposent les diverses formes d'anoxyhémie barométrique. Nous avons, dans les lignes qui précèdent, fait entrevoir que parmi les pièces qui composent l'échafaudage, il en est un bon nombre dont la solidité est au moins douteuse. Nous devons maintenant exposer les raisons qui nous guident dans les tentatives que nous faisons pour l'ébranler.

Loin de nous l'idée de prétendre que les observations de Jourdanet soient inexactes. Ce ne sont pas les faits mentionnés que nous discutons, mais seulement les interprétations et les généralisations auxquelles ils ont servi de point de départ.

Nous avons déjà dit que le problème dont Jourdanet a cru nous donner la solution est un problème d'étiologie, et, par conséquent, des plus épineux. Dans l'espèce, les difficultés sont encore grandies par l'impossibilité où l'on est de déduire la nature de la cause de la nature des effets. Ainsi qu'on l'a vu, les effets n'ont rien de caractéristique, et les phénomènes attribués à l'anoxyhémie peuvent résulter d'une foule d'autres causes qui agissent sur les hauts plateaux comme partout ailleurs. Les influences d'un climat quelconque sont on ne peut plus multiples et complexes. Comment arriver à reconnaître, parmi les effets qu'elles produisent, ceux qui doivent être mis sur le compte de chacune d'elles, surtout quand on sait que diverses influences peuvent se réunir, se combiner de diverses façons pour produire les mêmes effets ?

Nous croirons à l'anoxyhémie barométrique quand on nous aura démontré que la diminution de la masse sanguine, les vertiges, l'hypochondrie, les dyspepsies, etc., sont d'une fréquence relative plus grande sur les hauts plateaux qu'à des niveaux moins élevés, et, de plus, que cette fréquence ne peut dépendre d'aucune autre cause.

Que dirons-nous d'un autre ordre d'arguments que l'on invoque toujours dans le même but? Ils ne nous paraissent pas non plus avoir toute la valeur qn'on leur assigne : nous voulons parler des bons résultats que les changements de climat produisent sur les états anémiques des altitudes. « *Naturam morborum curationes ostendunt* », nous dit-on. Oui ; mais pour cela il faudrait nous prouver que dans ces changements de climat il n'y a que l'altitude qui change. Les changements de climat entraînent d'une manière générale bien d'autres changements : changements d'habitude, de nourriture, de vêtements, etc., etc.

Si nous bornions là nos réflexions, on nous accuserait peut-être de n'avoir voulu que soulever une vaine querelle à propos des effets anoxyhémiques. Le véritable motif qui nous a déterminés à entreprendre notre croisade contre l'anoxyhémie, c'est le résultat de notre observation à Quito ; nous nous promettions, en arrivant dans cette ville, de réunir de sérieux documents pour confirmer la réalité de l'anoxyhémie, bien convaincus que si des phénomènes anoxyhémiques avaient pu être observés à une altitude de 2,300 mètres et même au-dessous, ils deviendraient bien plus manifestes à une hauteur de près de 3,000 mètres.

C'est pénétrés de cette idée, que pendant notre séjour à Quito, l'un de nous pendant deux ans, et l'autre pendant plus de trois ans, nous avons constamment fixé notre attention sur les divers caractères de la population et sur les conditions d'existence qui lui sont faites ou qu'elle contribue à se faire.

Indépendamment de ces observations quotidiennes, de chaque instant, nous avons eu l'occasion de voir un très-grand nombre de malades ; nous avons pu ouvrir de nombreux cadavres dans notre enseignement officiel de l'anatomie et de la clinique chirurgicale ; nous avons aussi, plus d'une fois, consulté le résultat des observations des praticiens les plus renommés de Quito.

La conclusion à laquelle nous nous sommes arrêtés est que tous les phénomènes observés chez les Quiténiens au point de vue physiologique peuvent s'expliquer sans faire intervenir l'influence anoxyhémique. D'abord, nous ne croyons pas qu'il se rencontre plus de manifestations anémiques que dans nos villes d'Europe. Quant à l'aspect plus ou moins cachectique, à l'état plus ou moins débilité, abattu, triste, hypochondriaque, que l'on observe communément, surtout parmi les gens du peuple, nous en trouvons une suffisante explication dans la nature des aliments, dans le mode d'alimentation, dans les excès alcooliques et dans d'autres mauvaises conditions hygiéniques sur lesquelles nous n'avons pas à revenir. En d'autres termes, nous n'avons pas le droit de nier d'une façon absolue l'existence, sur les hauts plateaux, d'effets anoxyhémiques *permanents*, mais nous soutenons que de tels effets sont difficilement appréciables et que les preuves que l'on en a données jusqu'alors ne justifient pas l'importance qu'on s'est plu à leur attribuer.

Des étrangers à Quito et du mal des montagnes. — Quito ne contient pas un très-grand nombre d'étrangers, et cela s'explique par les difficultés avec lesquelles on y arrive. Toutes les nations européennes et les États-Unis du Nord y sont pourtant représentés par un certain nombre de personnes. Le chiffre total des étrangers doit atteindre environ 600.

Nous avons connu la plupart d'entre eux, nous avons eu occasion de causer avec eux et d'être consultés par plusieurs. Bien des fois nous les avons entendus se plaindre du sort qui les avait conduits à Quito, dans un pays si agité, où manquaient les éléments de travail, où l'on ne faisait pas d'affaires, etc. Bien des fois aussi nous les avons entendus ajouter, comme pour se consoler : « Enfin, que faire ! ici au moins nous avons un bon climat et nous jouissons d'une bonne santé ».

Au point de vue sanitaire, tous les étrangers s'applaudissent de se trouver à Quito. Combien y sont arrivés malades, épuisés, mourants, à la suite d'un long séjour à Guayaquil ou dans les terres chaudes, et qui y vivent aujourd'hui dans un état de santé des plus florissants. Ils y mangent de bon appétit ; ils n'y font pas beaucoup d'exercice, parce qu'ils n'en ont pas l'occasion ; ils s'y marient, ils y ont des enfants bien portants ; ils y vivent jusqu'à un âge avancé; plusieurs y acquièrent des couleurs vives et roses; ils y respirent et y travaillent sans avoir à lutter contre aucun obstacle qu'ils aient l'idée d'attribuer au climat. S'il nous était permis de nous en rapporter à notre expérience personnelle et à celle des personnes qui ont habité avec nous ces pays lointains, nous croirions que le travail intellectuel y est plus facile et que la fatigue ne s'y fait pas sentir plus vite qu'en France.

Pendant notre séjour à Quito, divers étrangers y sont arrivés; nous les avons observés; nous nous sommes fréquemment entretenus avec divers membres de la colonie étrangère, sur les sensations que l'on peut éprouver en arrivant sur les hauts plateaux, sur la gêne respiratoire, le vertige, etc. Enfin, nous-mêmes, dans notre voyage, soit de Guayaquil à Quito, soit de Quito à Guayaquil, avons analysé nos propres sensations avec le plus grand soin; nous avons cherché à nous rendre compte de l'état de notre circulation, de notre respiration, de nos digestions, etc.

Ce voyage a, pour la question qui nous occupe, ceci d'intéressant qu'il faut traverser un point plus élevé que Quito. On passe à côté du Chimborazo, et on marche pendant près d'une heure à un niveau qui atteint 4,281 mètres d'altitude (Reiss et Stübel, *loc. cit.*). C'est le passage de l'*Arénal* : il est généralement redouté pour le vent, le froid et la neige; on vous recommande de passer de très-bonne heure le matin et de ne laisser aucune partie du corps découverte; on vous vend des masques *ad hoc*. Nous avons lieu de croire que le Chimborazo ne mérite pas la terrible réputation qu'on lui a faite : il a des jours de clémence, et ils sont nombreux. Pour notre part, nous n'avons pas à nous en plaindre : il nous a bien traités, à tel point que les deux fois que nous avons franchi ce pas prétendu difficile, nous n'avons ressenti aucun trouble, aucune gêne dans aucune de nos fonctions. Nous avons plutôt souffert des précautions prises contre le froid que de l'altitude à laquelle nous nous trouvions.

L'un de nous a fait son voyage de Guayaquil à Quito avec un négociant français qui est fixé à Quito depuis longues années, et qui venait de passer une quinzaine de jours à Guayaquil pour affaires commerciales. Le jour du passage de l'Arénal, le négociant est subitement pris d'anorexie, d'envies de vomir, de courbature, d'une fièvre assez forte, etc. Arrivé au *tambo* où il devait passer la nuit, et qui se trouve à environ 3,900 mètres d'altitude, il ne peut prendre aucun aliment, se couche et s'endort. La nuit se passe dans un profond sommeil ; le lendemain matin il se sent guéri et continue sa route : il avait eu ce que dans le pays on désigne communément sous le nom de *fièvre des altitudes*, et au Pérou sous le nom indien de *soroche.*

Nous sommes donc en possession des éléments qui nous autorisent à dire un mot des phénomènes dont on a groupé la description sous la dénomination de *mal des montagnes.*

L'existence du mal des montagnes ne saurait être mise en doute ; il est signalé dans tous les pays où l'on fait des ascensions, soit en ballon, soit à cheval, soit en voiture, soit à pied ; divers noms, suivant les localités, ont servi à appeler l'attention sur ses différentes manifestations. Son étude a fait surgir les opinions les plus opposées ; les divergences sont principalement relatives à sa nature, au mécanisme de sa production ; celles relatives à son existence n'ont plus leur raison d'être.

A notre avis, la principale, nous allions dire l'unique cause de toutes ces divergences, réside dans les variétés sans nombre des formes sous lesquelles apparaît ce mal singulier, et, s'il fallait un exemple propre à montrer de combien de façons notre organisme peut réagir sous l'influence d'une même cause, on n'en trouverait pas de plus probant. Tantôt ce sont les troubles nerveux, tantôt les troubles digestifs, tantôt les troubles respiratoires, tantôt les troubles circulatoires, tantôt les troubles locomoteurs qui prédominent ; tantôt ces divers troubles existent à la fois. Les variétés d'intensité ne sont pas moins marquées. Entre les sujets qui n'éprouvent qu'un léger malaise de quelques instants et ceux qui meurent victimes de l'altitude, on trouve tous les termes intermédiaires, et ceux-ci correspondent habituellement, mais non toujours, au degré d'altitude que l'on a atteint. Ce dernier est lui-même variable suivant la latitude, car les accidents du mal des montagnes se manifestent en général au niveau des neiges perpétuelles, quelle qu'en soit la hauteur absolue. Ils sont à la fois plus précoces et plus intenses dans les ascensions à pied, pendant lesquelles l'homme accomplit une quantité de travail mécanique qui varie avec le poids de son corps, la hauteur d'ascension, la nature et la disposition du terrain sur lequel il marche. La dénomination à laquelle on s'est arrêté, atteste suffisamment toutes les variétés auxquelles nous faisons allusion. N'ayant pu appliquer aucun nom qui impliquât une caractéristique symptomatique quelconque, on a dû se servir du mot très-vague: «*mal des montagnes*».

Nous ne rappellerons pas ici toutes les manières de voir et toutes les discussions qui se sont produites au sujet de la nature du mal des montagnes ; nous aimons mieux renvoyer à l'important ouvrage de Paul Bert sur la *pression barométrique* (1878) tout lecteur qui désirerait se mettre au courant de cette question. Après les expériences de Paul Bert et en présence de ce fait que les troubles respiratoires sont communément observés dans le mal des montagnes, il y a lieu de croire que le rôle de la diminution de l'oxygène est considérable, mais non exclusif.

Quelle est la durée du mal des montagnes ?

Il ne s'agit pour nous que du mal des montagnes éprouvé par des individus qui, une fois parvenus sur un lieu élevé, y séjournent pendant des mois ou des années. Chez eux, s'il fallait en croire les assertions de Jourdanet, le mal des montagnes ne disparaîtrait que lorsqu'ils auraient regagné les niveaux inférieurs, il passerait pour ainsi dire à l'état chronique et revêtirait une des formes de l'anoxyhémie barométrique. Ce que nous avons observé sur nous-mêmes et sur d'autres personnes nouvellement arrivées à Quito nous porte à admettre que le mal des montagnes, quand il existe, n'est pas de longue durée. Ce que l'un de nous a éprouvé et ce que la plupart éprouvent, c'est une certaine fatigue respiratoire; la respiration est un peu plus fréquente et, à des intervalles plus ou moins rapprochés, on éprouve le besoin de faire une inspiration plus ample et plus prolongée, on pousse une espèce de soupir; on constate aussi une légère accélération du pouls. Tous ces phénomènes anormaux vont diminuant chaque jour, et au bout de deux semaines ou d'un mois ils ont disparu. Nous avons bien souvent compté les pulsations et les respirations, soit chez les indigènes, soit chez les étrangers arrivés à Quito déjà depuis longtemps, et la moyenne ne nous a pas paru notablement différente de celle qu'on observe en France.

Ainsi, le résultat de notre expérience n'est nullement de nature à nous faire comprendre les difficultés que l'on a fait ressortir à propos de l'acclimatation aux altitudes. Nous avons vu arriver à Quito, et venant de niveaux inférieurs, des enfants, des vieillards, des femmes, des personnes de toute race, de toute complexion et de tout tempérament; jamais il ne nous a été donné de constater le moindre état morbide que l'on pût mettre sur le compte d'une acclimatation plus ou moins incomplète.

CHAPITRE PREMIER

État de la Phthisie dans la capitale de l'Équateur.

L'action des climats en général sur le développement ou sur la marche de la phthisie pulmonaire est encore peu connue, et on a émis à ce sujet les opinions les plus diverses. C'est que, suivant l'observation judicieuse de M. Fonssagrives (*Dict. encyclopéd.*, art. *Climat*), les questions de climatologie sont complexes et constituent un véritable dédale d'où il est peu facile de dégager la vérité. Faut-il conclure de là qu'elles sont insolubles, et par suite renoncer à en poursuivre l'étude? Assurément non. Réunir quelques-uns des matériaux nécessaires à la construction de l'édifice inachevé depuis tant de siècles, ne saurait être une œuvre stérile, bien qu'à la portée de tous. Aussi croyons-nous utile de consigner ici les résultats de notre propre expérience dans un milieu dont l'influence a été très-diversement appréciée.

Convaincus de la rareté, et, dans une certaine mesure, de la curabilité de la phthisie à Quito, nous ne chercherons pas à donner l'explication d'une immunité qui, d'après Leroy de Méricourt, vient à l'encontre des données physiologiques; car de la fausseté de la théorie on conclut trop souvent à la non-acceptation du fait qui l'a suggérée.

Assurément il est difficile d'admettre, avec Jourdanet, que la phthisie n'est qu'une hyperoxygénose chronique, ou, avec Guilbert, qu'il suffit de replacer l'homme dans des conditions analogues à celles des races primitives pour arrêter le développement des tubercules et éteindre peu à peu les traces de la diathèse.

Ce sont là des hypothèses qui supportent à peine la discussion.

L'une est en opposition avec les données de la science; l'autre n'envisage qu'un côté d'une question complexe et n'explique pas à coup sûr l'immunité dont jouissent les riches habitants de la capitale de l'Équateur, dont l'existence ne se rapproche en rien de la vie de nature. Pourtant, Jourdanet et Guilbert ont avancé deux faits, pour nous démontrés :

1° La rareté de la phthisie sur certains points des hauts plateaux des Cordillères;

2° Le ralentissement de sa marche, peut-être même sa curabilité, par le séjour prolongé à l'altitude à laquelle se trouve placée la capitale de l'Équateur.

Comme ces deux questions, bien que connexes, sont indépendantes l'une de l'autre, nous allons successivement étudier l'influence préservatrice et l'influence thérapeutique du climat de Quito, non-seulement sur la phthisie, mais encore sur les diverses manifestations de la diathèse tuberculeuse.

1° Influence préservatrice du climat de Quito.

La phthisie est la manifestation la plus fréquente de la diathèse tuberculeuse. Elle décime l'espèce humaine sans distinction de races, et peut être regardée comme une maladie ubiquitaire, car elle se montre sous toutes les latitudes comme sous toutes les longitudes.

On n'a signalé à ce fait général que de très-rares exceptions, parmi lesquelles figure depuis longtemps la capitale de l'Équateur. Notre expérience personnelle nous permet d'affirmer, à notre tour, que la phthisie y est tellement rare qu'on peut dire qu'elle n'y existe pas, au moins comme maladie prenant naissance dans le pays lui-même.

Les éléments d'une statistique nous manquent, et cela n'étonnera aucun de ceux qui savent comment sont tenus dans l'Amérique du Sud les registres de l'état-civil; mais nous avons bien d'autres preuves à invoquer à l'appui de notre affirmation.

Disons d'abord que dans le grand hôpital de Saint-Jean-de-Dieu, dont nous avons été l'un après l'autre chirurgien en chef pendant quatre ans, nous n'avons rencontré qu'un seul tuberculeux [1] originaire des environs de la capitale : c'était un ancien soldat atteint de pyo-pneumothorax gauche, qui nous a affirmé qu'il avait ressenti les premières atteintes de son affection de poitrine après deux ans de séjour dans les terres chaudes, où l'avaient appelé à vivre les exigences du service militaire.

Dans les autres salles de l'hôpital, il est presque aussi rare de voir un phthisique. Les divers chefs de service que nous avons interrogés à ce sujet nous ont tous répondu de la même manière. Pour eux, la phthisie est la maladie la plus rare de toutes celles qu'on observe à Quito, et elle ne sévit que sur les individus qui ont longtemps vécu loin de la capitale. Nous avons du reste pu vérifier leur assertion dans nos recherches nécroscopiques. Garcia Moreno avait ordonné, malgré la vive opposition de son entourage, que les cadavres de tous les sujets morts à l'hôpital serviraient, soit aux études d'anatomie normale ou pathologique, soit aux exercices pratiques de médecine opératoire. Il avait même fait construire dans les dépendances de l'hôpital un amphithéâtre provisoire, convenablement installé, ouvert tous les jours aux élèves de la Faculté, auxquels on fournissait gratuitement les sujets nécessaires aux dissections. Pen-

---

[1] Nous avons opéré ce malade au moyen de l'aspirateur grand modèle de Dieulafoy. Le résultat a été très-favorable ; au moment de notre départ, le sujet était relativement bien portant, il pouvait vaquer à ses affaires ; seulement, à sept ou huit reprises différentes, il avait dû venir demander qu'on lui fît une ponction dont il avait reconnu l'innocuité, et à la suite de laquelle il respirait sans peine pendant quelques mois.

dant quatre ans, nous avons fait l'autopsie de tous les sujets qui succombaient dans les divers services, à l'exception des seuls militaires; pendant ce laps de temps, nous n'avons rencontré des traces de tubercules, à diverses périodes de leur développement, que chez quatre ou cinq d'entre eux, et encore chez eux la mort n'avait pas été le résultat de l'affection pulmonaire. Les renseignements fournis par les chefs de service nous ont appris que ces rares tuberculeux, ou n'étaient pas originaires de la capitale, ou avaient longtemps vécu dans les régions chaudes et basses de la République.

En dehors de l'hôpital, nous avons été fréquemment appelés en consultation par les praticiens les plus répandus : jamais nous n'avons vu de phthisiques parmi les indigènes ; ceux qui l'étaient ou que la rumeur publique désignait comme tels, habitaient Quito pour raison de santé ou d'affaires.

Le fait est donc pour nous indubitable : on ne devient pas phthisique à Quito.

S'il est pourtant une ville dans laquelle se trouvent réunies au suprême degré les conditions hygiéniques auxquelles on attribue le plus de part dans la production de cette terrible maladie, c'est bien l'ancienne capitale des Incas. Nous l'avons dit ailleurs, il n'est pas d'existence plus misérable que celle des pauvres Indiens ou des métis, qui forment la plus grande partie de la population. Les classes aisées elles-mêmes sont mal nourries, habituées aux excès alcooliques, peu prémunies par leurs vêtements contre l'action des causes extérieures. Il faut donc chercher ailleurs la raison de l'immunité dont on jouit à Quito relativement à la phthisie, qui trouve sur presque tous les points du globe un terrain favorable à son développement.

Cette immunité nous paraît exclusivement due au climat, et nous entendons par ce mot la manière d'être habituelle de l'atmosphère, la formule météorologique du pays, pour employer l'expression très-concise et très-juste du professeur Fonssagrives. Nous croyons impossible de résoudre, sans faire d'hypothèses, la question suivante : Quelle est la part d'influence causale qui revient à l'altitude, c'est-à-dire à la diminution de la pression barométrique ? Quelle est celle du peu d'amplitude des oscillations barométriques ou de l'uniformité de la température ? Un mot seulement sur chacune de ces conditions climatériques, dont nous avons déjà parlé dans l'Introduction.

Le peu d'amplitude des oscillations barométriques est un fait dont l'importance ne saurait être méconnue. D'après La Condamine, qui a fait dans l'Équateur des observations journalières pendant près de huit ans, les oscillations du baromètre ne vont pas à une ligne et demie : elles sont, dit-il, d'une ligne et quart par jour et se font à des heures réglées. Nous avons pu nous assurer par nous-mêmes de cette stabilité du baromètre, évidemment favorable au fonctionnement régulier des poumons.

L'uniformité de la température est aussi réelle que celle de la pression atmosphérique.

D'après les observations les plus récentes, avons-nous dit, la température oscille entre 13° et 16°. — D'après Reiss et Stübel, elle serait de 13°,2. Guilbert donne les chiffres suivants, sans indiquer leur origine : Moyenne de l'hiver + 15,4 ; du printemps + 15,7 ; de l'été + 15,6 ; de l'automne + 15,7 ; ce qui met la moyenne annuelle à + 15,6. Ces chiffres n'ont pas une valeur absolue, car la division des saisons, faite à l'européenne, est inexacte pour Quito. D'après Guilbert, la saison la plus froide est l'hiver ; or, du 25 décembre au 24 mars, la température est plus élevée que du 25 juin au 24 septembre ; différence facile à comprendre si l'on réfléchit que la capitale de l'Équateur, et du reste presque toute la République, se trouvent dans l'hémisphère austral.

Quoi qu'il en soit de l'exactitude de ces divisions saisonnières, il reste établi que d'une saison à l'autre il n'y a pour ainsi dire pas d'écart thermométrique.

Pendant plusieurs années, nous avons observé tous les jours un thermomètre placé dans un grand salon sans feu, ouvert à tous les vents. De 6 heures du matin à 10 heures du soir, nous ne l'avons jamais vu au-dessus de + 17° ni au-dessous de + 14°.

Les différences nychthémérales accusent seules des écarts un peu considérables. Quelquefois, pendant les mois de juillet et d'août, alors que les hauts pics des Cordillères sont partout recouverts de neige, on voit le thermomètre s'approcher du zéro ; mais c'est toujours pendant la nuit et d'une manière tout exceptionnelle. Jamais dans les appartements, quelque mal fermés qu'on les suppose, le thermomètre au lever du soleil ne descend au-dessous de + 14. On est donc autorisé à dire que le climat de Quito est un climat à température à la fois modérée et fixe, bien que de grands écarts s'observent entre les températures prises au soleil et à l'ombre. Nous avons dit que ces écarts pouvaient être de 25°; chiffre énorme, qui nous explique en partie le grand nombre de catarrhes bronchiques et de pneumonies, surtout pendant l'été, où l'air est plus froid à l'ombre, tandis qu'au soleil la chaleur est d'une étonnante intensité. L'abaissement relatif de la température est dû à l'action des vents du N.-E. qui, passant sur les neiges dont sont couvertes les montagnes environnantes, contribuent à rafraîchir l'atmosphère.

Cette fréquence des affections pulmonaires de nature catarrhale nous empêche d'attribuer exclusivement à la température constante et peu élevée l'absence de la phthisie. L'altitude d'un côté, le peu d'amplitude des oscillations barométriques de l'autre, doivent jouer un plus grand rôle, sans qu'on puisse affirmer que l'une ou l'autre de ces conditions climatériques suffise à produire le résultat que nous constatons.

Chose singulière, pendant que les affections catarrhales et inflammatoires des bronches et du poumon sont très-fréquentes et par moments très-graves à Quito, on n'y voit presque jamais la pleurésie passer à l'état chronique. Dans les nombreuses autopsies que nous avons faites, nous n'avons que très-exceptionnellement rencontré d'adhérences pleurales, et ce fait a surtout frappé celui d'entre nous qui eut à démontrer la plèvre dans son cours d'anatomie. L'absence des tubercules rend compte assurément d'une diminution dans le nombre des cas d'adhérences pleurales ; mais, en dehors même de cette dernière maladie, on trouve trop souvent en France des fausses membranes pour ne pas s'étonner de leur rareté à Quito. Nous aurons à revenir sur ce point en étudiant l'influence thérapeutique du climat sur la phthisie déclarée.

Les poumons ne sont malheureusement pas les seuls organes dans lesquels puisse se localiser la diathèse tuberculeuse. Les tubercules des méninges, des testicules, des os, sont assez fréquents en Europe. On y observe aussi quelquefois cet envahissement des organes par des granulations grises demi-transparentes, que Walsh a décrit dans le poumon sous le nom de forme miliaire aiguë de la phthisie, et dont Empis a fait une maladie spéciale, bien distincte de la tuberculisation, à laquelle il a donné le nom de granulie.

Eh bien ! coïncidence remarquable, les tubercules et les granulations manquent à Quito dans les divers organes où on a l'habitude de les rencontrer. La méningite tuberculeuse est inconnue à l'asile de San-Carlos, où nos filles de la charité recueillent par centaines les enfants trouvés et les orphelins ; dans notre service de chirurgie, nous n'avons pas vu un seul cas de testicule tuberculeux, lésion pourtant bien commune dans les hôpitaux de France ; enfin, jamais nous n'avons observé de lésions tuberculeuses des os, bien que les diverses manifestations de la scrofule soient d'une telle fréquence dans l'Équateur qu'elles y impriment un cachet spécial à la pathologie chirurgicale. Preuve de plus de la non-identité des deux diathèses scrofuleuse et tuberculeuse en même temps que de l'influence préservatrice du climat vis-à-vis de cette dernière.

On nous pardonnera d'avoir insisté sur cette influence salutaire, car elle n'est pas admise d'une manière générale, même limitée à la phthisie, dont on s'est jusqu'alors exclusivement préoccupé. Leroy de Méricourt (*Dict. encyclopéd. des Sciences médic.*, art. *Altitude*) la met en doute ; Walsh (*Traité clin. des maladies de la poitrine*, traduit par Fonssagrives ; Paris, 1873), auquel il paraît imposible de la nier, assure que dans l'état actuel de nos connaissances il n'est pas de climat capable d'empêcher le développement de la phthisie. Son savant traducteur Fonssagrives va plus loin : il admet comme lui la rareté de la phthisie sur les hauts plateaux des Cordillères; mais généralisant ce que Jourdanet a dit du seul climat de Mexico, il semble croire que les gens pauvres, ou mal logés, mal nourris, ne jouissent pas de la même immunité. Voici quelles conclusions il formule à ce sujet dans son article *Climat*, du *Dictionn. encyclop.* (tom. XVIII, 1re partie, pag. 101) : « L'absence de phthisiques dans une localité indique en effet que la phthisie y est rare ou que le climat y dévore les phthisiques. Supposons un instant que l'habitation des hauts plateaux soit meurtrière pour les tuberculeux : tous ceux qui y ont afflué à une certaine époque auront disparu, et la population pourra, par cette épuration énergique, arriver à une immunité apparente ; elle sera épargnée parce que la mort aura éteint l'hérédité. »

Malgré l'autorité de celui qui l'a émise, il nous est impossible de ne pas combattre une pareille assertion, démentie par les faits, contre lesquels ne prévaudront jamais les hypothèses les plus ingénieuses.

Oui, l'immunité dont les Quiténiens jouissent est réelle ; elle s'étend à toutes les formes et à la plupart des localisations de la diathèse tuberculeuse; enfin, elle n'est pas due à ce que les phthisiques entre autres ne peuvent pas vivre à Quito, car nous espérons démontrer que l'influence thérapeutique du climat est presque aussi grande que son influence préservatrice.

2° Influence thérapeutique du climat de Quito.

La phthisie peut-elle guérir à Quito? Impossible de répondre à cette question, car jusqu'à ce jour personne n'a réussi à démontrer la curabilité de la phthisie, et, en supposant même la preuve faite, nous manquerions d'observations rigoureuses pour établir que le climat de Quito peut faire disparaître toutes traces de tuberculisation pulmonaire. Il nous suffira de prouver que ce climat peut, à lui seul, produire l'un ou l'autre des résultats suivants, vers lesquels, d'après Walsh, l'expérience montre qu'on doit tendre en confiance : « Maintenir le *statu quo*; amener un amendement plus ou moins notable dans l'état général ou local; faire disparaître tous les symptômes généraux, tandis que certains signes physiques persistent encore; ou bien produire dans les uns et les autres une amélioration telle, au point de vue du bien-être, de la vigueur, de l'augmentation de poids, que les malades se croient guéris et que les médecins le croiraient eux-mêmes s'ils ne constataient des signes anatomiques passifs, reliquat de la maladie antérieure[1]. »

Comme la question qui nous occupe est complexe, nous étudierons l'action du climat quiténien sur les phthisiques indigènes venus de quelqu'un des points de la République de l'Équa-

---

[1] Walsh, *loc cit.*, pag. 591.

teur, avant de parler de son influence sur les malades de races et de provenances étrangères.

Il n'est pas douteux que les phthisiques des terres chaudes ressentent un véritable bien-être dès qu'ils séjournent sur les hauts plateaux des Cordillères. C'est un fait observé tous les jours du Mexique à la Bolivie, et l'opinion des médecins indigènes est unanime à ce sujet. Jourdanet et Guilbert en ont donné l'un et l'autre des exemples, et Fonssagrives, un peu sceptique sur l'action du climat des Cordillères, reconnaît que cela n'a rien d'étonnant.

J.-H. Bennett[1] explique cette influence salutaire, non par la diminution de la pression atmosphérique, mais par l'abaissement et l'uniformité de la température.

Voici en quels termes il s'exprime : « Au point de vue physiologique, un climat frais, sec, vivement éclairé par les rayons solaires, c'est-à-dire un climat tonique et stimulant, est celui qui est le plus propre à ranimer la vitalité humaine; aussi les phthisiques se trouvent mieux dans un climat tempéré, même un peu froid, que dans un climat chaud.... Les grandes chaleurs produisent de la langueur, indisposent à l'exercice, ôtent l'appétit, causent souvent même du dégoût pour les aliments solides et pour les substances grasses... Un climat frais et tempéré, avec une température de + 15° à + 21° centigrades le jour, et de + 8° à + 14° centigrades la nuit, exerce une influence physiologique toute autre : il tonifie et vivifie l'organisme; il rend un exercice modéré possible, stimule l'appétit et les fonctions digestives. Aussi le malade peut manger une quantité suffisante de nourriture, y compris la viande et les matières graisseuses (huile, gras, beurre, etc.), si nécessaires pour l'accomplissement d'une

---

[1] *Recherches sur le traitement de la phthisie pulmonaire par l'hygiène. les climats*, etc., par James-Henri Bennett, 1874.

nutrition parfaite..... Le séjour dans un lieu sain, nettoyé, assaini à chaque instant par le vent, où la vie se passe nécessairement en plein air, loin de toutes les influences pernicieuses des grandes villes, doit activer les fonctions nutritives, améliorer la santé générale, et de cette manière agir favorablement sur la maladie locale. C'est à cette influence physiologique qu'il faut attribuer la rareté de la phthisie dans la haute montagne et non à une influence météorologique mystérieuse. »

Nous ne pouvions mieux faire que de reproduire ces réflexions si judicieuses; on les dirait écrites à l'appui de notre thèse, car toutes les conditions climatériques réclamées par l'auteur se trouvent réunies à Quito, où les différences nychthémérales ne sont guère que de 7° à 8°, c'est-à-dire au-dessous du chiffre qu'il regarde comme préjudiciable aux malades. Il nous suffira de les faire suivre de quelques observations relatives à des personnes de notre connaissance. On comprendra que nous ne puissions en citer un grand nombre si l'on réfléchit à ce que nous avons dit ailleurs des difficultés de tout genre et des dépenses exorbitantes qu'entraîne un voyage d'au moins huit jours dans les montagnes. Les familles riches peuvent seules se le permettre, et encore bien peu le font pour raisons de santé, bien que l'influence salutaire du déplacement sur certaines maladies, telles que la dysenterie et la phthisie, leur soit depuis longtemps connue.

Lors de notre arrivée à Quito, en 1873, on s'entretenait beaucoup de l'amélioration très-rapide survenue chez une jeune dame phthisique après quelques mois de séjour dans la capitale. Cette personne, d'une famille Guayaquilienne décimée par la tuberculose, avait éprouvé l'année précédente les premiers symptômes de sa maladie de poitrine. Rien ne put enrayer le mal, et son état était vraiment désespéré, lorsque le voyage dans l'intérieur des terres fut résolu. Inutile de décrire les souffrances qu'elle endura pendant une longue route faite dans une espèc de hamac, que les Indiens portaient sur leurs épaules. Aussi après avoir franchi le Chimborazo, elle était littéralement bout de forces, et on s'attendait à la voir expirer d'un momen à l'autre. Heureusement, les vingt dernières lieues purent s faire en voiture, et Mme X... goûta enfin un repos qui lui étai on ne peut plus nécessaire. A partir de cette époque, son éta s'améliora rapidement : elle put quitter le lit; les forces lui re vinrent comme par enchantement, et, dans le cours de l'anné suivante, oublieuse du passé, elle revint à Guayaquil s'expose à de nouvelles atteintes d'un mal qui pardonne si rarement.

Pour ne pas nous être personnelle, puisque nous n'avons n soigné ni ausculté la malade, l'observation de Mme X... n'e est pas moins très-instructive, car, d'après les aveux du mari tous les symptômes de la phthisie se trouvaient réunis chez cett jeune dame, et ni elle ni les siens ne pouvaient méconnaître de signes trop connus de tous. Le mal a pourtant rétrogradé très-vite, après avoir fait craindre un dénoûment fatal. A la seule influence du climat doit être rapporté l'honneur de la cure, les conditions d'existence de Mme X... étant à Quito ce qu'elles avaient été à Guayaquil.

Nous pouvons rapprocher ce fait de quelques autres, comme lui de notoriété publique et plus probants encore, car l'épreuve et la contre-épreuve ont été faites dans chacun d'eux.

La phthisie est héréditaire dans la famille R..., de Guayaquil, dont plusieurs membres ont en peu de temps succombé à cette maladie. Les mêmes symptômes se manifestèrent chez une jeune dame de cette famille. Ses parents effrayés l'envoyèrent de suite à Quito. Au bout de quelques mois, elle se trouvait si bien qu'elle revint à Guayaquil, où la maladie ne tarda pas à reparaître. A trois reprises différentes, elle a dû refaire le voyage de la côte à la montagne, toujours avec succès. L'année dernière, en septembre 1877, elle était depuis peu revenue à Guayaquil, où elle jouissait de toutes les apparences de la santé.

Un des frères de cette jeune dame, âgé de 22 ans, se trouve dans le même cas. Il présentait aussi des symptômes généraux et locaux de tuberculisation pulmonaire, et l'auscultation révélait dans tout le sommet du poumon droit des lésions au premier degré. Profitant de l'expérience de sa sœur, il partit pour Quito. L'amélioration ne se fit pas attendre et fut assez notable, après dix mois de séjour, pour que le jeune R... pût se rendre de nouveau à Guayaquil, où l'appelaient ses affaires. Depuis plus d'un an il habite cette dernière ville, et sa santé se maintient aussi bonne que possible.

L'un de nous a eu dans sa clientèle un exemple tout aussi significatif de cette influence salutaire du séjour à la capitale. Une demoiselle de Guayaquil fut envoyée à Quito, et nous constatâmes chez elle des lésions tuberculeuses assez avancées (submatité, diminution du murmure vésiculaire, expiration prolongée au sommet du poumon droit; matité plus étendue, craquements humides dans la moitié supérieure du poumon gauche); sans autre traitement que le changement de climat, elle subit dans son état une telle amélioration que, se croyant guérie, elle voulut malgré nos conseils retourner à Guayaquil. Là, tous les symptômes antérieurs reparurent, si bien que la malade repartit pour Quito, où elle recouvra de nouveau la santé. Plus prudente cette fois, elle a prolongé son séjour dans les Cordillères, et nous l'y avons laissée ne présentant plus que les signes physiques de sa tuberculisation; en un mot, considérée comme guérie par tous ceux qui l'approchent.

Appelés à donner des soins aux religieuses du Sacré-Cœur de Quito, nous avons observé à diverses reprises des Dames ou des novices du pays envoyées de Guayaquil à cause de l'état de leu poitrine, et très-notablement améliorées dès les premiers mois d leur séjour.

Après quelques semaines passées à Quito, trois frères de Écoles chrétiennes, atteints aussi de lésions tuberculeuses au deuxième degré, ont pu reprendre les pénibles travaux de l'enseignement, et ils attribuent leur amélioration à la seule action du climat.

Ces faits démontrent surabondamment, sinon l'influence curatrice, du moins l'influence thérapeutique du climat quiténier sur les phthisiques originaires des terres chaudes. Voyons maintenant si la même influence est ressentie par les tuberculeux de races et de provenances étrangères.

Le nombre des étrangers résidant à Quito est trop limité pour que nous ayons pu recueillir beaucoup d'observations, d'autant que les difficultés connues du voyage suffisent à éloigner les malades ou les valétudinaires

Les seuls faits dont nous ayons eu connaissance se rapportent à des membres de communautés religieuses envoyés en mission à Quito.

A l'asile de San-Carlos, dirigé par les sœurs françaises de Saint-Vincent de Paule, se trouve, depuis sa fondation en 1870, une religieuse qui fut atteinte des premiers symptômes de phthisie à l'hôpital de Lima. Les progrès de la maladie furent tels qu'on jugea nécessaire de la déplacer, et on l'envoya à Quito, dont on avait beaucoup entendu vanter le climat. Voilà bientôt huit ans que cette sœur jouit d'une santé relative qui étonne tous ceux qui l'ont connue à son arrivée. Elle ne se livre à aucun travail soutenu, mais elle remplit auprès de la supérieure les fonctions de secrétaire, et en quatre ans nous ne l'avons pas vue garder un jour entier la chambre. Malgré les cavernes qui existent des deux côtés, elle tousse peu, l'expectoration est très-modérée et l'état général se maintient au-delà de toute espérance. Nous devons ajouter qu'elle ne prend jamais de remèdes.

A l'infirmerie du même asile est une autre religieuse phthisique au troisième degré. Celle-ci, venue de Guayaquil dans un état désespéré, garde le lit depuis près de sept ans. A peine se lève-t-elle une heure ou deux par jour, et ce n'est que très-rarement qu'elle se sent la force de faire quelques pas dans le jardin, contigu à l'infirmerie. Eh bien! malgré cet état d'extrême débilité, elle s'occupe, assise sur son lit, à toute sorte d'ouvrages de patience. Habituée à soigner des malades, elle ne se fait pas illusion sur son état ; elle croit qu'elle ne guérira jamais, mais elle reconnaît que sa maladie est au moins restée stationnaire depuis plusieurs années. Pour les religieuses avec lesquelles vivent les deux sœurs dont nous venons de parler, il n'est pas douteux que, restées à Lima ou à Guayaquil, elles n'eussent succombé depuis longtemps. C'est, nous a-t-on dit, au climat de Quito qu'elles doivent cette prolongation inespérée de leur existence.

Dans la même Communauté, mais à l'hôpital Saint-Jean-de-Dieu, nous avons connu trois religieuses, phthisiques au deuxième degré, envoyées à Quito pour échapper à une mort certaine. Depuis plusieurs années elles mènent la vie la plus active sans que leur maladie ait fait le moindre progrès. Elles présentent toutes les trois les signes physiques de la tuberculisation pulmonaire, mais on dirait que le mal est enrayé dans sa marche. Nous ne pouvons dire que chez aucune d'elles il y ait tendance à la guérison, car les symptômes étaient à peu près les mêmes à notre départ que deux ans auparavant, mais on est en droit de s'étonner de la lenteur avec laquelle évolue la phthisie chez des malades qui, ne prenant aucun soin particulier de leur personne, remplissent les plus pénibles fonctions dans un hôpital réorganisé par elles. Le fait est d'autant plus frappant que l'une d'elles, Belge d'origine, a dépassé l'âge où quatre de ses frères et sœurs ont succombé à la phthisie. « Si j'étais restée sur les bords de l'Escaut, nous a-t-elle dit souvent, il y a longtemps que je serais morte. »

Un autre exemple de cette influence salutaire du climat nous a été fourni par une religieuse du Bon-Pasteur. Partie déjà malade du Canada, où elle est née, pour fonder une maison de refuge à Quito, elle a vu son état s'améliorer d'une manière notable, et en 1875, après quatre ans de séjour, elle ne présentait d'autres signes physiques de phthisie que de l'expiration prolongée au sommet des deux poumons et quelques craquements secs du côté droit.

Enfin, parmi les frères des Écoles chrétiennes, nous avons soigné pendant quinze mois un religieux né à Philadelphie, âgé d'une trentaine d'années. Lorsque nous le vîmes pour la première fois, il nous dit que, fatigué depuis longtemps de la poitrine, il avait, en passant à Guayaquil, craché du sang en abondance. L'hémoptysie s'étant reproduite quelques jours après son arrivée, il venait nous demander conseil. Nous constatâmes chez lui des râles caverneux à droite et des craquements humides à gauche. Grâce aux moyens employés, l'hémoptysie s'arrêta très-vite, la toux et l'expectoration diminuèrent, et le malade prit au bout de quelques jours la direction d'un atelier de cordonnerie à l'École des Arts et Métiers. Nous l'avons revu quelquefois, et un an plus tard son état général était excellent, bien que les lésions locales fussent à peu près les mêmes.

De tous ces faits, il nous semble rationnel de conclure que les phthisiques de race étrangère ressentent comme les indigènes l'influence salutaire du climat de Quito. Nous n'avons pu constater des cas de guérison; mais ceux où la maladie a été enrayée ou bien est restée stationnaire sont assez nombreux pour entraîner notre conviction.

Malheureusement, les pauvres phthisiques ne retireront pas grand profit de notre démonstration, car d'un côté le chiffre élevé de la dépense, de l'autre les fatigues et même les dangers du voyage, suffisent à rendre Quito inabordable pour des malades habitués à tout le confort de la vie européenne.

Citons en terminant une observation personnelle, de nature à démontrer que le climat quiténien peut exercer une action des plus avantageuses sur les maladies chroniques de la plèvre.

M. X... fut atteint, en 1861, à l'âge de 27 ans, d'un épanchement pleurétique du côté gauche dont la résolution fut très-lente à obtenir. Après quatre mois de soins assidus, il put reprendre ses occupations, conservant toujours un point de côté en arrière et au-dessous du mamelon gauche, et une toux sèche, fatigante, sans expectoration d'aucune espèce. Un séjour de trois mois à Amélie-les-Bains, de mai en août 1863, produisit une amélioration dans cet état; mais durant dix années consécutives, la toux reparut avec les mêmes caractères, du mois de novembre au mois de mai. Pendant tout ce temps, le point de côté se réveillait au moindre effort de bâillement, d'éternument, ou à chaque grande inspiration. A la fin de l'hiver, M. X... éprouvait une grande fatigue et un certain degré d'amaigrissement, bien qu'il ne fût jamais obligé de suspendre ses travaux habituels. Les chaleurs de l'été ramenaient le bien-être et faisaient disparaître tous les symptômes.

En 1873 il se rendit à Quito, où il séjourna deux ans; dans ce nouveau milieu, sa santé redevint ce qu'elle était autrefois. Il ne ressentit aucun des fâcheux effets qu'on attribue au séjour sur les hauts plateaux des Cordillères, bien qu'il fît fréquemment de longues courses aux environs de la capitale. Malgré quelques rhumes contractés de loin en loin, ni la toux ni le point de côté ne se montrèrent de nouveau, et les plus grands efforts d'inspiration devinrent possibles sans amener de douleur.

En octobre 1875, M. X... rentra en France; depuis cette époque, il a supporté trois hivers, dont un très-rigoureux. Bien qu'il ait négligé la plupart des précautions qu'il prenait autrefois, il n'a plus éprouvé aucun des symptômes qui le fatiguaient tant; il a même remarqué qu'il s'enrhumait moins facilement, quelque rigoureuse que fût la température.

Ce fait nous a paru intéressant, car la lésion de la plèvre que le séjour des hauts plateaux a si heureusement influencée était très-ancienne. Sans chercher à l'expliquer par des hypothèses plus ou moins ingénieuses, nous nous bornerons à dire qu'il corrobore l'observation déjà faite de la rareté des adhérences pleurales chez les habitants de Quito.

CHAPITRE II

Influence du climat de Quito sur le Rhumatisme, la Goutte et la Lithiase urinaire.

Si nous réunissons ces trois affections dans un même groupe, c'est parce que l'observation de tous les temps les a rapprochées pour en faire ressortir, soit la différence, soit l'analogie, soit même l'identité. Les manifestations rhumatismales et goutteuses ont été, pendant de longs siècles, confondues sous le nom d'*Arthritis*. L'observation moderne a énergiquement protesté contre une telle confusion. De toutes parts, tant au nom de la clinique qu'au nom de l'anatomie pathologique, ont surgi des arguments qui paraissaient devoir entraîner la conviction de tous, et l'on avait pu croire un instant que la question de l'identité de nature entre le rhumatisme et la goutte serait désormais reléguée au nombre de ces vieilles erreurs, bonnes tout au plus à enregistrer pour l'histoire de la médecine. En a-t-il été ainsi, et devons-nous considérer comme inutiles tous les documents que l'on voudrait faire servir à démontrer une vérité déjà suffisamment acquise à la science? Il suffit, pour répondre, de savoir que cette question partage encore les sommités médicales, et que parmi les contradicteurs on trouve des noms tels que ceux de Bazin et Pidoux.

La parenté entre la goutte et la lithiase urinaire a été aussi signalée de tout temps, et l'on peut dire que les travaux récents l'ont remise à l'ordre du jour.

En présence d'un tel état de choses, nous avons pensé qu'il y aurait quelque intérêt à faire connaître les motifs que nous puisons dans le résultat de notre observation à Quito, pour juger les rapports entre les trois diathèses que nous venons de mentionner.

Voyons d'abord les faits; viendra ensuite l'interprétation.

Rhumatisme. — L'expression symptomatique du rhumatisme s'observe à Quito avec les mêmes caractères, peut-être avec un peu moins de fréquence qu'en France: mêmes attaques se déclarant plus ou moins brusquement, et caractérisées par les mêmes phénomènes articulaires, la même fièvre, les mêmes sueurs, etc.; même mobilité dans les diverses déterminations; même danger de complications cardiaques ou cérébrales. Nous avons eu l'occasion d'observer l'endo-péricardite et l'encéphalopathie rhumatismales, et, au point de vue de leur fréquence comme au point de vue de leur gravité, les cas observés rentrent dans la catégorie des faits ordinaires.

Les formes névralgique et musculaire du rhumatisme se constatent également; la forme articulaire chronique nous a paru d'une extrême rareté. C'est donc la forme articulaire aiguë qui prédomine; on l'observe à n'importe quelle époque de l'année, mais principalement pendant la saison dite *saison d'été*. Il est des années où un grand nombre d'habitants sont atteints à la fois, et pour désigner le fait on se sert vulgairement du terme « *épidémie* ». L'explication en est toujours fournie par telles ou telles conditions atmosphériques, et les médecins croient en donner une plus scientifique en admettant dans ces circonstances une *constitution médicale* de nature rhumatismale.

L'examen des moyens employés pour le traitement des manifestations rhumatiques ne nous a révélé aucune particularité bien intéressante. Les médecins du pays suivent en tous points les indications qu'ils trouvent dans leurs auteurs, le plus souvent français ou anglais; ils subissent en cela comme en toute chose l'influence de la mode européenne, avec cette restriction que parfois cette influence se fait sentir très-tard : telle est, du moins, l'impression que l'un de nous a rapportée d'une consultation qui le réunit, à propos d'un cas de rhumatisme articulaire aigu, avec un confrère des plus accrédités dans la capitale et des plus instruits. Comme ce confrère proposait l'emploi de bains tièdes, on se permit de lui faire remarquer que cette médication pouvait avoir, dans le cas particulier, quelques inconvénients. Il répond alors, comme un homme ostensiblement contrarié, que la maladie est un rhumatisme, et que par conséquent il n'y a pas à hésiter; car, ajoute-t-il, dans le rhumatisme, hors du tartre stibié, des saignées et des bains, il n'y a pas de traitement possible. Or, ceci se passait en 1876.

Les applications locales consistent habituellement, même dans les cas les plus aigus, en fomentations térébenthinées. Les résultats nous en ont semblé bons.

Goutte. — Il nous a été impossible d'observer un seul cas de goutte originaire de l'Équateur. Les Quiténiens font les grands yeux quand on leur parle de cette maladie, et on s'aperçoit bien vite qu'elle est loin de leur être familière. A peine a-t-on pu nous désigner une personne de Quito qui est, paraît-il, atteinte de goutte, et encore le goutteux en question ne saurait-il servir d'argument, puisqu'il a presque constamment vécu loin de l'Équateur.

On nous objectera peut-être que certains cas de goutte peuvent être méconnus et pris pour des cas de rhumatisme, et que par conséquent nous ne sommes pas autorisés à nier l'existence de la goutte dans les hauts plateaux de l'Équateur. A cela nous répondrons que si le diagnostic entre le rhumatisme et la goutte peut présenter de sérieuses difficultés, c'est seulement dans certains rhumatismes à forme chronique, qui sont redevables à ces difficultés du nom de *rhumatismes goutteux*. Or, nous l'avons déjà fait remarquer, si de pareils cas existent à Quito, ils y sont extrêmement rares.

Lithiase urinaire. — Dire que ni la taille ni la lithotritie n'ont jamais été pratiquées à Quito, c'est établir un premier fait qui a bien sa signification alors qu'il s'agit d'apprécier le degré de fréquence de la lithiase urinaire dans l'Équateur. — Les deux opérations y sont considérées comme tout à fait extraordinaires, à tel point que nous avons maintes fois entendu des étudiants ou des médecins vouloir caractériser la haute valeur chirurgicale d'un de leurs compatriotes en disant qu'il avait fait même l'opération de la taille à Lima.

Nous eussions vivement désiré, pendant notre séjour à Quito, trouver une occasion d'appliquer le traitement chirurgical de la pierre; mais cette occasion ne s'est pas présentée : nous avons cependant, chacun de nous, observé un cas de calcul vésical. Il s'agit dans le premier cas d'un enfant de 9 ans, appartenant à la classe des *cholos*, et qui est conduit à la clinique chirurgicale par sa maîtresse, chez laquelle il est depuis l'âge de 3 ans. Celle-ci nous raconte qu'il devait être malade quand elle l'a pris, car déjà, à cette époque, il urinait souvent avec difficulté et paraissait souffrir en urinant. Depuis un an environ, les douleurs sont devenues atroces, et le jeune enfant s'est progressivement débilité à tel point qu'aujourd'hui il ne peut plus rien faire, tant il est chétif et malingre. On ne donne aucun renseignement particulier sur le genre de vie du malade, qui est né aux environs de Quito et a vécu comme vivent les domestiques. Pendant que ces renseignements sont fournis, X... a besoin d'uriner : il s'accroupit sur son lit, pousse des gémissements plaintifs et émet avec les plus grandes difficultés quelques gouttes d'urine trouble et opaque. Son prépuce est très-allongé, comme tiraillé par de fréquentes tractions ; les organes génitaux ont le développement d'un enfant de cet âge. L'existence d'un calcul vésical est diagnostiquée *à priori*. Les tentatives de cathétérisme n'aboutissent qu'au moyen de l'anesthésie chloroformique et avec la sonde la plus petite de trousse, qui pénètre en passant par-dessus un obstacle placé au col de la vessie et ne peut se mouvoir sans frotter sur un corps dur. Le diagnostic est ainsi confirmé. Reste à introduire un lithotriteur pour mieux apprécier le volume du calcul. — Cette seconde exploration est faite trois jours après la première, qui a paru assez bien supportée. Pourtant l'état général est assez grave : il y a de la fièvre, défaut d'appétit, urines mucoso-purulentes. L'introduction du lithotriteur nº 0 est facile; mais impossible de l'ouvrir suffisamment pour embrasser le calcul, qu'on râcle seulement entre les mors de l'instrument. — Il est retiré très-vite et ramène quelques fragments de calcul que l'examen, fait à l'École polytechnique, permet de reconnaître comme formés surtout de phosphate de chaux.

Quoique l'exploration n'ait produit aucun écoulement de sang et qu'elle ait été très-rapide, les symptômes de la cystite déjà existante deviennent plus intenses dès le lendemain, et le jeune malade succombe en six jours à une cystite suraiguë compliquée de pelvipéritonite. Après la mort, la taille fut faite, pour servir à l'instruction des élèves, par la méthode de Dolbeau (boutonnière uréthrale et dilatation) ; mais le calcul, très-volumineux et très-dur, ne put être écrasé par les fortes tenettes de Dolbeau, et il fallut l'extraire par la taille hypogastrique. Le péritoine pelvien était très-injecté sans qu'il y eût épanchement; la cavité vésicale était très-petite, les parois hypertrophiées et resserrées sur le calcul, dont sept ou huit saillies mamelonnées pénétraient, les unes dans des dépressions de la paroi, les autres dans les uretères, gênant ainsi le passage de l'urine. Les uretères étaient dilatés et enflammés, les reins étaient le siége d'une hyperémie très-considérable. Il n'y avait, dans aucun point des voies urinaires, aucune trace de lésion traumatique due à la séance d'exploration.

Le calcul, de couleur blanche tirant sur le jaune, était de forme ovale, aplatie à sa partie supérieure, qui était plus irrégulière. Grand diamètre = 7 cent. ; petit diamètre = 4 cent. et demi ; grande circonférence = 18 cent. ; petite circonférence = 11 cent. ; épaisseur = 3 cent. A la coupe, il présentait une couche plus blanche de 1 cent. d'épaisseur et un noyau plus foncé.

L'analyse chimique, faite tout récemment au laboratoire de la Faculté de Montpellier, a démontré que le calcul était formé d'un mélange de phosphate et d'oxalate de chaux, en parties presque égales pour l'écorce. Dans l'intérieur du calcul, l'oxalate prédomine. — Poids du calcul, 60 gram.

Le second cas de calcul vésical a été observé chez une femme âgée d'environ 40 ans, dans les conditions suivantes. L'un de nous est prié par un confrère du pays de l'accompagner auprès d'une de ses clientes. En arrivant au lit de la malade, nous la trouvons en proie à d'horribles souffrances : elle pousse des cris, des hurlements ; elle est couverte d'une sueur froide, accroupie sur le vase, et faisant des efforts analogues à ceux de la parturition; l'émission de l'urine est supprimée depuis près de vingt-quatre heures; en un mot, c'est le comble de l'angoisse. Nous procédons immédiatement à un examen direct, et nous voyons le méat urinaire entr'ouvert par un corps dur, jaunâtre et assez volumineux. Il s'agissait évidemment d'un calcul engagé et arrêté dans le canal de l'urèthre. Nous essayons l'extraction avec une pince, mais le simple contact de l'instrument exaspère les douleurs à tel point qu'on est obligé de le retirer, et presque aussitôt après, dans un violent effort, la malade se débarrasse elle-même du calcul et en même temps d'une très-grande quantité d'urine. Le soulagement est immédiat, et la femme nous raconte alors que depuis longtemps la miction se faisait avec difficulté et parfois avec une vive douleur. A plusieurs reprises, il lui était arrivé de ne pouvoir uriner, ou bien l'émission se suspendait brusquement et restait inachevée. En un mot, elle nous énumère tous les symptômes rationnels de la pierre.

L'état général était du reste fort satisfaisant, et les antécédents n'offraient aucune particularité ; la malade n'a pu nous signaler aucune cause de sa maladie.

Le calcul spontanément éliminé a la forme d'un cône à base arrondie ; le diamètre de la base a 2 centim. ; l'axe est de 3 centim. ; la surface est légèrement rugueuse; la couleur est blanc-jaunâtre dans toute l'étendue. La partie centrale est beaucoup plus jaunâtre. La consistance est faible. L'analyse chimique du calcul a été faite à l'École polytechnique de Quito, et a démontré qu'il se composait presque exclusivement de phosphate de chaux.

Nous n'avons plus vu cette malade ; mais le médecin que nous avions accompagné nous disait quinze jours plus tard qu'elle continuait à rendre des graviers jaunâtres et qu'elle avait les symptômes d'une légère cystite.

On voudra bien remarquer que dans aucun de ces deux cas l'acide urique n'a figuré dans la scène pathologique. Il en faudra donc faire abstraction quand il s'agira d'apprécier les rapports qui rattachent la goutte à la lithiase *urique*; nous avons cru pourtant devoir placer dans ce travail le résumé des deux observations, pour montrer combien doit être rare la lithiase urique sur les hauts plateaux de l'Équateur, puisqu'il ne nous a été donné d'observer que deux cas de pierre, et que dans ces deux cas on ne pouvait nullement invoquer l'intervention de l'acide urique.

Tels sont les faits révélés par la simple observation : fréquence ordinaire du rhumatisme, rareté extrême ou même absence de la goutte, rareté relative de la lithiase urinaire, absence de la lithiase urique. Rapprochons maintenant ces faits des conditions dans lesquelles vivent les habitants, et voyons s'il nous est possible d'établir entre celles-ci et ceux-là une corrélation quelconque; voyons, en d'autres termes, si, avec les connaissances que nous possédons sur l'étiologie et la pathogénie de ces trois affections, nous pouvons nous rendre compte des faits observés.

Ces connaissances, disons-le de suite, ne sont rien moins que satisfaisantes, et, quand nous voulons les approfondir, nous nous heurtons à chaque instant contre des difficultés en face desquelles nous sommes réduits à balbutier ou à faire un aveu complet de notre impuissance.

Les nombreuses causes auxquelles on a coutume de rattacher le rhumatisme existent sur les hauts plateaux équatoriens. Nous ne parlerons pas ici de l'influence exercée par l'âge, le sexe, le tempérament, l'hérédité, etc., influence qui doit s'exercer comme partout. Mais nous croyons devoir appeler l'attention sur les brusques variations de température auxquelles on est exposé, à Quito plus qu'ailleurs, à cause de la plus grande différence qu'il y a entre la température au soleil et à l'ombre, entre la température du jour et celle de la nuit. Lorsque, après avoir marché quelques instants au soleil, on entre dans un appartement (toujours mal fermé), la surface de la peau en moiteur est soumise à une rapide évaporation, encore augmentée par l'altitude. Il en résulte un refroidissement instantané. Or, ce sont là des conditions qui semblent propres, sinon à produire de toutes pièces un rhumatisme, du moins à lui servir de prétexte ou de cause occasionnelle; cependant l'expérience démontre à Quito que ces brusques transitions de température retentissent plus souvent du côté des voies respiratoires que du côté des articulations. Bien entendu, l'on ignore, là comme ici, pourquoi tel courant d'air fait éclater un rhumatisme chez l'un, une fluxion de poitrine chez l'autre, une angine chez un troisième.

En un mot, et à titre de conclusion de l'étude que nous avons faite à Quito du rhumatisme considéré en lui-même, nous dirons que l'altitude ou la latitude ne paraissent, par elles-mêmes, exercer aucune influence sensible sur la marche et les autres caractères de cette diathèse, que du reste on a depuis longtemps qualifiée de maladie ubiquitaire.

L'absence de la goutte dans les hauts plateaux de l'Équateur nous a aussi suggéré quelques réflexions dont le principal point de départ est la théorie que la science moderne a émise au sujet du mécanisme pathogénique de l'affection goutteuse, et que Trousseau a si bien résumée en ces termes : « L'oxydation des matériaux destinés à la nutrition est l'acte fondamental de la vie. Elle est produite par l'absorption de l'oxygène qui, pénétrant à travers les voies respiratoires, circule dans le sang. La combustion des substances azotées, résultat de cette absorption de l'oxygène, métamorphose les matières nutritives de façon à les rendre en partie assimilables, en partie non assimilables, ces dernières destinées à être éliminées par les divers émonctoires. Pour que la nutrition s'accomplisse régulièrement, le travail doit être aussi complet que possible. Or, de toutes les substances alimentaires, les matières azotées albuminoïdes sont celles qui, en raison de leur moindre affinité pour l'oxygène, sont le plus difficilement oxydées ou brûlées, ce qui revient au même. Le dernier terme d'oxydation des matières azotées est l'urée, qui est soluble et peut être rejetée au dehors par les urines et par la respiration pulmonaire. » (*Clin. méd. de l'Hôtel-Dieu*, tom. III, 1877.) Voilà comment les choses se passent à l'état normal. Supposons maintenant de deux choses l'une : ou bien que la quantité de matières albuminoïdes absorbées augmente outre mesure, ou bien que, cette quantité restant la même, la quantité de principe comburant diminue. Dans les deux hypothèses, le résultat paraît devoir être le même ; dans les deux cas, une partie des matières azotées, au lieu d'arriver à leur dernier terme d'oxydation, n'atteindra qu'une oxydation moins avancée : au lieu d'urée, il se produira de l'acide urique qui, s'accumulant dans le sang et de là dans l'urine, ira former, tantôt des concrétions urinaires, tantôt des concrétions tophacées. Ainsi, suivant cette théorie, ce serait une espèce de diathèse urique qui constituerait la lésion dominante et primordiale, aussi bien dans la goutte que dans la plupart des cas de lithiase urinaire.

Si tous ces raisonnements sont exacts, il s'ensuit qu'il faut, aux influences déjà indiquées par les auteurs comme causes prédisposantes ou occasionnelles de l'affection goutteuse, ajouter l'influence de l'altitude. Car il n'est pas douteux, l'observation et l'expérimentation l'ont amplement démontré, que la quantité d'oxygène absorbée à chaque mouvement respiratoire ne diminue en même temps que la pression atmosphérique, et rien ne prouve d'un autre côté que cette diminution soit suppléée par une plus grande fréquence de la respiration. Il semble donc que les Quiténiens devraient être particulièrement exposés à toutes les conséquences morbides des combustions incomplètes, et par suite à la goutte.

Les faits sont là pour établir que de telles prévisions sont loin de se réaliser; il y a donc, entre les faits et la théorie, une contradiction au moins apparente dont nous allons chercher l'explication.

Nous ne reviendrons pas sur les détails de l'alimentation des Quiténiens. Rappelons seulement qu'à aucune époque de l'année, cette alimentation ne laisse d'être en grande partie végétale, que la consommation de vin est très-réduite, et que l'usage des *dîners en ville* est à peu près inconnu. Rappelons aussi que l'Équatorien ne se livre jamais d'une façon constante ou même prolongée, soit à des travaux intellectuels, soit à toute autre occupation qui puisse exiger une vie sédentaire. Il fait chaque jour de l'exercice et fréquemment de l'exercice à cheval.

On voit d'après cela que si les habitants des hauts plateaux quatoriens se trouvent, par suite de l'altitude, dans des conditions éfavorables pour brûler leurs aliments azotés, ils rachètent ces nauvaises conditions en diminuant la quantité de ces aliments et n activant les combustions par un exercice quotidien. Parviennent-ils ainsi à établir entre les recettes et les dépenses alimentaires cet équilibre dont on a tant parlé à propos de la goutte? Les ésultats obtenus paraissent répondre affirmativement.

S'il est vrai que la diathèse urique soit le point de départ habituel de la lithiase urique, de même que nous l'avons vu invoquer comme origine constante de la goutte, les considérations qui précèdent servent également à expliquer la rareté des calculs urinaires dans les hauts plateaux. Mais ici une autre question peut être soulevée. Est-ce seulement parce qu'ils consomment beaucoup de substances végétales que les Quiténiens sont exempts de la pierre, ou bien doit-on faire entrer en ligne de compte les propriétés spéciales de quelqu'un de leurs aliments? Nous nous contenterons, pour répondre à cette question, de rapporter les lignes suivantes que nous lisons dans le *Bulletin de l'Acad. de Méd.*, séance du 9 avril 1878. Dans cette séance, M. Gubler a fait un rapport sur les travaux de M. Fua (de Padoue), relatifs aux propriétés hygiéniques et thérapeutiques du maïs ; voici ce que nous relevons à propos de l'influence sur les voies urinaires de cette substance si largement consommée dans tout l'intérieur de la République équatorienne : « A la lecture des passages soigneusement extraits des documents originaux par l'auteur des communications sur le maïs, on est frappé de la concordance des témoignages en faveur de l'action favorable exercée sur l'appareil urinaire par l'usage habituel de la céréale américaine. Nous avons vu que, suivant le P. Jean de Laet, le maïs a la propriété de provoquer l'urine et de nettoyer ses conduits. Avant lui, Garcilaso de la Vega déclarait que le *cara* (nom indien du blé de Turquie) était propre à guérir les maux de reins, les douleurs de vessie, la gravelle et les rétentions d'urine. Les Espagnols, ajoute-t-il, remarquèrent qu'il n'y avait presque point d'Indiens qui fussent tourmentés de ces maux, auxquels ils étaient sujets eux-mêmes.» A son tour, Fr. Hernandez affirme que la gravelle n'était pas connue, même de nom, avant l'invasion espagnole, c'est-à-dire avant le changement d'habitudes et de régime qui s'ensuivit nécessairement. Une telle unanimité d'opinion, ajoute le rapporteur de la commission, une telle conformité de langage sur un point de fait si bien défini, ne permettent guère de conserver un doute sur sa réalité. D'ailleurs il ne nous répugne pas de faire honneur du résultat à la frugalité des habitants primitifs du continent américain. N'a-t-on pas signalé de même l'absence des affections calculeuses dans les pays où le cidre est la boisson habituelle et pour ainsi dire exclusive ? Il se pourrait donc que l'absence de lithiase urique chez les Indiens fût imputable à leur régime végétal, représenté en majeure partie par le maïs et la liqueur fermentée qu'ils en préparent. Le maïs peut même agir de deux manières : soit qu'il apporte peu de principes azotés pouvant donner naissance à de l'acide urique, ou bien qu'il modifie la qualité ou la quantité des urines, comme le feraient penser les remarques du Dr Duchesne et de M. Fua lui-même sur les vertus diurétiques du maïs.

Les notions que notre observation dans l'Équateur nous a fournies, relativement aux affections rhumatismale, goutteuse et lithiasique, ressortissent spécialement à la géographie médicale, et, à cet égard, il nous suffit d'avoir mis en relief la corrélation qui existe entre ces trois affections et les conditions climatériques propres à ce pays. Mais il est un autre point de vue qui s'est présenté à notre esprit : il est une autre signification qu'on ne saurait refuser à ces mêmes notions, signification bien importante, puisqu'elle intéresse les questions les plus élevées et les plus ardues de nosographie et de pathologie générales.

Les trois dyscrasies dont nous nous occupons sont généralement désignées sous le nom de *diathèses*, et l'on sait tout ce qu'un pareil mot renferme de problèmes dont la solution est encore à trouver. Qui dit *diathèse* dit une affection constitutionnelle *totius substantiæ*, transmissible surtout par l'hérédité. La véritable origine des diathèses paraît résider dans certaines conditions inhérentes à l'organisme lui-même. Quelle est donc la part qui revient aux circonstances extérieures dans la production des manifestations diathésiques? Cette part, selon nous, est toujours indirecte. Nous n'admettons pas que les réactions de notre organisme soient comparables à celles que nous produisons à volonté dans nos laboratoires de chimie, et, à ceux dont l'opinion est contraire à la nôtre, nous demanderons qu'ils nous disent pourquoi l'humidité, les variations brusques de température, etc., ne donnent pas des rhumatismes à tous ceux qui subissent leur influence; qu'ils nous expliquent comment certains individus n'ont jamais souffert ni de la goutte ni de la lithiase, malgré une alimentation très-azotée, malgré l'abus de vins généreux et de fréquents excès de table, malgré même un excès d'acide urique bien et dûment constaté dans le sang et dans les urines; qu'ils nous rendent compte des manifestations, soit goutteuses, soit lithiasiques, que l'on observe chez des individus dont le genre de vie ne réalise aucune des conditions favorables à la production d'un excès d'acide urique. Il y a donc entre l'action de la cause extérieure et l'effet produit un intermédiaire qui modifie plus ou moins l'acide morbifique, un *quelque chose* qui fait que notre économie réagit de diverses façons sous l'influence d'une même cause. Est-ce à dire que les agents extérieurs n'exercent aucune action? Nous ne saurions non plus l'admettre, seulement nous croyons que cette action est lente et qu'elle imprime peu à peu à notre organisme certaines modifications, certains caractères nouveaux que cet organisme finit par s'approprier et qu'il pourra même transmettre à ses descendants. Il y a un intervalle qui sépare l'action de la cause de la production de l'effet, et que tout le monde admet sous le nom d'*incubation*. On comprend aussi que l'influence de l'agent morbifique extérieur soit plus ou moins amoindrie ou même anéantie pendant cette élaboration, cette espèce de lutte qu'il soutient contre toutes les réactions qui se produisent normalement dans l'organisme.

Il est un dernier point qui ne pouvait passer inaperçu dans l'appréciation des influences climatériques sur notre groupe diathésique : nous ne devions pas oublier qu'on en est encore à discuter sur la question de savoir si le rhumatisme et la goutte constituent deux diathèses distinctes ou seulement deux variétés d'une même diathèse, l'*arthritis*, et que la même question se pose au sujet de la lithiase et de la goutte. La première de ces deux questions est pour nous résolue depuis longtemps; nous ne reproduisons pas ici toutes les preuves, si nombreuses et si convaincantes, que l'observation clinique a réunies pour asseoir cette solution sur une base inébranlable; nous ne nous arrêterons pas à faire ressortir les différences si profondes qui séparent le rhumatisme de la goutte, tant au point de vue des circonstances étiologiques que sous le rapport des symptômes, des lésions anatomo-pathologiques et du traitement. Nous ne voulons que signaler dans un même pays la présence du rhumatisme et l'absence de la goutte, et ajouter ainsi un nouvel argument à tous ceux que l'on peut invoquer pour sanctionner la distinction entre ces deux diathèses. Comment concilier cette distinction, que l'on peut dire radicale, avec l'existence d'une prétendue souche commune à laquelle des auteurs modernes, ressuscitant des idées anciennes, ont voulu rattacher les manifestations rhumatismales et goutteuses? Que dirons-nous des affections cutanées que ces mêmes auteurs ont réunies dans le groupe des arthritides? Les cas assez nombreux de maladies de la peau que nous avons observés à Quito ne plaident pas en faveur de la réalité de ce groupe. Quoi qu'il en puisse être, nous n'hésitons pas, en raison de notre intime conviction à l'égard de la non-identité du rhumatisme et de la goutte, à déclarer qu'il eût été plus conforme aux données de la clinique de décrire, à côté du rhumatisme et de la goutte, une troisième entité morbide, l'arthritis, que d'englober sous ce dernier nom deux affections aussi différentes.

Un mot, en terminant, sur les liens qui ont fait donner le nom de sœurs à la goutte et à la lithiase urinaire. Les travaux de Garrod et Charcot ont cherché à établir l'existence de ces liens sur une base solide, c'est-à-dire sur une dyscrasie sanguine facilement appréciable, et toujours la même pour les deux affections. Notre observation dans l'Équateur paraît venir à l'appui de la même manière de voir, puisque les conditions d'existence dans ce pays mettent à l'abri de l'une et de l'autre ; néanmoins, encore ici, ne nous hâtons pas de conclure d'une analogie de lésions à une analogie de nature, et gardons-nous d'attribuer à l'excès d'acide urique une importance exagérée; nous nous exposerions à trouver un démenti dans l'inconstance, malheureusement déjà trop avérée, de l'efficacité de la médication alcaline, principalement contre la goutte.

CHAPITRE III

La Lèpre à Quito. — Contagiosité de cette maladie démontrée par l'histoire de sa distribution géographique.

I.

LA LÈPRE A QUITO.

Il y a bientôt trente ans, une Commission était nommée par l'Académie de Médecine pour examiner un Mémoire sur la lèpre, du Dr Raphaël Echeverria, enfermé lui-même dans le lazaret de Quito (Équateur), et la commission proposait à la savante assemblée de joindre aux conclusions du rapport l'expression de ses vœux pour que les léproseries fussent désormais transformées en de véritables hôpitaux où les lépreux seraient considérés comme des malades en traitement, et non pas comme des sujets incurables et dangereux, qu'il faut à tout prix séquestrer de toute communication et de toute relation sociales.

Ces vœux, provoqués et émis au nom de l'humanité, ont-ils été entendus? Nous avons le regret de répondre négativement, du moins en ce qui concerne le lazaret de Quito. Aujourd'hui, comme à l'époque où le médecin équatorien déplorait la triste coutume établie dans son pays de séquestrer tout lépreux comme un objet d'horreur et de dégoût, il existe à Quito un établissement, ou, pour mieux dire, un infect réduit où d'infortunés parias meurent lentement sans avoir rien à attendre des secours de l'art ou des consolations de l'amitié. On leur défend toute communication avec le dehors; défense inutile, parce que l'horreur qu'ils inspirent, même à leurs familles, suffirait à leur rendre toute relation impossible. Leurs portes sont fermées; à quoi bon? personne n'essayera de les ouvrir et de pénétrer dans leur immonde prison. On se tiendra éloigné, non-seulement par crainte de la contagion, mais encore pour la répulsion dont on ne tarderait pas soi-même à devenir l'objet si, dans un but philanthropique ou autre, on multipliait ses visites au lazaret. N'importe! franchissons ce seuil tant redouté. Que voyons-nous? Un spectacle des plus affligeants : des êtres humains dont le genre de vie jure contre toutes les règles de l'hygiène; des gâteux croupissant dans leurs excréments. Leurs vêtements, quand ils en ont, sont déchirés et d'une saleté qui s'ajoute à la saleté de tout leur corps : leur corps est recouvert de plaies et de tumeurs d'une odeur et d'un aspect repoussants. Détournons nos regards et reposons-les, car nous le pouvons, même en dedans de cette lugubre enceinte, sur des visages frais et roses, respirant la jeunesse et la santé : ce sont les fruits de mariages contractés entre lépreux, ou le plus souvent d'une promiscuité de sexes à peu près illimitée. Ils sont là, partageant la prison de leurs parents, et il en est qui pendant de longues années attendent vainement, ou bien que quelque âme charitable vienne les arracher à leur hideuse misère, ou bien que les premiers symptômes de l'horrible maladie leur fassent comprendre que pour eux tout espoir est perdu de vivre en société. Les exemples ne sont pas très-rares de personnes qui, après avoir vu le jour et passé leur enfance dans de telles conditions, ont pu, avec plus ou moins de difficultés, se rendre libres et fournir une longue carrière sans présenter la moindre manifestation éléphantiasique.

A ces exemples, s'en joignent d'autres, sans doute plus nombreux, d'individus qui sont séquestrés sans être atteints de lèpre et qu'une erreur de diagnostic retient dans le lazaret pendant des mois, des années, pendant toute la vie. Le diagnostic de la lèpre, au début, peut offrir de réelles difficultés, et telle autre maladie peut donner le change, surtout quand les antécédents héréditaires ou d'autres circonstances particulières ont provoqué des soupçons, soit de la part de la famille, soit de la part des autorités. On conduit le suspect à deux médecins, et ceux-ci, séance tenante, après un examen que la crainte d'une contamination rend toujours très-superficiel, délivrent un certificat, un arrêt de mort, contre la victime. Que va-t-il arriver s'ils se sont trompés? Ou bien la *prétendue* lèpre persiste, et dans ce cas la victime est enfermée pour le restant de ses jours; ou bien l'expression symptomatique qui avait induit en erreur disparaît, et, même alors, les portes de la prison ne s'ouvrent qu'après de très-nombreuses démarches. On nous a signalé tel individu que l'on fait entrer au lazaret comme lépreux; il y reste plusieurs années, s'y marie avec une femme manifestement lépreuse avec laquelle il passe encore des années; la femme meurt, et on finit par reconnaître que notre individu n'est pas atteint de lèpre: on le remet en liberté, et aujourd'hui il vit en très-bonne santé dans une des provinces de la République, à Ambato.

Nous ne pouvons exactement déterminer le nombre de lépreux qu'il y a dans l'Équateur. Le lazaret de Quito en contient en moyenne près de 80. Dans le rapport officiel présenté au Congrès en 1873, le ministre de l'intérieur donne les noms de 96 éléphantiasiques, parmi lesquels 39 hommes, 56 femmes et un enfant. Six des onze provinces dont se compose la République ont contribué à fournir ce contingent. Il existe à Cuença un autre lazaret, mais dans des conditions différentes. C'est un petit village incomplétement isolé, composé d'un certain nombre de huttes. Les lépreux y vivent pêle-mêle; un peu plus libres que ceux de la capitale, ils ont encore peut-être plus à souffrir de la misère.

Bien que manquant de chiffres pour établir ce fait, nous croyons pouvoir assurer que le nombre des lépreux subit une diminution lente mais progressive. Il serait facile de savoir la vérité sur ce point si tous les lépreux étaient enfermés dans des lazarets ; mais il n'en est pas ainsi : bien des lépreux se cachent pour différer autant que possible le moment de leur mort à la vie sociale ; ils errent dans des lieux retirés, trouvant toujours à se nourrir tant bien que mal des productions que le sol équatorien ne leur refuse à aucune époque de l'année ; la plupart vont eux-mêmes se constituer prisonniers après avoir pris l'avis de l'homme de l'art.

Nos investigations sur la symptomatologie de la lèpre équatorienne ont été forcément réduites par les obstacles auxquels nous avons déjà fait allusion. Néanmoins un certain nombre de cas ont été officiellement soumis à notre observation ; nous avons été sollicités de donner notre avis, c'est-à-dire de formuler un diagnostic. Or, l'examen de ces cas et de ceux que nous avons vus au lazaret de Quito nous ont fourni la conviction que la forme *tuberculeuse* est la forme dominante, sinon exclusive, de la lèpre équatorienne. Il ne s'est présenté aucun cas où les phénomènes, soit hyperesthésiques, soit anesthésiques, soit analgésiques, aient pu être constatés isolément. L'anesthésie et l'analgésie, surtout l'anesthésie, ont été observées à des degrés divers d'intensité ou de généralisation, mais seulement sur des sujets qui présentaient déjà les tubercules caractéristiques ; selon les cas, les troubles de la sensibilité étaient limités aux points envahis par les tubercules, ou bien s'irradiaient à une certaine distance, mais paraissant toujours rester dans la sphère d'action du point tuberculeux. Rien ne nous prouve, il faut bien l'avouer, que chez ces malades l'anesthésie n'eût pas précédé l'apparition des tubercules. Nous n'en dirons pas moins que les résultats de notre observation nous portent à protester contre la distinction radicale que quelques auteurs ont voulu établir entre la lèpre tuberculeuse et la lèpre anesthésique; les troubles de la sensibilité ne sont, à notre avis, qu'un phénomène purement contingent dans les manifestations lépreuses. On pourrait tout au plus admettre deux formes d'une même affection, formes le plus souvent associées, et évidemment sous la dépendance d'une même cause. On ne peut pas plus séparer ces deux formes qu'on ne peut séparer l'arthrite et la névralgie d'un rhumatisant. Nous pouvons déduire une autre conclusion des faits observés, c'est que, chez la très-grande majorité des lépreux équatoriens, les manifestations de la maladie commencent par la tête.

Nous avons soigneusement interrogé plusieurs malades au sujet des prodromes, que l'on a signalés comme pouvant suffire à faire deviner la plus ou moins prochaine invasion de la lèpre, et nous déclarons que ces prodromes ne nous ont paru avoir rien ni de constant ni de caractéristique.

Parmi les cas soumis à notre observation comme cas de lèpre, il y en a eu où les caractères indécis de l'expression symptomatique nous ont imposé des réserves relativement au diagnostic. L'un de nous a observé pendant quelque temps, dans son service d'hôpital, une femme de 30 ans qu'on y avait envoyée pour que l'on se prononçât sur la nature de sa maladie: aménorrhée complète depuis deux ans; couleur livide de tout le corps, plus marquée au visage; depuis la même époque, sensibilité cutanée normale, intégrité des diverses fonctions, aucun antécédent héréditaire spécial; tel était en résumé le bilan diagnostique dont on disposait. Divers moyens thérapeutiques furent mis en usage: emménagogues, hydrothérapie, etc.; tout fut inutile, et la malade sortit de l'hôpital dans le même état. Elle a été depuis perdue de vue.

Nous devons aussi une brève mention à deux cas où il nous a fallu discuter le diagnostic différentiel de la lèpre et de l'*acne rosacea* ou couperose.

Il s'agit dans le premier cas d'un homme d'environ 50 ans, marié, sans enfants. Il n'y a aucune particularité à noter dans les antécédents individuels ou héréditaires. Sa femme jouit d'une bonne santé ; lui-même n'avait éprouvé aucune maladie sérieuse avant la maladie actuelle. Le début de celle-ci remonte à six ans. Dès les premières manifestations, la marche des lésions a été constamment progressive.

Notre malade est d'un tempérament sanguin, d'un embonpoint au-dessus de la moyenne ; l'état général est excellent, et, sauf la figure, tout le corps est parfaitement sain. Il y a près de trois ans qu'il s'est vu obligé de quitter la ville, car (ce sont ses propres paroles) les boutons qu'il avait au visage commençaient à inspirer l'horreur et à faire le vide autour de lui. Pendant ces trois dernières années, il a demeuré à la campagne, dans un endroit très-chaud, près de Tumbaco, où règne une température moyenne de 20°: on lui avait fait croire que les climats chauds devaient le guérir. En même temps, il avait employé certains remèdes empiriques, des bains, des frictions, etc.; le tout sans aucun résultat favorable.

L'examen des parties malades révèle ce qui suit: Le nez est sensiblement augmenté de volume et d'un rouge légèrement violacé. Toute la peau du visage est fortement injectée, plus du côté gauche et principalement au niveau du front. La région sourcilière gauche est le siége de trois ou quatre indurations tuberculeuses incomplétement limitées; deux ou trois indurations analogues existent au niveau de la pommette du même côté; dans la région pré-auriculaire existent également cinq ou six tubercules, dont deux, plus volumineux, de la grosseur d'une amande. Toutes ces nodosités sont indolores, même à la pression, mobiles et situées immédiatement sous la peau. Outre ces indurations limitées, la peau du visage présente, en plusieurs endroits, des points épaissis et hypertrophiés: une hypertrophie générale s'observe dans le tégument du nez. Aucun trouble notable de la sensibilité n'accompagne ces diverses lésions; les cheveux sont en grande partie tombés, la barbe est assez fournie et grisonnante; les muqueuses sont tout à fait indemnes.

Nous ne croyons pas devoir exposer toutes les raisons que l'on pouvait faire valoir pour mettre sur ce cas le nom de lèpre ou celui d'*acne rosacea*. Qu'il nous suffise de dire que notre incertitude, au sujet de ce diagnostic, n'est pas encore dissipée. Mais elle n'a pas empêché d'essayer un traitement : usage interne de la liqueur de Fowler (5 à 10 gouttes chaque jour); iodure de potassium (1 gram.) dans une décoction de salsepareille; badigeonnage de tous les points malades avec de la teinture d'iode, tels furent les moyens employés sans interruption pendant six mois. Déjà, dès le premier mois, il s'était produit une certaine amélioration. Le malade ne venait à la consultation qu'à de longs intervalles, et de nuit pour ne pas être aperçu. Au bout de six mois, il était totalement guéri, du moins quant aux déterminations extérieures de sa maladie. Ceci se passait en 1876-77; nous avons tout lieu de croire, sans pouvoir cependant l'affirmer, que depuis la guérison s'est maintenue.

Le second cas est relatif à un homme âgé de 45 ans qui, nous écrit-il, se trouve encore à l'hôpital Saint-Jean, de Quito. Il est originaire de la province d'Ambato, doué d'un tempérament sanguin et d'une forte complexion. Il était venu à Quito dans la conviction qu'il allait être enfermé au lazaret pour le reste de sa vie. Après y avoir séjourné plusieurs jours, il en sortit, nous ne savons sous quel prétexte; toujours est-il qu'un matin nous le trouvons à la porte de l'hôpital et nous lui conseillons d'entrer pour quelque temps dans nos salles. Il est admis à l'hôpital, non sans mille difficultés et sans bien des murmures de la part des autres malades. Ajoutons que cet homme est marié et père de plusieurs enfants, et que femme et enfants vivent en bonne santé. Il n'y a aucun antécédent qui mérite d'être signalé. Passons à l'examen de la maladie qui l'a obligé à abandonner ses occupations et sa famille. Son *facies* est le type du *facies potatorum.* On note une injection excessive et un considérable épaississement de toute la peau du visage et du front. La surface est inégale et mamelonnée; à la vue et au toucher, on perçoit une foule de petites saillies lenticulaires, plus ou moins aplaties et très-rapprochées les unes des autres ; elles sont surtout accentuées au niveau du nez et des oreilles. L'ouverture des narines est presque entièrement obstruée par d'épaisses croûtes jaunâtres qui ne se détachent qu'avec la plus grande difficulté. La sensibilité est normale ; la barbe et les cheveux sont en grande partie tombés. Les muqueuses buccale et pharyngienne présentent des altérations qui rappellent exactement les lésions cutanées : elles sont également remplies, à la surface, de saillies lenticulaires et présentent en divers points, principalement au niveau de la paroi postérieure du pharynx, de petites ulcérations. La voix est rauque et voilée. Les phénomènes subjectifs sont nuls et la nutrition générale ne paraît pas altérée.

La maladie a débuté, il y a environ quatre ans, par la peau du nez, et depuis lors elle a graduellement augmenté d'intensité et d'étendue. Dès le jour de son entrée à l'hôpital, c'est-à-dire depuis le mois de juillet 1877, notre *lépreux* a été soumis au même traitement que le précédent. Déjà, dans les premiers jours de septembre, quand nous avons quitté le service, il y avait une légère amélioration. On a depuis continué l'usage des mêmes moyens, et en avril 1878 nous recevons du malade lui-même une lettre pleine de reconnaissance, dans laquelle il nous dit que son état va s'améliorant chaque jour.

A quoi avons-nous eu affaire dans ces deux cas ? Est-ce

à la lèpre au début? est-ce à l'*acne rosacea*? Le premier cas nous paraît avoir été un cas d'acné ; et pour ce qui est du second cas, les caractères des lésions et surtout leur extension aux muqueuses buccale et pharyngienne nous portent à le ranger parmi les cas de lèpre. Quoi qu'il en soit, ces deux faits démontrent, et c'est là le principal enseignement que nous désirions en retirer, qu'on ne saurait procéder avec trop de prudence et de circonspection, quand on est appelé à donner son avis sur des cas de cet ordre. Ils font aussi voir combien sont coupablesles gouvernements qui refusent d'assimiler les lépreux à des malades.

Nous avons eu l'occasion d'observer dans l'Équateur, non-seulement l'éléphantiasis des Grecs, mais encore l'éléphantiasis des Arabes. Nous avons eu à traiter, à l'hôpital, deux malades atteints de pachydermie éléphantiasique des deux jambes et des deux pieds, chez lesquels les membres inférieurs étaient triplés de volume. L'un d'eux sortit dans le même état au bout de quelques jours. Chez l'autre, la compression avait paru produire des résultats favorables, lorsque la jambe droite devint le siége d'une inflammation phlegmoneuse très-étendue qui amena la mort. Si nous mentionnons ces cas, c'est parce qu'il est venu à l'idée de certains auteurs qu'il y avait une grande analogie ou même une complète identité entre les deux éléphantiasis. C'est là une manière de voir qu'il serait aujourd'hui superflu de réfuter ; la réfutation est faite depuis longtemps, et à cet égard l'opinion vulgaire dans l'Équateur est complétement d'accord avec les données de la science. Les sujets atteints d'éléphantiasis des Arabes circulent librement dans les rues ; on les approche, on leur parle, on les touche, sans se soucier de leur mal.

Nous ferons les mêmes remarques au sujet d'une autre maladie que nous avons aussi observée à Quito : le mal perforant. On a soutenu dans ces derniers temps qu'il y avait identité de nature entre le mal perforant et la lèpre. L'induration, l'ulcération et l'anesthésie se trouvent en effet associées dans ces deux maladies, mais ce n'est là qu'une analogie extérieure, une analogie de forme qui ne doit pas faire oublier les différences profondes qui séparent les deux états morbides.

Le côté thérapeutique de la lèpre équatorienne n'a pu être pour nous le point de départ d'aucune considération originale, puisque les lépreux ne sont généralement soumis à aucun traitement. Nous ne pouvons, à cet égard, tirer aucune conclusion des deux cas que nous avons rapportés. Comme nous ne connaissions pas à cette époque les travaux du Dr Le Clerc, médecin de la léproserie à l'île de la Réunion, sur la guérison de la lèpre par l'usage longtemps continué de l'huile de Chaulmoogrâ à l'intérieur, et de l'huile de Gurjun à l'extérieur, nous avons dû recourir à des moyens plus ordinaires et dont les propriétés sont bien connues.

Les résultats ont été suffisants pour que, malgré l'incertitude du diagnostic, nos observations puissent servir à démontrer l'utilité d'un traitement chez des malades considérés et enfermés comme lépreux.

Le côté étiologique nous arrêtera plus longtemps ; il a été le principal objet de nos investigations et de nos méditations.

Si vous interrogez les Équatoriens sur les causes de la lèpre, ils vous répondent que, dans la très-grande majorité des cas, la maladie est transmise par hérédité ou par contagion, mais qu'elle peut aussi se déclarer, en dehors de ces deux influences, chez un individu qui boit de l'eau froide ou prend un bain froid au moment où il est en transpiration. Nous avons questionné sur le même sujet plusieurs lépreux, et ils n'ont pas pu donner de renseignements plus précis. Nous en dirons autant des médecins du pays ; ils paraissent partager à cet égard l'opinion générale, à savoir : que la lèpre n'est pas une maladie *médicale*, mais bien un fléau divin; c'est du moins ainsi que nous nous expliquons l'indifférence qu'ils professent pour tout ce qui concerne les lépreux.

Dans toutes les classes de la société, on admet la transmissibilité héréditaire de la lèpre; dans toutes l'on connaît, l'on compte, l'on se désigne de père en fils les familles dans lesquelles il y a eu ou il y a un lépreux : tous les membres de ces familles, ascendants, descendants, collatéraux, sont regardés comme ayant du sang lépreux dans leurs veines, et ces considérations ne manquent pas d'intervenir dans les questions matrimoniales. On peut même dire que la transmissibilité est regardée comme fatale, car sans cela comment comprendrait-on qu'on abandonne au lazaret les enfants qui y naissent des lépreux, et qu'on les y retienne pendant de longues années sans qu'ils présentent le moindre symptôme de lèpre?

Que dirons-nous de la contagiosité? Vous arriverez peut-être, à force d'arguments, à faire croire à quelques Équatoriens que la lèpre n'est pas héréditaire, mais assurément vous ne sauriez parvenir à leur persuader qu'elle n'est pas contagieuse. Pour eux, la contagiosité de la lèpre est un de ces faits sur lesquels il n'est même pas permis de discuter, évidents comme la lumière du jour. Soulevez des objections à cette manière de voir, et ils riront de vous, de votre folie ou de votre ignorance. Aussi faut-il voir avec quel zèle les personnes suspectes sont signalées à l'autorité, afin qu'elle ait au plus tôt à éloigner le foyer de contagion. La conviction à l'égard de la contagiosité est telle qu'elle fait même taire les sentiments les plus impérieux de la nature humaine. Le lépreux d'Ambato, dont nous avons plus haut rapporté l'observation, nous disait que pendant plus d'un an il était resté confiné dans une chambre de sa maison, sans avoir le moindre contact direct avec sa famille. Plus d'une fois, ajoutait-il, il s'était pris à pleurer quand, perchés sur les barreaux de sa fenêtre, ses enfants venaient implorer un baiser qu'il croyait devoir leur refuser. Vous eussiez pu voir jusqu'à quel point les Quiténiens sont convaincus de la contagiosité de la lèpre un jour que les lépreux du lazaret, poussés, dit-on, par la faim, forcèrent la consigne et se répandirent brusquement dans les divers quartiers de la capitale. Aussitôt que leur évasion fut connue, ce fut une véritable panique dans toute la ville : portes et fenêtres se fermèrent comme par enchantement, jusqu'à ce que l'on se fût assuré que le lazaret avait recouvré ses pensionnaires.

On observe pourtant un fait qui semble difficile à concilier avec cette crainte excessive de la contagion. Il y a chaque année un jour désigné pour visiter l'établissement des lépreux, et ce jour-là on voit une foule considérable se presser dans l'intérieur de la sinistre habitation. Les lépreux ne manquent pas de se montrer pour recevoir des aumônes, mais ils restent constamment séparés du public par une grille ; on les examine, toujours d'une certaine distance, on leur parle, on les console, on les plaint, et on leur dit *au revoir* jusqu'à l'année suivante.

Ceux qui vont ainsi remplir un pieux devoir envers leurs semblables, proscrits, n'en sont pas moins persuadés que la lèpre est contagieuse; seulement, à leur avis, il faut, pour que la contagion ait lieu, qu'il y ait contact direct et immédiat; la transmission par l'air leur paraît au moins problématique.

Demandez à ces gens-là sur quoi ils s'appuient et de quelles preuves ils s'autorisent pour soutenir la contagiosité de la lèpre. Leur réponse sera à peu près invariable. Comment ! vous diront-ils, presque scandalisés de votre question : vous ne savez donc pas que tel médecin qui riait des contagionnistes contracta la maladie pour avoir voulu se mettre en contact avec des lépreux ; vous ne savez pas qu'il en est advenu de même à tel confesseur, pour avoir voulu faire bénéficier les lépreux de son ministère ; à tel domestique ou à tel employé pour avoir servi dans une maison de lépreux; à tel mari imprudent pour n'avoir pas craint d'entretenir des relations avec sa femme contaminée, etc., etc.? Sur ce point encore, nous avons cru devoir recueillir l'avis de nos confrères équatoriens, et il nous a été facile de voir qu'ils partageaient l'opinion du public.

Admettons pour un instant que la lèpre soit réellement contagieuse et héréditaire; il reste à expliquer les cas dans lesquels aucune de ces deux causes ne peut être invoquée, et, sans aucun doute, de pareils cas existent dans l'Équateur. Il fallait donc chercher d'autres influences qui puissent rendre compte de l'*endémie*. En nous livrant à ces recherches, nous ne pouvions nous en dissimuler les difficultés ni espérer atteindre un résultat positif. Les vains efforts de tous ceux qui nous avaient précédés dans des investigations ayant le même but, et l'impossibilité où l'on a été de pénétrer les causes de la plupart des endémies, étaient là pour limiter nos espérances. Nous avons néanmoins cherché et nous allons mettre le lecteur à même de nous suivre dans nos recherches.

Un premier fait qui a appelé notre attention, c'est que la plus grande partie des lépreux équatoriens appartient à la race blanche. Bien que la race nègre soit assez largement représentée dans le pays, nous n'avons pu connaître l'existence d'aucun cas de lèpre chez les individus de cette race; du reste, dans l'opinion publique, les nègres sont regardés comme étant absolument réfractaires à la lèpre... La race indienne paraît aussi à peu près indemne; on pourrait, ce nous semble, expliquer la prédominance de la lèpre dans la race blanche en admettant que la maladie a été importée dans l'Équateur par les Espagnols, et qu'elle a été transmise à leurs descendants; quant à l'opinion qui considère la race nègre comme réfractaire, l'histoire de la lèpre démontre qu'elle est complétement erronée.

La lèpre recrute ses victimes dans toutes les classes de la société : chez les riches comme chez les pauvres, chez les individus forts, sanguins, comme chez les individus faibles et lymphatiques, chez les gens apathiques comme chez les personnes nerveuses ; c'est dire que les conditions hygiéniques et les tempéraments ne paraissent jouer aucun rôle important dans la production de cette affection.

Les aliments des Équatoriens ne sont pas de ceux qui ont été inculpés comme pouvant produire la lèpre : le poisson n'entre pas dans l'alimentation de tous les habitants de l'intérieur. On a mentionné, il est vrai, le défaut du pain et l'usage habituel du maïs comme causes très-efficaces de lèpre. Faute de documents, nous ne pouvons trancher cette importante question. Ce qu'il y a de certain, c'est que la consommation de pain est presque nulle dans l'Équateur, et que les Indiens surtout le remplacent volontiers par le maïs, très-répandu dans tous le pays, bien qu'ils soient presque absolument réfractaires au mal éléphantiasique.

On ne peut pas davantage faire intervenir l'action des influences extérieures climatériques : la lèpre équatorienne s'observe à toutes les altitudes, depuis le niveau de la mer jusqu'à plus de trois mille mètres d'élévation ; on la constate aussi à toutes les températures, dans les terres chaudes comme dans les terres froides et les terres tempérées. Que penser de l'influence exercée par l'ingestion d'eau froide ou par un bain froid, le corps étant en sueur, si ce n'est que c'est là une cause banale qu'on fait intervenir dans la plupart des maladies ?

On le voit donc : abstraction faite de l'hérédité et de la contagiosité, nos recherches sur l'étiologie de la lèpre équatorienne nous ont conduits à des résultats purement négatifs.

II.

La vue des conditions d'existence si malheureuses que la crainte de la contamination imposait aux lépreux quiténiens nous a fait plus d'une fois déplorer l'aveuglement des autorités du pays. Forts de nos auteurs classiques, nous pensions que la lèpre n'était pas contagieuse, et nous blâmions, du moins *in petto*, les mesures de rigueur qui étaient prises à l'égard d'infortunés malades que nous jugions inoffensifs. Peu à peu, et à force d'entendre citer des faits qui étaient allégués comme propres à démontrer la contagiosité de la lèpre, nous nous sommes demandé si au fond de tout cela il n'y avait pas quelque chose d'exact, et si l'opinion généralement admise était bien réellement l'expression de la vérité.

Quand nous avons voulu vérifier les faits allégués, nous nous sommes heurtés contre des difficultés de tout genre : il était presque toujours impossible de remonter à la source directe et primitive des renseignements ; il s'agissait le plus souvent de racontages transmis d'une personne à l'autre. Nous ne croyons pas cependant que, dans le nombre, il n'y en ait quelqu'un d'authentique. En tout cas, on en trouve de positifs dans plusieurs travaux publiés sur la matière.

Mais nous laisserons de côté les arguments que l'on pourrait tirer de ces faits isolés, et nous allons voir si la contagiosité de la lèpre ne trouve pas une plus facile démonstration dans l'*histoire générale* de cette maladie.

A. — Lèpre avant les croisades.

On s'accorde à considérer l'Égypte comme le berceau de la lèpre, et les bords du Nil comme le théâtre de ses premières manifestations. La maladie existait chez les Hébreux ; Moïse en fait mention à plusieurs reprises. Elle s'étendit au-delà, dans la Grèce et dans l'Asie, c'est-à-dire dans les pays où les Hébreux eux-mêmes se répandirent. Elle ne pénétra en Italie qu'après le retour de Pompée de ses expéditions en Orient, c'est-à-dire sur les côtes de Grèce et d'Asie, soixante-deux ans avant l'ère chrétienne. Or, nous venons de voir que ces côtes étaient alors infestées. A l'époque de Galien, deux siècles plus tard, le fléau s'était déjà étendu vers le Nord, et le grand écrivain le mentionne en Germanie. Il fut bientôt signalé dans divers points de l'Europe occidentale. Qu'on veuille bien noter que le début de cette extension date de l'époque du Christ, de l'époque où les communications étaient devenues relativement faciles et nombreuses entre les diverses parties de l'empire romain, qui comprenait alors la plus grande partie du monde civilisé. Les armées romaines se répandaient de tous côtés et en ramenaient des prisonniers.

Dès le VIe siècle de notre ère, la lèpre était mentionnée en Espagne, et tout porte à admettre qn'elle y avait été transportée par les Maures et les Sarrasins, qui en l'an 511 étaient déjà maîtres de la Péninsule.

C'est à peu près vers la même époque que le nombre des lépreux s'accrut en France dans de si notables proportions que déjà, en 636, il existait une léproserie à Verdun, et qu'en 757, Pépin-le-Bref faisait édicter la lèpre parmi les causes de divorce. N'est-il pas remarquable que cette propagation de la maladie en France, propagation assez grande pour appeler l'attention du gouvernement, ait suivi de près l'invasion de notre territoire par les Musulmans venant d'Espagne, car l'édit de Pépin fut donné environ quarante ans après l'invasion? La propagation a pu aussi être attribuée aux fréquentes visites que les Lombards nous faisaient à la même époque.

B. — Époque des croisades.

C'est dans les dernières années du XIe siècle que commença ce grand mouvement qui devait durer plus de cent cinquante ans et entraîner tous les peuples d'Europe vers les régions orientales, déjà depuis longtemps affligées de la lèpre. De nombreuses communications s'établirent ainsi entre l'Europe et la mère patrie de la lèpre, et ne tardèrent pas à se traduire par l'augmentation rapidement croissante du nombre des lépreux dans les parties où il en existait déjà, et par l'apparition de la maladie dans des pays où elle était auparavant inconnue. C'est ainsi qu'en France les léproseries se multiplièrent à tel point, que dès le commencement du XIIIe siècle on ne comptait pas moins de deux mille léproseries. A la même époque, la lèpre s'introduisit en Angleterre, qui quinze ans plus tard possédait déjà deux léproseries, l'une à Londres, l'autre à York, et en comptait cent douze en 1272.

De l'Angleterre, la lèpre passa en Écosse, où elle a été mentionnée en 1277, près d'un siècle après son introduction en Angleterre, et où elle prit aussi une grande extension.

Après l'Écosse ce fut le tour de la Norwége, et il est digne de remarque que la maladie s'observa d'abord à Bergen, la partie la plus rapprochée de l'Écosse, et que depuis ce fut dans cette même ville qu'elle fit le plus de victimes.

L'Islande, les îles Feroë, Shetland, ne tardèrent pas non plus à être atteintes, tandis que l'île Saint-Kilda, dont les communications avec le reste du royaume étaient rares et difficiles, ne fut envahie qu'en 1680.

La Hollande, le Danemark et la Suède, ne furent pas non plus épargnés.

On ne connaît pas bien l'époque à laquelle la Russie fut contaminée. Mais encore ici il se produisit un fait des plus importants au point de vue de la thèse que nous soutenons. Pendant le moyen âge, l'intérieur de la Russie était privé de toute communication avec le reste du monde; mais il n'en était pas de même de son littoral du Sud-Ouest, principalement de la Crimée, dont l'importance commerciale était si grande. Aussi, dès le commencement du XIIIe siècle, la lèpre fut-elle signalée en Crimée, alors qu'elle ne l'a jamais été dans l'intérieur.

Si tous les peuples de l'Europe subirent l'influence léprogène des croisades, tous ne la subirent pas au même degré. De toutes les nations, ce fut la France qui fut la plus éprouvée, et cette circonstance ne laisse pas que d'avoir une certaine signification, si l'on veut bien se rappeler que la France prit la plus large part à ces expéditions. Les Français, en effet, firent à peu près seuls la première croisade ; ils partagèrent la deuxième avec les Allemands, la troisième avec les Anglais, la quatrième avec les Vénitiens ; la cinquième et la sixième furent sans importance ; la septième et la huitième furent exclusivement françaises.

C. — Après les croisades.

On a expliqué la rapide disparition de la grande *épidémie* lépreuse qui, au XIIIe siècle, avait envahi l'Europe entière, en disant que, les perturbations accidentelles qui avaient amené la lèpre ayant cessé, l'influence d'un climat étranger à la production de la maladie et défavorable à sa propagation devint bientôt tellement efficace que, dès la fin du siècle suivant, la lèpre s'était graduellement éteinte dans les climats tempérés. Quoi qu'il en soit de l'explication, toujours est-il que vers la fin du XVe siècle la lèpre n'existait plus que dans un petit nombre d'endroits et dans des proportions qui ne rappelaient en rien l'épidémie du XIIIe.

Il serait intéressant, toujours au point de vue où nous nous plaçons, de déterminer dans quel ordre la lèpre a disparu des diverses nations, et de savoir s'il y a une relation de cause à effet entre la plus ou moins grande rigueur dans la séquestration des lépreux et la plus ou moins rapide disparition de la maladie.

Sans avoir à cet égard tous les documents que l'on pourrait désirer, nous en possédons d'assez significatifs. Ainsi, nous savons qu'en Angleterre la lèpre avait déjà à peu près disparu vers le milieu du XIVe siècle : or, les Anglais appliquaient la séquestration dans toute sa rigueur ; elle n'a, au contraire, jamais disparu de la Norwége, où, jusqu'à ces dernières années, les lois relatives à la séquestration étaient peu sévères ou du moins peu sévèrement appliquées.

Entre ces deux termes extrêmes, nous trouvons classées, dans l'ordre de disparition de la lèpre à l'état *épidémique* : la France, l'Allemagne, l'Espagne, l'Italie et le Portugal, et il y a lieu de croire que cet ordre est en partie le résultat de la rigueur plus ou moins absolue que ces divers pays ont déployée dans la séquestration des lépreux. Nous ne voudrions pourtant pas qu'on nous attribuât l'idée que d'autres influences de régime, de climat, de mœurs, etc., n'aient pu également intervenir.

On a vu que l'Afrique avait été le berceau de la lèpre de l'ancien continent : ce triste privilége lui revient encore en ce qui concerne la lèpre du nouveau Monde.

On n'a pu découvrir, dans les récits des nombreux voyages qui se firent en Amérique pendant le premier siècle qui suivit la découverte de Christophe Colomb, aucune mention de la lèpre américaine. Il faut arriver au XVIIIe siècle pour trouver les premières indications de son existence. On ne doit du reste pas croire que la lèpre ait franchi l'Atlantique d'un seul bond. Partie de l'Afrique comme d'un centre, elle s'irradia dans diverses directions, frappant, dans sa migration vers l'Amérique, les divers endroits habités qu'elle rencontra sur son passage. C'est ainsi qu'elle atteignit les îles Canaries, où une léproserie existait déjà en 1542; Madère, où les lépreux furent séquestrés en 1656; le cap de Bonne-Espérance, où elle n'a été observée que depuis cette même époque.

Si maintenant l'on met en présence les parties de l'Amérique qui subirent le contact des nègres africains et celles où la lèpre s'est manifestée, on verra que des deux côtés ces parties sont à peu près les mêmes. Notons d'abord que dans l'Amérique du

Nord la lèpre s'est très-peu répandue : elle n'a été observée que chez quelques Européens; les Indiens ont été épargnés, ce qui ne doit pas nous surprendre quand nous savons qu'ils excluaient avec dédain les nègres de leur société. Dans d'autres points où les Indiens ont au contraire entretenu avec les nègres des relations suivies, la maladie s'est beaucoup plus propagée et n'a épargné aucune race. C'est ce qui est arrivé dans les tribus indiennes de Surinam.

La plupart des nègres africains furent dirigés sur les Antilles et sur les divers États de l'Amérique méridionale. Ce fut aussi dans ces contrées que la lèpre s'installa de pied ferme et prit des proportions bien plus importantes. La Guyane, la Martinique, la Guadeloupe, la Nouvelle-Grenade, le Pérou, l'Uruguay, le Brésil, le Mexique, furent ainsi infestés, et l'on a eu, dans tous ces pays, maintes occasions d'observer la lèpre sur des Européens venus d'un endroit d'où la lèpre avait depuis longtemps disparu, et dont aucun antécédent héréditaire ne pouvait être invoqué. Or, les cas dont il s'agit et qu'on a voulu mettre exclusivement sur le compte des influences endémiques, peuvent tout aussi bien et peut-être plus naturellement s'expliquer par la contagiosité de la maladie.

Les îles du Pacifique ont été aussi visitées par le fléau voyageur. On l'a signalé dans les îles Marquises, mais nous appellerons spécialement l'attention sur les renseignements que nous possédons au sujet des îles Sandwich. Les lecteurs (si toutefois il y en a) du *Journal officiel* de la République Française peuvent se rappeler qu'en 1874 ce journal publiait des documents assez détaillés sur l'*épidémie* lépreuse des îles Sandwich. On sait aujourd'hui que la lèpre a fait sa première apparition dans ces îles vers l'année 1848, et à partir de ce moment les lépreux se multiplièrent à tel point qu'en 1865 ils figuraient au nombre de 4 p. 100 dans la population. Comment expliquer un pareil fait ?

On ne peut pas ici faire intervenir la transmissibilité héréditaire. Il ne serait guère plus rationnel de l'attribuer uniquement à une endémie lépreuse qui se serait subitement produite. Car, on l'a fait aussi remarquer, au moment où la lèpre s'est manifestée, les conditions hygiéniques des habitants s'étaient, sous tous les rapports, notablement améliorées. On est donc naturellement amené à admettre l'intervention de la contagiosité, d'autant plus que la maladie éclata peu de temps après l'arrivée des Chinois dans l'intérieur des îles. Il est aussi d'autres considérations qui viennent à l'appui de cette manière de voir : elles sont tirées de la marche de l'invasion lépreuse. Les premiers cas furent observés à une assez grande distance de la capitale Honolulu, dans un district où les habitants avaient entre eux beaucoup de relations, et où les étrangers étaient toujours bien accueillis. De ce point, la maladie s'étendit peu à peu vers la capitale. Elle n'a pas encore été signalée dans deux districts très-retirés et qui n'ont que peu de rapports avec le reste du pays.

Actuellement même, la simple énumération serait longue des contrées encore affligées de la lèpre. Mais, d'une manière générale, on peut dire que la lèpre va en diminuant, et si de temps en temps on voit annoncer une recrudescence dans tel pays, une première apparition dans tel autre, il faudra en chercher la raison dans des circonstances purement fortuites et dont on pourra facilement annuler l'influence.

Encore une fois, nous ne soutenons pas qu'à la séquestration des lépreux revienne tout le mérite de la diminution de la maladie; mais on ne saurait lui refuser sa part, et nous avons la conviction qu'on ne verrait pas le nombre de lépreux augmenter au Japon si, au lieu de leur permettre de vivre entièrement de la vie commune, on adoptait les mesures que la prudence, à défaut d'une connaissance exacte de la maladie, a inspirées aux autres pays. Nous ne doutons pas non plus que si le Brésil compte encore aujourd'hui une si grande quantité de malades éléphantiasiques, c'est parce que les trois léproseries qu'il possède ne suffisent pas à la séquestration de ses lépreux.

Dans le rapide exposé qu'on vient de lire, nous avons supprimé tous les faits qui ne nous ont pas paru bien établis; du reste, ceux que nous avons rapportés sont plus que suffisants pour caractériser la marche des invasions lépreuses dans l'ancien et le nouveau continent. La marche, on a pu le voir, a été celle de la plupart des maladies contagieuses, lente ou rapide suivant la lenteur ou la rapidité des communications. La lèpre a suivi les voies commerciales, toujours en amont des grands courants humains. Depuis son berceau jusqu'à l'extrême Occident, on la suit pas à pas : elle ne procède pas par bonds immenses et instantanés entre les premiers et les derniers endroits envahis; on ne trouve pas ces grandes solutions de continuité qui constituent un des principaux caractères des endémies ou même des épidémies qui naissent et se propagent par influence atmosphérique : la lèpre, dans sa marche, ne devance jamais les moyens de communication. C'est au moment où des guerres, des motifs religieux ou des relations commerciales viennent à rapprocher un peuple infesté d'un peuple où la maladie n'existait pas, que celui-ci est contaminé. Ce sont là, dira-t-on peut-être, de simples coïncidences; mais alors nous répondrons, comme on l'a fait pour le choléra asiatique, que lorsque ces coïncidences se répètent dans des contrées diverses, éloignées les unes des autres, sous les yeux d'observateurs différents et dans des conditions identiques, elles finissent par constituer une loi, et le hasard auquel on veut les attribuer devient une explication qui n'explique rien.

La frappante analogie qu'il y a entre la marche de la lèpre et celle d'autres maladies dont on n'ose plus nier la contagion, ne saurait échapper à la vue de ceux qui veulent voir. Parmi ces maladies, nous citons particulièrement le choléra et la fièvre jaune, avec la restriction que la marche de celle-ci est notablement influencée par les conditions climatériques. Chose singulière! l'histoire de la médecine nous apprend que les idées sur la contagiosité de la lèpre, du choléra et de la fièvre jaune ont suivi les mêmes phases. A l'époque de leur première apparition, ces trois maladies ont revêtu un cachet épidémique des plus accentués, et personne n'a songé à douter de leur caractère contagieux. Ensuite on s'est plu à accumuler des faits qui semblaient devoir leur faire refuser ce caractère, et alors, peu à peu, le doute s'est emparé des esprits et la doctrine des anticontagionnistes a même fini par prévaloir. Cependant de nouveaux faits venaient chaque jour donner raison aux partisans et défenseurs de la contagion; les discussions continuent et provoquent une seconde réaction en faveur des contagionnistes; cette réaction a été générale en ce qui concerne le choléra et la fièvre jaune, beaucoup plus limitée à l'endroit de la lèpre.

Si tant de discussions ont été soulevées à propos de la contagion des maladies, c'est parce qu'on n'a pas su s'entendre sur la nature du caractère contagieux. — On a voulu en faire un caractère constant et essentiel de certaines affections morbides, caractère qui devrait *fatalement* se révéler quand les conditions de sa manifestation sont réalisées. Assurément, la précision de nos connaissances gagnerait à ce qu'il en fût ainsi, puisqu'elle serait appuyée par la précision des faits. Mais on ne doit pas oublier que les contages sont des causes morbifiques, et que leur action, comme celle de toutes les causes de même ordre, est sujette à une foule d'éventualités dont l'explication nous échappe le plus souvent. Que l'on admette, avec le professeur Robin, que l'agent de la transmission réside dans des substances organiques solides, liquides ou en suspension dans l'eau; que l'on admette, avec le professeur Chauveau, qu'il réside dans des corpuscules solides figurés qui peuvent traverser les membranes pulmonaire ou digestive à l'aide de leurs mouvements browniens ou amiboïdes; que, selon des théories plus récentes, on le fasse résider, soit dans des organismes végétaux (microphytes) ou animaux (microzoaires), soit dans des organismes ferments; qu'avec Pasteur on considère les spores répandus dans l'air comme formant une série de ferments spéciaux dont chacun produirait sa fermentation, ou qu'avec J. Lemaire on pense qu'un même ferment peut produire, suivant le milieu, des fermentations complétement distinctes, la contingence du caractère contagieux des maladies n'en ressort pas moins de l'observation journalière, et la réceptivité de l'organisme pour les contages n'en est pas moins l'un des éléments avec lesquels il faut le plus compter pour la solution du problème qui nous occupe. Tous les organismes ne sont pas égaux devant les contages, et, s'il n'en était pas ainsi, qu'arriverait-il quand les germes morbifiques sont semés à travers les populations?

Il y a lieu d'être surpris, lorsqu'on parcourt les écrits publiés sur la lèpre, de voir avec quel soin la plupart des auteurs ont cherché à relever les cas de personnes chez lesquelles la maladie ne s'est pas manifestée malgré un contact plus ou moins intime et prolongé avec des lépreux; on réunit, on accumule des faits pour démontrer que la maladie peut ne se transmettre, ni par la vie en commun, ni par les rapports sexuels, ni par l'allaitement, ni même par l'inoculation directe. On est à l'affût de tous les cas qui plaident contre la contagiosité, et, pour les cas dont la signification est inverse, on en entend le récit et on les constate sans y attacher le moindre intérêt. On ne croit pas devoir en faire mention sous prétexte qu'ils ne sont pas suffisamment authentiques, ou qu'en tout cas ils ne serviraient qu'à confirmer une opinion vulgaire. Qu'en résulte-t-il? C'est qu'en additionnant les faits relatés, comme la très-grande majorité de ces faits est contraire à la contagion, on s'imagine avoir un faisceau de preuves et l'on n'a en réalité qu'un faisceau de non-valeurs. Supposons, par exemple, que quelqu'un s'avise de faire pour la variole, la morve, en un mot pour chacune des maladies réputées les plus contagieuses, ce qui a été fait pour la lèpre : sans nul doute il arriverait facilement à recueillir un grand nombre de cas où la contagion n'a pas eu lieu, malgré le contact le plus intime et le plus prolongé ; et croit-on que pour cela la conviction du monde médical serait ébranlée, et qu'il ne continuerait pas à considérer ces maladies comme contagieuses? Quant à nous, nous déclarons que nos idées sur le caractère contagieux de la lèpre ne sont en rien altérées par des faits comme ceux contenus dans un numéro tout récent de l'*Union médicale* (29 avril 1878), et relatifs à la lèpre de Mitylène. L'auteur de l'article auquel nous faisons allusion dit avoir pratiqué deux inoculations avec la matière sanieuse provenant d'un ulcère lépreux sur deux enfants âgés de six ans et nés de parents lépreux. Il a obtenu deux résultats négatifs, et il croit pouvoir en conclure que la lèpre n'est pas contagieuse. Nous qualifierons ces inoculations d'inoculations inutiles, imprudentes et coupables ; car, de quel droit l'auteur en question s'est-il exposé à faire éclore une maladie qu'il appelle *hideuse* sur des enfants âgés de six ans, alors que (*c'est encore lui-même qui le dit*) la maladie n'atteint d'ordinaire ces infortunés que vers l'âge de 15 ou 16 ans? De deux choses l'une : ou les résultats seraient positifs, et alors, d'un côté ils eussent été nuisibles pour les deux victimes, et d'un autre côté ils n'eussent pas été concluants, parce qu'on n'aurait pu faire la part de ce qui devait être attribué à l'hérédité et de ce qui serait revenu à la contagion ; ou les résultats seraient négatifs, et alors ils étaient inutiles.

Ce n'est pas en effet avec un aussi petit nombre de résultats négatifs obtenus par les inoculations de la lèpre qu'on pourrait arriver à une conclusion précise. Ces résultats viendraient à se multiplier qu'ils n'en auraient pas une valeur indiscutable, car on les a obtenus, et en grand nombre, dans les inoculations des maladies les plus contagieuses, telles que la variole, la rage, la morve; et lorsque, au nom de la méthode numérique, on veut arguër des faits de cet ordre, on en vient à nier, non-seulement la contagion, mais encore l'hérédité de la lèpre, car encore ici on trouvera des faits négatifs, on en trouvera à l'occasion de n'importe quelle maladie. Ne voit-on pas tous les jours des individus nés de parents syphilitiques, goutteux, tuberculeux, etc., et qui n'offrent jamais aucun symptôme de ces maladies? Pourtant, tout le monde l'admet, la syphilis, la goutte, la tuberculose, sont héréditaires. Que valent donc tous les faits négatifs réunis en présence d'un seul fait positif bien observé, et surtout en présence de ces grands faits qui se rattachent à l'histoire de la lèpre dans les divers pays?

Cessons donc de considérer la contagion comme un caractère absolu appartenant exclusivement à un nombre déterminé d'états morbides, et de soutenir qu'une maladie est toujours ou n'est jamais contagieuse. Nous ne nous dissimulons pas qu'il est difficile, impossible même, dans l'état actuel de nos connaissances, d'expliquer comment et pourquoi telle maladie habituellement contagieuse cesse de l'être dans certaines circonstances; comment et pourquoi telle maladie non contagieuse à l'état ordinaire le devient exceptionnellement ; comment et pourquoi la contagion n'atteint qu'un certain nombre d'individus.

Mais, à défaut d'explication, les faits sont là qui s'imposent ; il faut les accepter tels qu'ils sont et non tels que nous voudrions qu'ils fussent, pour la satisfaction de telle ou telle théorie.

Les discussions qui ont eu lieu à propos de la contagiosité de la lèpre ont une fois de plus confirmé l'exactitude des idées du professeur Anglada (de Montpellier), que la science médicale vient de perdre. Ces idées ont été admises par le professeur Trousseau et par bien d'autres sommités scientifiques ; elles sont résumées dans la division qu'il a adoptée des maladies contagieuses en trois groupes : 1° maladies ordinairement contagieuses ; 2° maladies souvent contagieuses ; 3° maladies exceptionnellement contagieuses.

Appliquée à l'étude de la lèpre, cette saine doctrine devrait, selon nous, mettre un terme à toutes les discussions relatives à la contagiosité de la maladie, car elle nous permet de comprendre comment la lèpre n'a pas été également contagieuse à toutes les époques et dans tous les pays où elle a été observée.

Que la lèpre soit contagieuse, nous en sommes intimement convaincus, et notre conviction repose principalement sur sa géographie médicale. Qu'elle ait été ou qu'elle soit toujours contagieuse, nous n'osons l'affirmer ; en définitive, nous la classerions volontiers dans le deuxième groupe des maladies contagieuses, à côté de la fièvre typhoïde, par exemple. Ainsi, tout s'explique, les arguments des contagionnistes comme ceux des anticontagionnistes. Que si la lèpre, quoique étant ordinairement contagieuse, ne se communique qu'à un petit nombre de ceux qui s'exposent à l'influence de son contage, il faut chercher les raisons de cette immunité dans certaines conditions individuelles, hygiéniques ou climatériques. Ce sont celles qui figurent dans tous les travaux où il est traité de l'étiologie de la lèpre.

Nous n'abandonnerons pas ce sujet sans faire ressortir, au point de vue social, les conséquences des conclusions que nous venons de formuler. C'est là, dans la question que nous agitons, un côté dont l'importance pourra échapper à certains lecteurs français, aujourd'hui que la lèpre est devenue si rare dans nos pays ; mais il n'en saurait être de même dans les nations où le fléau frappe encore ses terribles coups.

C'est aux gouvernements de ces nations et aux nations elles-mêmes que nous dirons bien haut : la lèpre est contagieuse ; prenez des mesures pour combattre les effets de la contagion.

Mais, nous objectera-t-on peut-être, en proclamant ainsi la contagion de la lèpre, ne craignez-vous pas de répandre la terreur dans les populations et de provoquer l'abandon des malades? Voyez-en la preuve dans le triste spectacle que le lazaret de Quito vous a offert. Dans l'Équateur, il est vrai, on croit généralement à la contagion de la lèpre. Mais on ne peut voir dans cette croyance l'unique cause du délaissement des lépreux. Elle existe dans d'autres pays où cependant les lépreux sont soignés comme des malades : nous admettons bien la contagiosité des fièvres éruptives, et cependant nous ne laissons pas sans soins les malades qui en sont atteints. Si donc à Quito les lépreux croupissent dans d'immondes prisons, il faut chercher une autre cause, et on la trouve dans une coupable négligence du gouvernement. Eh quoi! parce que la lèpre est contagieuse, vous vous croyez le droit de priver ainsi de pauvres malheureux de toutes les ressources de l'hygiène et de l'art? Vous admettez que la lèpre est héréditaire, et vous tolérez, sous le nom de mariages, une véritable promiscuité entre les lépreux des deux sexes! Et pourtant, selon vous, les petits êtres qui résultent de semblables unions sont condamnés d'avance; car dans les cas où il leur resterait une planche de salut pour échapper au naufrage, vous la leur enlevez, vous qui admettez aussi la contagion, en les laissant enfermés dans le milieu contaminé. Faites donc appel à vos médecins, et, s'ils sont dignes de ce nom, ils affronteront le contage de la lèpre avec le même courage que, dans d'autres pays, leurs confrères ont affronté le contage du choléra, de la fièvre jaune, etc. Faites appel à vos sœurs de charité : elles seront heureuses d'aller dans votre lazaret panser les plaies morales et physiques de vos lépreux; elles leur feront des lits, elles leur procureront du linge ; elles leur prépareront des aliments et réformeront leurs mœurs. Alors vos lépreux seront chaque jour observés, soignés, encouragés, consolés ; alors vous n'aurez plus à déplorer ces erreurs de diagnostic qui retiennent des personnes saines dans un foyer de contagion pendant des mois ou des années. Alors aussi, nous n'en doutons pas, vous aurez la satisfaction de constater des cas de lèpre améliorés, sinon complétement guéris; alors enfin la science pourra bénéficier des résultats importants que ne peut manquer de fournir l'observation régulière d'un grand nombre de faits.

INDEX BIBLIOGRAPHIQUE.

Voir la bibliographie des articles : Lèpre; du *Dictionn. en 60 vol.* et du *Nouveau dictionn. de méd. et de chir.*

Traité de la contagion; par Ch. Anglada.

Clin. méd. de l'Hôtel-Dieu de Paris; par Trousseau.

Art. Choléra, du *Nouv. Dictionn. de méd. et de chir.*

Gaz. méd., 1851.

Revue de Hayem, tom. VIII.

Edinb. med. Journ., 1867-68.

Union Méd., avril 1878.

Art. Contagion, du *Nouveau Dictionn. encyclop. des sc. méd.*

MALADIES CARCINOMATEUSES OBSERVÉES A QUITO.

Nous n'avons pas tardé, après notre arrivée à Quito, à nous convaincre que les lésions carcinomateuses n'y sont ni moins nombreuses ni moins graves qu'en Europe ; elles y sont connues même des gens du peuple les plus ignorants, et elles y inspirent une terreur, hélas ! trop justifiée. C'est là un fait qui résulte de notre observation et que nous avons tenu à mettre en relief dès les premières lignes de cet article, car c'est avec des faits de cet ordre que l'on arrivera à connaître la distribution géographique du cancer, et peut-être à dissiper les ténèbres dont son étiologie est enveloppée. Nous ignorons sur quels motifs on s'est appuyé pour accuser la rareté du cancer en Amérique, comparativement à sa fréquence en Europe ; toujours est-il que notre expérience ne nous porte pas à admettre une telle manière de voir.

A Quito, comme ailleurs, les manifestations dites carcinomateuses s'observent dans les premières années de la vie; les deux sexes paraissent payer le même tribut : nous n'avons eu l'occasion d'observer aucun cas chez les individus de race indienne, mais ce n'est pas une preuve qu'ils n'en sont pas atteints. Il est bien possible que leur immunité ne soit qu'apparente, et que l'apparence doive être exclusivement rapportée à ce que les Indiens cancéreux ne consultent pas le médecin.

S'il fallait en croire les Quiténiens, la principale sinon l'unique cause du cancer serait la contagion : les influences héréditaires sont rarement invoquées. Si le fils d'un cancéreux devient cancéreux à son tour, ce n'est nullement à l'hérédité mais bien à la contagion qu'on attribue sa maladie. Nous verrons, en nous occupant du cancer utérin, quelles fâcheuses conséquences entraînent de tels préjugés. Ce sont là du reste des idées qui n'ont aucun fondement sérieux, s'il nous est permis d'en juger par les investigations auxquelles nous nous sommes livrés chez les malades soumis à notre observation, et sous ce rapport notre jugement n'est que l'écho du jugement de la science moderne. «On a cru, dit Follin, trouver un exemple de contagion cancéreuse dans le développement successif de petites tumeurs cancéreuses sur des points correspondants des paupières et du globe oculaire. Mais il faut avouer tout de suite que ces faits sont rares et n'ont pas toujours été rigoureusement observés. Dupuytren introduisit pendant longtemps du tissu cancéreux dans l'estomac des chiens sans y produire de cancer. Alibert ne réussit pas davantage avec l'ichor cancéreux ; les inoculations tentées par Alibert, Biett, Lenoble et Fayet sur eux-mêmes échouèrent aussi complétement. Contre l'idée de la contagion, il faut rappeler l'innocuité du contact avec les cancéreux. Jamais les hôpitaux consacrés à recevoir les malades atteints de cancer n'ont offert de contagion, et les anatomo-pathologistes manient impunément les tumeurs cancéreuses. Des femmes atteintes de cancer utérin n'ont jamais communiqué de cancer aux hommes qui cohabitaient avec elles. Il ne faut donc attacher aucune importance au fait du médecin Smith, qui contracta, dit-on, un cancer de la langue pour avoir voulu goûter du suc cancéreux, ni à l'histoire du médecin Bellenger, qui aurait péri d'un cancer pour avoir seulement respiré les émanations de cet ichor délétère.»

Dans les divers cas que nous avons observés, l'expression symptomatique ne nous a présenté aucun caractère qui n'ait été relevé par l'observation européenne; on en jugera par l'exposé sommaire des faits recueillis.

Carcinomes cutanés.

Nous avons eu à traiter un certain nombre de lésions cutanées dont la nature est bien difficile à définir ; et si nous les qualifions de carcinomateuses, c'est parce que nous ne trouvons dans la science aucun autre qualificatif qui leur soit mieux approprié. Ces lésions sont tout à fait superficielles, exclusivement épidermiques.

Nous les avons toujours observées sur la peau de la face, principalement sur la peau du nez. Tous les cas de cette nature nous ont été fournis par des vieillards des deux sexes ayant dépassé la soixantaine, et se faisant remarquer par une sécheresse extrême du tégument facial. Dans aucun cas, les antécédents, soit individuels, soit héréditaires, n'ont pu fournir aucune notion positive pouvant servir au diagnostic. En outre, les lésions dont il s'agit sont complétement indolentes, bien que donnant parfois lieu à des démangeaisons plus ou moins vives. Elles ont une certaine tendance à s'étendre en superficie, jamais en profondeur. Il n'y a pas d'engorgement ganglionnaire et l'état général ne paraît participer en rien au travail morbide. Leur marche est extrêmement lente : il leur faut souvent plusieurs années pour s'accroître d'un centimètre carré. Aucune induration ne sépare la partie lésée des parties saines : la peau qui touche immédiatement la lésion ne présente aucune altération appréciable. L'expérience démontre que de telles lésions n'entraînent pas la mort de ceux qui en sont affectés. Ceux-ci, déjà vieux au moment où la maladie a commencé, meurent d'une autre maladie avant que les progrès de la lésion carcinomateuse aient pu sérieusement menacer leur existence.

Les caractères physiques de la lésion sont peu variables. Le début en est généralement signalé par une accumulation circonscrite d'un épiderme jaunâtre formant des éminences d'apparence papuleuse, pustuleuse ou tuberculeuse. Les masses épidermiques sont parfois sèches, parfois humectées, probablement par une sécrétion sébacée. Elles sont en général peu adhérentes avec les parties sous-jacentes ; on les détache avec la plus grande facilité, mais on ne tarde pas à les voir se reproduire. Dans les premiers temps, la surface laissée à découvert par l'élimination provoquée de la masse épidermique est à peine rongée; mais au bout d'un certain temps, surtout si l'élimination se répète fréquemment, la surface devient ulcérée et se recouvre d'une véritable croûte qui, une fois détachée, se reforme avec les mêmes dimensions ou même avec des dimensions plus considérables. Il n'est pas rare de voir, quand l'accumulation épidermique ou la croûte sont laissées longtemps en place, une partie, habituellement la partie centrale de la surface sous-jacente, complétement cicatrisée. La cicatrisation, non-seulement partielle mais encore totale, peut s'obtenir; nous l'avons obtenue dans tous les cas au moyen d'une ou de plusieurs applications de poudre arsenicale de Rousselot. Nous l'avons également constatée après des applications locales d'hydrate de chloral. Mais, même après la cicatrisation la plus complète, la guérison n'est pas définitive. Au bout de quelques jours, de quelques mois ou de quelques années, on voit la lésion recommencer, soit sur un des points primitivement envahis, soit sur un point plus ou moins rapproché. On fait les mêmes applications, et tout rentre de nouveau dans l'état normal; mais encore cette fois la guérison n'est que temporaire. Nous avons observé jusqu'à quatre récidives sur le même malade.

Si l'on rapproche les caractères que nous venons d'énumérer de ceux que l'on signale habituellement comme propres aux maladies cancéreuses, on sera frappé de la différence ou même du contraste qui existe entre les deux tableaux. Aussi comprend-on sans peine que certains auteurs aient refusé d'admettre parmi les manifestations carcinomateuses les lésions dont il s'agit.

Pour nous, il est deux circonstances qui ont entraîné notre conviction : l'une, c'est la facilité, on pourrait dire la fatalité des récidives ; l'autre, c'est la coïncidence fréquente de ces lésions avec d'autres lésions manifestement carcinomateuses.

Tout récemment encore, l'un de nous a eu l'occasion d'observer à Lille, dans le dispensaire de la Faculté libre de médecine, un cas de cet ordre, fourni par une vieille femme. Cinq ou six masses épidermiques occupaient l'aile droite du nez, et un épithélioma des mieux caractérisés occupait la joue du même côté. A la suite de l'ablation de l'épithélioma et de l'abrasion des masses épidermiques, la guérison a été promptement obtenue, mais l'observation d'autres cas analogues nous porte à croire qu'elle ne sera pas définitive.

La forme de cancer que nous venons de décrire n'est donc pas spéciale aux hauts plateaux équatoriens. Les auteurs français ne nous paraissent pas lui avoir accordé toute l'attention qu'elle mérite.

Billroth (*Élém. de path. chir. gén.*) en a donné une bonne description sous le nom de « *carcinomes épithéliaux ou atrophiques, squirrhes de la peau* ». Ferd. Hébra en a aussi bien fait ressortir les principaux caractères sous le nom de « *forme plate du cancer épithélial de la peau* ». (*Traité des mal. de la peau.*)

Nous rapprocherons de cette forme de cancer épithélial, mais sans l'y rattacher, un cas que nous avons traité à l'hôpital Saint-Jean, de Quito. C'était un homme de la campagne, âgé d'une trentaine d'années. Il présentait au niveau du tendon d'Achille gauche une surface ulcérée d'environ 2 centim. de large sur 4 centim. de long, surface ulcérée, d'un rouge vif, et présentant des granulations petites et rapprochées dans toute son étendue. De plus, cette surface était exubérante et dépassait d'environ 4 millim. le niveau des parties voisines.

Le malade nous raconte que le début de la maladie remonte à trois mois, et qu'elle aurait été occasionnée par une *nigua* (*Pulex penetrans*). Nous examinons de plus près pour tâcher de découvrir l'insecte. Nous n'apercevons rien, et du reste le malade affirme l'avoir lui-même enlevé aussitôt qu'il en a noté la présence.

Nous touchons la surface ulcérée avec le nitrate d'argent et nous appliquons un pansement simple. Ni ce traitement, ni des applications répétées de teinture d'iode, d'hydrate de chloral, de perchlorure de fer, etc., ne peuvent arrêter les progrès de la lésion, qui s'étend progressivement en longueur et en largeur.

La propagation se fait de la façon suivante : l'épiderme attenant à la surface ulcérée se soulève et laisse apercevoir au-dessous une surface rouge granuleuse absolument semblable à la première. Cette propagation est assez rapide, puisqu'un mois après l'entrée du malade à l'hôpital la lésion avait au moins doublé d'étendue. Nous nous décidons alors à intervenir plus énergiquement : nous faisons avec un bistouri l'abrasion de toute la surface exubérante et nous cautérisons au fer rouge. La cicatrisation ne tarde pas à commencer, et en trois semaines elle devient presque complète. Mais voilà qu'au moment où elle s'achevait, un nouveau soulèvement épidermique se produit sur un des points avoisinant le côté inférieur de la cicatrice. La lésion recommence, s'étend rapidement vers la peau du talon, présentant toujours les mêmes caractères; la cicatrice n'est pas envahie. Quelques jours plus tard, nous faisons une nouvelle abrasion également suivie d'une cautérisation au fer rouge.

Les suites immédiates sont les mêmes que lors de la première opération. La cicatrisation se fait et le malade sort de l'hôpital complétement guéri. Depuis nous n'avons pu en avoir des nouvelles.

L'examen microscopique du tissu de la lésion a révélé l'existence d'éléments fibreux, de quelques cellules fusiformes et d'un très-grand nombre de granulations moléculaires.

Quel nom donner à cette maladie? Le tissu nous a paru être celui du fibro-sarcome; mais l'impossibilité où nous avons été de trouver dans les auteurs ou les diverses publications que nous avons pu consulter la relation d'un cas analogue, nous impose la plus grande réserve pour nos conclusions.

Nous nous sommes un instant demandé si la *puce pénétrante* pouvait expliquer ces phénomènes ; mais nous avons trouvé cette hypothèse en désaccord avec les faits d'observation quotidienne à Quito, démontrant que les accidents de la *puce pénétrante* disparaissent après son extraction.

Épithélioma des Lèvres.

Nous en avons observé seulement trois cas, et d'après les renseignements que nous avons recueillis à cet égard nous avons tout lieu de croire que l'épithélioma des lèvres est plus rare à Quito qu'en Europe. Ce fait vient à l'appui de l'opinion qui fait jouer à l'usage de la pipe, et principalement du brûle-gueule, un rôle important dans la production du cancer des lèvres (cancer des fumeurs). Les Équatoriens fument beaucoup, mais seulement la cigarette et le cigare.

Des trois cas observés, il en est deux que nous croyons devoir mentionner avec quelques détails. Dans le premier, il s'agit d'un homme d'une quarantaine d'années, assez bien constitué, n'ayant jamais eu d'autre maladie que la maladie actuelle. Celle-ci consiste en un épithélioma occupant la commissure labiale droite et se prolongeant dans la lèvre supérieure dans une étendue de 15 millim. environ. L'épithélioma s'est développé lentement sans aucune cause appréciable : il n'y a aucun signe d'infection générale, les ganglions cervicaux sont indemnes ; en un mot, les conditions sont excellentes pour pratiquer l'opération. Celle-ci est en effet exécutée peu de jours après et complétée par une restauration autoplastique qui ne donne pas le résultat espéré, par suite d'une suppuration abondante des lèvres de la plaie. Nonobstant, la cicatrisation ne se fait pas longtemps attendre, et quinze jours après l'opération le malade sortait de l'hôpital, très-satisfait du résultat obtenu, et paraissant bien peu se préoccuper de la légère difformité de sa commissure labiale droite.

Au bout d'un an passé dans la plus parfaite santé, une récidive a lieu au niveau de la cicatrice, et cette fois la marche de la lésion est beaucoup plus rapide ; en douze jours, elle fait des progrès tels qu'elle a atteint la région parotidienne et donné lieu dans la région sus-hyoïdienne à une vaste excavation pouvant loger une grosse noix. Les parois de l'excavation sont anfractueuses, facilement saignantes, et tout autour on perçoit une induration des plus accusées ; une infiltration œdémateuse occupe toute la région cervicale correspondante, ainsi que la région parotidienne et la joue.

Tel était l'état du malade au moment de sa rentrée à l'hôpital. Les caractères de la lésion et surtout la rapidité de sa marche pendant les douze jours qui avaient précédé, nous firent porter un pronostic fatal et à courte échéance, car nous nous sentions désarmés en présence d'une pareille lésion. Ayant entendu parler des propriétés anticancéreuses de l'*Eucalyptus globulus ;* ayant aussi lu quelques observations qui semblaient attester la réalité de ces propriétés, nous eûmes l'idée de recourir à l'usage de la teinture d'eucalyptus appliquée localement deux fois par jour, et donnée à l'intérieur à la dose de **1** à **10** gramm. par jour. Nous étions, pour employer ce traitement, dans des conditions d'autant meilleures que l'eucalyptus est plus répandu à Quito.

Le résultat immédiat dépassa nos espérances, ou, pour mieux dire, fit naître en nous des espérances. Dès le troisième jour de ces applications, la surface ulcérée avait subi une modification complète : elle était nettoyée, moins anfractueuse, et commençait à se recouvrir de bourgeons charnus dont l'aspect était des plus satisfaisants. En même temps, les progrès de la lésion paraissaient totalement enrayés. Les jours suivants, l'amélioration continue, et au bout d'un mois la cicatrisation était presque complète ; à peine restait-il, au niveau de l'angle de la mâchoire, un petit point ulcéré. Enfin l'état général s'était lui-même notablement amélioré. Trois mois se passent sans amener aucun changement bien sensible. L'ulcération de l'angle de la mâchoire n'arrive jamais à se cicatriser complétement, mais elle n'augmente pas non plus. Au cinquième mois après l'opération, notre illusion s'évanouit quand nous vîmes des points cicatrisés s'ouvrir de nouveau et l'ulcération de l'angle de la mâchoire augmenter progressivement de profondeur.

A partir de ce moment, tout remède est impuissant à arrêter la marche progressive du mal : l'ulcération gagne de plus en plus en profondeur, donnant lieu de temps en temps à des hémorrhagies plus ou moins abondantes. Trois mois plus tard, quand nous avons remis le service, l'état du malade était désespéré.

Le second est relatif à un homme de 28 ans, de très-bonne constitution, exerçant la profession de cordonnier, entré à l'hôpital de Quito le 18 mars 1875. Cet homme nous raconte que depuis huit mois, sans cause appréciable, il s'est développé en dedans de la joue droite un petit bouton qui s'est ulcéré et a détruit peu à peu toute l'épaisseur de la joue. Lors de son entrée, nous constatons l'existence d'un ulcère qui a perforé la joue, en laissant intacte la commissure labiale droite. La perte de substance est plus étendue dans l'intérieur de la cavité, où toute la muqueuse est détruite, de la commissure à l'angle de la mâchoire. Au dehors, la peau de la partie postérieure de la joue est intacte. Autour de l'ulcère, on observe une induration très-notable, étendue de la partie inférieure de la région malaire jusqu'à l'angle et au bord inférieur de la mâchoire. Au-dessous, on sent que la glande sous-maxillaire est plus volumineuse et plus saillante que de coutume. En arrière de la branche de la mâchoire existe un ganglion indolore, du volume d'une amande. La surface ulcérée saigne facilement et donne lieu à un ichor fétide abondant. Les os paraissent ne participer en rien à la lésion. Nous diagnostiquons un épithélioma de la joue, mais, en l'absence de renseignements précis et malgré les dénégations formelles du malade, on prescrit un traitement antisyphilitique par l'iodure de potassium et la liqueur de Van Swieten. — La marche de la maladie n'est pas enrayée par le traitement, et dès le sixième jour, l'ulcération a détruit la commissure labiale, le quart postérieur de la lèvre supérieure et la moitié de la lèvre inférieure du côté droit.

En présence d'une extension aussi rapide de la lésion, l'opération est résolue et pratiquée le 24 mars.

Dans un premier temps, toutes les parties envahies sont enlevées jusqu'aux os, dont on reconnaît l'intégrité parfaite; l'incision externe est prolongée au niveau de l'angle de la mâchoire et permet d'enlever toute la partie de la glande maxillaire dégénérée, ainsi que le ganglion placé en arrière de la branche de la mâchoire. La perte de substance est ensuite comblée à l'aide d'un vaste lambeau emprunté à la région cervicale et ramené sur la plaie par une légère torsion du pédicule, dont la largeur est très-considérable. Afin de diminuer les tiraillements, on cerne la partie supérieure de la joue par deux incisions parallèles l'une à l'autre, étendues des deux extrémités du rebord orbitaire au bord supérieur de la plaie; de plus, on dissèque la partie profonde de ce lambeau, ce qui le rend plus mobile et permet de le déplacer vers la partie inférieure. Les deux lambeaux sont enfin réunis l'un à l'autre et aux parties voisines par la suture entortillée en quelques points et par la suture entrecoupée en d'autres. On panse à plat la partie du menton et du cou laissée à découvert par le soulèvement du lambeau cervical.

Les suites de l'opération, très-laborieuse et très-bien supportée par le malade, furent des plus heureuses. Il est vrai que dans les premiers jours il y eut séparation de la commissure nouvellement formée et mortification de la partie la plus interne du lambeau, mais dans tous les autres points la réunion fut complète et le malade sortit le 20 avril, ne présentant de sa lésion et de l'opération subie d'autres traces que la difformité due à la perte de substance, qui laissait à découvert la canine et les deux petites molaires supérieures droites. Il n'en résultait aucun inconvénient pour le sujet, qui refusa de se soumettre à une autoplastie complémentaire. Six mois après, la récidive n'avait pas encore eu lieu. En supposant que le mal se soit reproduit depuis lors, l'opération n'en aura pas moins eu le résultat évident de prolonger la vie, que mettait en danger immédiat la marche insolite de la ésion.

Cancer utérin.

Il est vulgairement connu, à Quito comme en Espagne, sous le nom de *sangre lluvia*, probablement à cause des métrorrhagies qu'il détermine. Ce serait perdre son temps que de vouloir persuader aux Quiténiens que le cancer utérin n'est pas contagieux : ils le considérent comme le type, le meilleur exemple à citer d'une maladie contagieuse, et une telle croyance ne laisse pas que d'occasionner les plus graves inconvénients. Aussitôt qu'une malheureuse est soupçonnée atteinte de *sangre lluvia*, elle voit successivement s'éloigner d'elle la plupart des personnes de son entourage, trop heureuse si la crainte de la contagion n'éloigne même pas ses plus proches parents. On lui donnera bien à boire et à manger; mais qui se chargera des soins de propreté, pourtant si indispensables dans les maladies de cet ordre? Les domestiques ne sont pas moins effrayées que les parentes ou les amies; toutes redoutent et cherchent le plus possible à éviter le contact de la matière *pestilentielle*, et il n'est pas rare de voir les personnes attachées au service de la maison chercher à se placer ailleurs. Comme on ne trouve pas à les remplacer, la malade reste de plus en plus isolée et de moins en moins soignée. Et le médecin, dira-t-on? Le médecin est rarement appelé pour le traitement des maladies utérines. Une pudeur exagérée ou plutôt mal comprise écarte toute intervention médicale. Tout au plus s'adresse-t-on à une sage-femme; et comme celle-ci est dominée par les mêmes préjugés de contagion, elle ne donne que des soins très-imparfaits. L'application du spéculum est jugée par trop immorale ou dangereuse, ce qui fait que telle autre maladie utérine donnant lieu à un ou plusieurs symptômes rationnels du cancer est regardée comme cancéreuse et abandonnée à elle-même. Supposons même qu'on appelle le médecin, celui-ci aura la plus grande peine à obtenir de la malade un examen complet; et, il faut bien le dire, plus d'un médecin ne demande même pas cet examen, ou bien consent à donner ses soins sans l'avoir obtenu.

Les Quiténiens font jouer à la contagion un rôle important, mais non exclusif, dans la production du cancer utérin. Toute imprudence commise pendant la menstruation peut amener, d'après eux, le même résultat. Aussi faut-il voir de quelles précautions les femmes s'entourent pendant toute la durée de leur période menstruelle. Elles s'imposent un régime et un genre de vie tout à fait spéciaux : toute odeur un peu forte, toute substance acide, toute marche prolongée, sont évitées avec le plus grand soin. Il en est de même et, en partie sous l'influence des mêmes idées, pendant les quarante jours qui suivent l'accouchement. La *diète* est scrupuleusement observée, et pour rien au monde on ne descendrait un escalier avant le quarantième jour sans être soutenue par quelqu'un.

Si de pareilles idées n'étaient pas dépourvues de fondement, le cancer utérin devrait être relativement rare à Quito et très-fréquent dans l'ancien continent, car les Européennes ne prennent pas, tant s'en faut, les mêmes précautions. Loin de nous pourtant la pensée de nier d'une façon absolue l'utilité de ces précautions : elles peuvent prévenir bien d'autres maladies utérines, surtout les déplacements utérins, qui nous ont paru effectivement être d'une grande rareté à Quito. Quant au cancer utérin, il y est au moins aussi fréquent qu'en Europe. On y en observe un grand nombre de cas, et nous estimons encore bien plus nombreux ceux qui, en raison des préjugés signalés déjà, passent inaperçus pour l'observation médicale. Il résulte de ces mêmes préjugés que la maladie est déjà parvenue à une période avancée quand les instances de la famille, les conseils du confesseur et la crainte de la mort ont fini par décider la malade à accepter la visite du médecin. Tant chez les malades de notre clientèle que chez les malades de l'hôpital, il ne nous a jamais été donné d'observer le cancer utérin au début. Aussi nos moyens d'action ont-ils toujours été fort limités. Dans un seul cas, nous avons cru pouvoir tenter l'amputation du col utérin. Mais la patiente ne retira de l'opération qu'un bénéfice de bien courte durée. La maladie était déjà trop étendue vers le cul-de-sac vaginal postérieur pour que nous pussions avoir la certitude d'en avoir dépassé les limites; toujours est-il que moins d'un mois après l'opération, la repullulation était déjà manifeste.

Dans tous les autres cas, les désordres étaient encore plus étendus. Le col utérin était presque entièrement détruit et le corps plus ou moins intéressé. Le plus souvent aussi, il y avait déjà propagation du côté du vagin, de la vessie ou du rectum, parfois simultanément des trois côtés. Le résultat de notre observation est de nature à faire admettre que l'épithélioma est la forme la plus commune du cancer utérin à Quito. Nous y avons à peine une fois observé le squirrhe, jamais l'encéphaloïde. Les caractères symptomatiques et anatamo-pathologiques de ces lésions ne nous ont offert aucune particularité notable ; nous n'avons pas remarqué que les métrorrhagies fussent plus nombreuses ou plus abondantes, ainsi que l'altitude pourrait le faire croire. L'influence héréditaire n'a été appréciable dans aucun cas.

Cancer du Sein.

L'idée que l'usage du corset doit être considéré comme une cause de cancer du sein, n'a pas fait fortune. Mais enfin elle a été émise, et il était de notre devoir de chercher si à Quito, où les fines tailles sont moins recherchées qu'en Europe, le cancer du sein était aussi moins fréquent. Les Quiténiennes font rarement usage du vrai corset, c'est-à-dire du corset exerçant une forte constriction autour de la taille. Leurs vêtements sont tels que tout diamètre de la taille est rendu impossible à apprécier, et leurs tortures resteraient sans compensation.

Le cancer du sein existe à Quito ; mais nous croyons être dans le vrai en déclarant qu'il y est plus rare qu'en Europe. Existe-t-il une relation quelconque entre la rareté de cette localisation cancéreuse et la rareté du corset ? Si nous appliquons au cancer du sein les notions que nous possédons sur l'étiologie des tumeurs cancéreuses en général, nous n'avons nullement le droit d'être surpris que cette relation existe. Car si l'observation clinique ne nous permet pas de mettre en doute l'existence d'une diathèse comme cause générale des manifestations carcinomateuses, elle ne nous autorise pas davantage à douter de l'influence de certaines causes locales. Les cas de cancer développés sur le même point où, plus ou moins longtemps auparavant, l'on avait reçu un coup ou subi une contusion, ne peuvent plus se compter ; et qui nous prouve que l'espèce de contusion lente, exercée sur les seins par l'abus du corset, est impuissante à appeler sur ce point les déterminations de la diathèse cancéreuse ? On a dit, et nous en sommes persuadés, que le cancer est le fruit de la civilisation ; et pourquoi l'usage du corset ne serait-il pas un de ces éléments multiples de la civilisation qui contribuerait pour sa part à ce triste résultat !

Quand nous déclarons que le cancer est relativement rare à Quito, nous nous inspirons des renseignements que les confrères du pays nous ont fournis et du petit nombre de cas que nous avons nous-mêmes observés. Ceux-ci sont au nombre de trois.

Le premier est relatif à Mlle C..., âgée d'environ 30 ans et douée d'un tempérament nerveux. Sans aucun antécédent particulier autre que des peines morales prolongées, et sans aucun antécédent héréditaire digne d'être noté, Mlle C..., habituée à l'usage du corset, s'est vue atteinte d'une tumeur du sein droit, dont l'ablation a été faite par un confrère du pays. Quatre mois plus tard la tumeur s'est reproduite au même point, et c'est le septième mois après l'opération que nous sommes appelés auprès de Mlle C... Nous constatons au lieu indiqué une tumeur sphérique du volume d'une orange, tumeur bosselée, bleuâtre, présentant en un mot tous les caractères de l'encéphaloïde. Nous en pratiquons l'ablation, et, dans l'espoir d'éviter une seconde récidive, nous faisons sur toute la circonférence porter l'incision à deux centimètres des limites apparentes de la lésion, enlevant ainsi la totalité de la glande mammaire. Le résultat immédiat a été aussi bon que possible : la plaie s'est promptement cicatrisée et l'état général s'est complétement transformé.

Mlle C... était, au moment de la seconde opération, très-amaigrie et d'un aspect cachectique ; le teint jaune paille était assez marqué. Après l'opération, un traitement tonique a été institué, et au bout de six mois l'aspect cachectique avait fait place à de belles couleurs et à un embonpoint très-satisfaisant. Ce changement si rapide et si complet était pour nous un sujet de véritable surprise. Nous ne savions que penser d'un silence si absolu de la diathèse cancéreuse.

Un an après, le silence est rompu, et on nous prévient qu'une nouvelle tumeur est en voie de formation. Nous constatons en effet, à deux centimètres du bord inférieur de la cicatrice, une tumeur du volume d'une noix, molle et à demi-fluctuante. Comme nous étions parvenus quelque temps auparavant, chez une malade que connaissait Mlle C..., à faire disparaître, au moyen de la compression, un adénome mammaire, Mlle C... veut à tout prix essayer du même moyen. Un bandage compresseur est donc appliqué pendant quinze jours, mais il n'a d'autre résultat que d'aplatir la tumeur. Enfin la malade se décide à une troisième opération, qu'elle comprend du reste elle-même devoir être plus simple que les précédentes, parce que la tumeur est moins volumineuse. L'opération est pratiquée, et les suites immédiates sont tout aussi bonnes qu'après la seconde opération; l'aspect cachectique, qui avait reparu au moment de la seconde récidive, disparaît rapidement, et trois mois après, en septembre 1877, l'état général ne laissait rien à désirer. Nous ignorons si depuis lors une troisième récidive a eu lieu.

Le second cas de cancer du sein était un squirrhe dont la forme bizarre avait vivement frappé deux de nos confrères, qui désirèrent avoir notre avis sur la nature de la tumeur. C'était une masse d'une dureté presque osseuse, située au niveau de la partie latérale gauche de la mamelle gauche; au centre de l'induration existait une dépression profonde au fond de laquelle on apercevait trois fissures qui depuis plusieurs mois présentaient la même étendue et le même aspect. Autour de cette dépression on voyait une série de brides fibreuses paraissant exercer une forte traction sur les tissus environnants. Le mamelon gauche était sensiblement incliné vers la dépression, que nous ne saurions mieux comparer qu'à la dépression ombilicale. La marche de la tumeur avait été très-lente; les symptômes subjectifs étaient nuls; la santé générale de la malade, âgée d'une cinquantaine d'années, ne laissait rien à désirer.

Avions-nous affaire à une tumeur de nature carcinomateuse? Il s'agissait évidemment d'une de ces tumeurs décrites par les auteurs sous le nom de *squirrhe atrophique, squirrhe cicatrisant*. Mais les recherches bibliographiques que nous avons faites sur cette classe de tumeurs nous ont convaincu qu'on ne sait encore où les placer. Les uns en font des néoplasies inflammatoires chroniques, d'autres les rattachent à la classe des cancers, d'autres enfin les considèrent comme une cirrhose.

Au point de vue purement pratique, la détermination exacte de la nature de ces tumeurs n'a pas une bien grande importance; du moins, pour notre part et dans le cas en question, nous jugeâmes à propos d'enlever la tumeur. L'opération fut pratiquée sans aucun incident notable, et un an après il n'y avait pas encore la moindre trace de récidive.

L'examen microscopique n'a révélé dans la tumeur que du tissu fibreux.

Ce fait ne peut à lui seul permettre aucune conclusion définitive. Mais si nous nous abstenons de conclure, nous dirons du moins que nous sommes portés à douter de la nature carcinomateuse de certaines tumeurs dites *squirrhes atrophiques*, et que leurs caractères cliniques et anatomiques les rapprochent bien plus des fibromes.

Le troisième et dernier cas nous a été offert par une femme âgée de 62 ans, d'une maigreur excessive, qui présentait au-dessus et en dehors du sein gauche, sur le bord du grand pectoral, une tumeur du volume d'un œuf de poule, très-dure, ulcérée à sa partie moyenne, mais presque sans suppuration, adhérente à la peau, mobile sur les parties profondes. Dans le creux axillaire existaient deux ganglions très-durs, mobiles, et du volume d'une amande.

La tumeur était le siége de douleurs lancinantes très-supportables. Elle avait commencé à se développer plus de vingt ans auparavant, mais depuis six mois elle avait acquis un volume considérable et s'était ulcérée.

Diagnostic : squirrhe du sein et des ganglions axillaires. — L'opération fut pratiquée le 8 juin 1874, après chloroformisation préalable. Deux incisions elliptiques, prolongées en dehors jusqu'au creux axillaire, permirent d'enlever la tumeur mammaire et les deux ganglions dégénérés. — La plaie fut ensuite réunie par quatre points de suture métallique.

Dès le surlendemain de l'opération, se manifesta au niveau de la plaie un érysipèle qui fit très-rapidement tout le tour de la poitrine. Les points de suture furent enlevés, mais il n'y eut sur aucun point tendance à la réunion, bien que la plaie suppurât à peine. L'état général s'aggrava de plus en plus à mesure que l'érysipèle suivait sa marche envahissante. Il survint de la diarrhée, et la malade succomba le 20 juin, le douzième jour après l'opération. L'autopsie ne put être faite.

C'est le seul cas d'érysipèle que nous ayons observé à Quito; à la suite d'une grande opération et à ce titre, il nous a paru intéressant de le mentionner d'une manière succincte. Nous avons oublié de dire que l'examen histologique des tumeurs enlevées avait confirmé notre diagnostic.

Cancer du Testicule.

Nous avons observé un cas de sarcocèle cancéreux, et nous le rapportons comme un exemple des difficultés que peut offrir le diagnostic de cette lésion.

Un homme de 40 ans, de peau très-brune, bien constitué, entre à l'hôpital Saint-Jean-de-Dieu le 22 mars 1877, pour une tumeur du testicule droit. La tumeur est volumineuse et pyriforme, à base inféro-postérieure. Elle mesure 15 centim. dans le sens de sa longueur, et 20 centim. de circonférence au niveau de la base; le scrotum, qui la recouvre, est uniformément rouge, hyperémié et sans adhérence avec les parties profondes. Toute sa surface extérieure est parfaitement lisse et unie; en aucun point, on n'aperçoit ni bosselure ni induration limitée; dans toute l'étendue, la consistance est assez ferme et la surface résiste au doigt qui cherche à la déprimer; la température locale n'est pas augmentée; on croit percevoir une fluctuation profonde. En soulevant la tumeur, on sent qu'elle est d'un poids considérable; elle est du reste complétement dépourvue de transparence. Les douleurs spontanées sont presque nulles, et elles paraissent exclusivement dues au tiraillement exercé par le poids de la tumeur, puisqu'elles ne se réveillent que lorsque la tumeur n'est pas soutenue. Les douleurs provoquées par la pression sont aussi peu marquées. Le cordon spermatique correspondant est augmenté de volume et sensiblement induré dans son tiers inférieur. Le testicule et les bourses du côté opposé ne présentent aucune altération; quant au testicule droit, impossible de découvrir le point qu'il occupe. Nous ne constatons aucune complication ganglionnaire. L'état général est très-satisfaisant et toutes les fonctions s'accomplissent avec la plus parfaite régularité.

Le début de la tumeur remonte à dix-huit mois; du moins c'est à cette époque que le malade s'en est aperçu. Aucune blennorrhagie ne paraît avoir existé; aucun coup violent n'a été porté sur le testicule; le malade dit que peut-être sa tumeur provient des froissements répétés qui se produisaient quand il montait à cheval, et il montait plusieurs heures chaque jour. Enfin il ajoute que depuis trois mois le développement de la tumeur a été beaucoup plus rapide.

Les antécédents individuels ou héréditaires ne fournissent aucune indication.

En présence de tels symptômes et de tels renseignements, nous pensons à une hydrocèle avec des parois très-épaissies, qui rendraient compte à la fois du défaut de transparence et de la résistance de la tumeur; nous ne nous prononçons pourtant pas d'une façon absolue, dans la pensée que ce pouvait être aussi une hématocèle.

Une ponction aspiratrice est faite avec une fine canule : elle n'amène aucun liquide ; une seconde ponction est faite avec une canule d'un plus grand diamètre : même résultat. Enfin, tant nous étions convaincus de l'existence d'un épanchement dans la tunique vaginale, nous pensons que le liquide épanché est granuleux ou trop épais pour pouvoir sortir à travers une canule, et nous pratiquons au niveau de la base de la tumeur une incision profonde avec un bistouri. Le résultat est encore négatif.

Plus de doute : la tumeur est solide, et en raison de ses caractères et de son évolution nous croyons qu'elle est un fibrome ou un fibro-sarcome.

La castration est proposée au malade, qui l'accepte, et pratiquée le 3 avril. Une incision s'étendant depuis l'orifice inguinal cutané jusqu'à la base de la tumeur permet de disséquer celle-ci, de l'énucléer en certains points, et enfin de l'enlever après la ligature en masse des éléments du cordon.

Les bords de la plaie sont réunis, moins à son extrémité inférieure, où une ouverture est ménagée pour l'écoulement des liquides, et un pansement simple est appliqué.

Des coupes pratiquées en divers sens dans l'épaisseur de la tumeur démontrent que celle-ci est constituée par une membrane d'enveloppe blanchâtre, d'aspect fibreux, qui envoie dans l'intérieur un certain nombre de prolongements, et qui présente une épaisseur d'environ 4 millim. Les prolongements forment autant de cloisons que l'on suit très-facilement à l'œil nu et qui circonscrivent des compartiments logeant la substance propre de la tumeur, substance grisâtre, lardacée, laissant suinter un suc de même couleur.

L'examen microscopique vient s'ajouter à tous ces caractères pour démontrer la nature encéphaloïde ou médullaire de la tumeur, en signalant l'existence de cellules de diverses grandeurs et de diverses formes, uni ou multinucléaires.

Les suites de l'opération sont des plus régulières. Au bout d'un mois, la cicatrisation de la plaie est complète et le malade sort de l'hôpital. Il passe deux mois dans un état de santé parfaite, au bout desquels éclatent des douleurs abdominales et lombaires d'une violence extrême. Il rentre à l'hôpital le 2 août, et pendant quinze jours nous avons eu la peine de voir ce malheureux se tordre dans des coliques atroces. Les douleurs s'irradient vers tous les points de l'enceinte abdominale, parfois vers le membre inférieur droit. Elles sont constantes et avec des exacerbations telles qu'elles arrachent des cris au malade, l'obligent à se lever de son lit, à se rouler par terre, le privent de tout sommeil et l'empêchent de prendre de la nourriture. La série des moyens calmants est inutilement parcourue, et désespéré, à moitié fou, le malade quitte l'hôpital et rentre dans sa famille, où il ne tarde pas à succomber.

Un empâtement profond de la cavité pelvi-abdominale, empâtement perçu seulement pendant le second séjour du malade à l'hôpital, ne nous laisse aucun doute sur l'existence, dans l'intérieur de cette cavité, de masses cancéreuses ayant pour point de départ les ganglions pelviens et lombaires qui, on le sait, reçoivent les vaisseaux lymphatiques du testicule.

Les douleurs trouvent une explication naturelle dans la compression ou la dégénérescence des éléments nerveux en rapport avec les masses cancéreuses.

Cancer de la Mâchoire supérieure.

Quatre cas se sont présentés, à l'hôpital, à notre observation; quatre cas d'encéphaloïdes arrivés à une période très-avancée, d'un volume considérable, et dont les limites étaient impossibles à préciser.

Malgré de grandes probabilités d'insuccès, nous avons pratiqué dans deux cas la résection du maxillaire, et, dans les deux cas, la résection a été suivie d'une cautérisation au fer rouge dans tous les points plus ou moins suspects. Le bénéfice des deux opérations a été réel, croyons-nous, puisqu'il nous paraît avoir prolongé l'existence des deux malades. L'un est mort cinq mois après l'opération et l'autre deux mois. Les deux semblaient incapables de vivre plus de quinze jours au moment de l'opération. Inutile d'ajouter qu'ils ont succombé à une reproduction de la lésion locale et avec tous les symptômes de la cachexie carcinomateuse.

MALADIES OCULAIRES OBSERVÉES A QUITO.

Les variétés que la pathologie oculaire présente dans les divers pays ne sont pas en général des variétés radicales, en ce sens que l'organe de la vue ne devient pas, sous l'influence de tel climat, le siége d'une maladie qui ne puisse s'observer sous d'autres climats. Mais ces variétés, plutôt relatives à la plus ou moins grande fréquence avec laquelle les diverses affections oculaires sévissent dans différentes contrées, n'en sont pas moins importantes à connaître; car, si, comme l'observation le démontre, certaines maladies des yeux s'observent à chaque pas dans tel pays, alors qu'on les observe exceptionnellement dans tel autre, il y a lieu d'examiner avec soin quelles sont les conditions qui peuvent rendre compte de ces différences. L'intérêt de semblables recherches ne saurait être mis en doute quand elles aboutissent à des résultats positifs; même elles peuvent être utiles lorsque le résultat en est négatif. Nous avons donc pensé devoir montrer de quelle façon les conditions de la vie équatorienne influent sur la pathologie oculaire de ce pays.

1° *Myopie.* — Si l'on veut bien se reporter aux renseignements que nous avons donnés sur les mœurs des habitants, sur leur peu d'enthousiasme pour les travaux intellectuels et pour les occupations industrielles, on comprendra que l'organe visuel puisse présenter moins d'altérations que dans d'autres pays, puisqu'il y est soumis à un fonctionnement moins actif et moins soutenu. N'admet-on pas, en pathologie générale, que tout organe plus ou moins surmené est, par cela même, spécialement prédisposé aux déterminations morbides, et, pour ne choisir qu'un exemple, n'a-t-on pas ainsi expliqué l'extrême fréquence des affections hépatiques dans les pays chauds ? — De même pour les yeux, il y a des faits nous obligeant à admettre qu'un excès ou une mauvaise direction de leur fonctionnement peuvent déterminer dans ces organes des désordres physiques et fonctionnels plus ou moins graves. Ce que nous observons pour la myopie ne saurait laisser le moindre doute à cet égard. En disant que la myopie est beaucoup plus commune dans les villes que dans les campagnes, chez les gens lettrés que chez les ignorants, chez les hommes que chez les femmes, nous énonçons trois faits dont l'évidence ne peut échapper à aucun observateur attentif. Un autre fait qui, sans être aussi patent, n'en est pas moins réel et que nous avons plus d'une fois observé, c'est qu'un jeune homme appartenant à une famille de la campagne, famille dont tous les membres sont exempts de myopie, pourra devenir myope s'il laisse les travaux champêtres pour suivre une carrière littéraire ou scientifique.

Enfin, un dernier fait dont la signification s'ajoute, pour la confirmer, à celle des faits précédents, nous a été fourni par notre observation à Quito. La myopie y est d'une excessive rareté, et nous croyons être dans le vrai en attribuant cette rareté à ce que les habitants consacrent moins de temps à la lecture, à l'écriture et aux divers ouvrages de précision. Au point de vue qui nous occupe, les Quiténiens sont parfaitement assimilables à nos paysans, à nos femmes, à nos gens ignorants ou peu lettrés. Leur genre de vie les met à l'abri d'une puissante cause de myopie; il est donc tout naturel que cette maladie soit rare parmi eux. Ce qui vient corroborer du reste notre manière de voir, c'est que, les quelques exceptions à la règle, nous les avons précisément observées chez des personnes qui, exigeant beaucoup plus de leur vue, perdaient tout droit à l'immunité de leurs compatriotes.

Nous n'ignorons pas que notre opinion vient à l'encontre de celle qui attribue à l'hérédité un rôle presque exclusif dans la production de la myopie. Ce rôle, nous l'admettons nous-mêmes et nous ne songeons nullement à nier les faits nombreux qui en démontrent toute l'importance. Mais de là à conclure que ce rôle est exclusif dans les myopies non consécutives à une autre maladie oculaire, il y a un pas immense qu'on n'eût pas dû franchir, car l'expérience est là pour démontrer que dans bien des cas la myopie est vraiment acquise et que la part de l'hérédité est imperceptible.

Comment expliquer la pathogénie des cas de cet ordre ? Le mécanisme de leur production n'est pas encore suffisamment connu. On comprend cependant que la répétition constante des efforts de convergence et d'accommodation que l'on fait pour voir les objets rapprochés puisse, par suite d'une pression exagérée sur le globe oculaire, sinon produire directement un allongement du globe dans le sens antéro-postérieur, du moins déterminer une certaine altération des membranes d'enveloppe, et consécutivement une déformation. L'excès de pression dû aux efforts de convergence se fera naturellement sentir, principalement vers les points qui offrent une moindre résistance. Or, l'anatomie normale nous enseigne que la partie la moins résistante correspond au pôle postérieur, au niveau duquel font défaut les muscles et leurs gaînes. Il n'y a donc là, pour résister à la pression, qu'une membrane fibreuse imparfaitement élastique, qui à chaque distension s'éloignera plus ou moins de sa forme primitive pour n'y plus revenir entièrement. On comprend aussi que l'habitude de travailler avec la lumière artificielle et la tête plus ou moins baissée puisse provoquer du côté des yeux de légers mouvements congestifs qui, à force de se répéter, finissent par diminuer la résistance des membranes oculaires et par favoriser la production de la myopie.

Aussi, sans vouloir soutenir, avec Donders et les auteurs allemands, que le degré d'instruction et de civilisation d'un pays est en rapport avec le nombre de myopes dans ce pays, nous n'hésitons pas à dire que la plupart des connaissances humaines ne s'acquièrent qu'au prix de travaux de nature à engendrer la myopie, et que, par conséquent, le nombre des myopes doit être dans un pays, d'autant plus considérable que ces travaux y prennent de plus grandes proportions.

Le séjour dans les hauts plateaux équatoriens ne paraît avoir par lui-même aucune influence appréciable sur la marche des myopies déjà existantes. Elles y parcourent leurs diverses phases absolument comme parmi nous. C'est ainsi que nous y avons observé un Père jésuite espagnol qui avait presque complètement perdu la vue dans l'Équateur, à la suite d'une myopie progressive avec scléro-choroïdite et staphylôme postérieur.

2° *Ptérygion.* — L'extrême rareté de la myopie à Quito ne nous a causé aucune surprise, et nous n'avons pas tardé à nous en rendre compte. Mais il n'en a pas été de même de l'excessive fréquence du *ptérygion*. Parcourez en France les services de chirurgie de nos grands hôpitaux ; visitez nos diverses cliniques ophthalmologiques : vous ne trouverez certainement pas un ptérygion sur cent cas de maladies oculaires. A Quito, la proportion est tout autre. A l'hôpital, dans la pratique civile, vous rencontrez à chaque pas le ptérygion ; à chaque instant on vient vous demander un remède contre la gênante *carnosité* qui altère plus ou moins la vue. Examinez même au hasard parmi les personnes qui passent dans la rue, vous verrez au moins un individu sur trente affecté de ptérygion, et nous n'exagérons rien en disant que tout médecin qui rechercherait les cas de ptérygion les trouverait par centaines sans sortir de la province de *Pichincha*.

On les observe chez les gens de toute condition, mais plus souvent chez les personnes du peuple et chez les campagnards que chez les riches citadins. Les deux sexes en sont atteints, mais les hommes fournissent un plus grand nombre de cas que les femmes. L'âge, par lui-même, ne nous a pas paru exercer une influence marquée. Nous devons dire pourtant que nous n'avons observé aucun cas avant l'âge de quinze ans. L'âge adulte est celui pendant lequel la maladie se développe de préférence. Ce n'est pas qu'on ne l'observe fréquemment dans l'âge mûr ou même dans la vieillesse ; mais dans la plupart de ces cas le début remonte à l'âge adulte. L'influence des professions ne s'est pas montrée à nous d'une façon bien nette; les personnes occupées dans les moulins ont pourtant fourni un contingent relativement plus considérable.

Sur plus de cent cas que nous avons examinés, nous avons toujours exploré les antécédents et recherché avec le plus grand soin les causes spéciales qui avaient pu présider à la production du ptérygion. Nous devons à la vérité de déclarer que les résultats de nos recherches ont été négatifs, car tous les malades nous répondaient invariablement qu'ils n'avaient jamais eu d'autres maladies des yeux et que la *carnosité* (c'est le nom qu'ils lui donnent : *carnosidad*) s'était développée insensiblement et sans cause appréciable. Chez les uns, la cornée était déjà envahie par le ptérygion; chez les autres, elle était tout à fait indemne; ces derniers ont été de notre part l'objet d'une attention spéciale ; leur cornée a été explorée de toutes façons : à la lumière solaire, à la lumière artificielle, à l'éclairage oblique; et dans aucun cas il ne nous a été possible d'y apercevoir la moindre trace d'ulcération. Nous avons pu constater les formes les plus variées de ptérygions : les formes charnue, membraneuse, fongueuse, adipeuse, etc., se sont tour à tour présentées à notre observation. Leur figure géométrique était celle décrite dans tous nos auteurs, c'est-à-dire triangulaire.

Leur siége à peu près constant était l'angle interne de l'œil. Deux fois à peine nous avons trouvé un ptérygion externe sans ptérygion interne; dans neuf ou dix cas, le ptérygion existait à la fois des deux côtés du globe oculaire; nous avons vu plusieurs personnes qui présentaient un ptérygion interne dans les deux yeux. Dans tous les cas, la marche de la maladie avait été plus ou moins lente; nous en avons vu dont le début remontait à plus de vingt ans, bien que la cornée ne fût pas encore atteinte. Les symptômes subjectifs se réduisaient dans la plupart des cas à une sensation de gêne plus ou moins accusée dans les mouvements du globe oculaire; jamais aucune sensation douloureuse ; quant aux troubles fonctionnels, ils étaient, cela se conçoit sans peine, proportionnels à la quantité de cornée envahie par la lésion. Mais nous n'insisterons pas sur les caractères de cette hypertrophie locale de la conjonctive; nous ne ferions, en les décrivant, que reproduire les descriptions classiques du ptérygion.

Nous nous trouvions donc bien en présence du véritable ptérygion, observé avec une fréquence à laquelle ne nous avaient préparés ni nos études, ni notre observation antérieure. Cette fréquence nous a vivement frappés, et nous avons cherché à nous l'expliquer. Nous avons pénétré dans le labyrinthe des hypothèses plus ou moins gratuites, des théories plus ou moins ingénieuses, des déductions plus ou moins fondées qui constituent le bilan de nos connaissances à l'endroit de l'étiologie et de la pathogénie du ptérygion ; nous nous sommes successivement et vainement heurtés à chacune de ces hypothèses, à chacune de ces théories, à chacune de ces déductions. Quelques mots sur les principales étapes du chemin que nous avons parcouru.

Le ptérygion représente une masse très-petite, située sur une partie découverte, facilement accessible à tous nos moyens d'investigation, s'offrant à nous constamment sous la même forme et avec les mêmes caractères, d'une fréquence assez grande pour que de nombreux et savants observateurs aient pu l'étudier. N'est-il pas tout au moins singulier que l'on en soit encore aujourd'hui à se demander quelle en est la cause et quel est le traitement qui lui est le plus utilement applicable? C'est là, pour le dire en passant, une de ces nombreuses difficultés qui hérissent même la science médicale actuelle, et qui devraient peut-être imposer un peu plus de réserve à ceux qui se prétendent à la veille du jour où la médecine sera susceptible d'assimilation avec les sciences exactes.

Et, qu'on veuille bien le remarquer, le ptérygion n'est pas une maladie nouvelle ou étudiée depuis peu. Il suffit, pour se convaincre de l'ancienneté de la maladie et des études qu'elle a suscitées, de parcourir les intéressantes *Notes pour servir à l'histoire de l'oculistique chez les anciens*, par Ch. Daremberg. (*Gaz. méd.*, 1878.)

Nous y lisons que Galien connaissait le ptérygion et le décrivait sous le nom d'excroissance *nerveuse* de la membrane qui recouvre l'œil ; nous y lisons que dans plusieurs auteurs anciens, Démosthènes, Aétius, etc., on trouve des descriptions très-circonstanciées du ptérygion, désigné par certains sous le nom d'*ongle* ou *onglet*. Ces auteurs distinguaient déjà le ptérygion sarcomateux ou charnu et le ptérygion membraneux ; ils avaient déjà noté la marche envahissante de la maladie, l'obstacle qu'elle pouvait apporter à la vision et la facilité des récidives. De tout temps aussi l'on a été frappé de la constance de la forme triangulaire du ptérygion et de son siége au niveau du grand angle de l'œil. Il serait beaucoup trop long et du reste inutile d'exposer en détail toutes les théories pathogéniques que l'on a voulu faire servir à l'explication de ces phénomènes : l'oubli est ce qui convient le mieux à telle théorie d'après laquelle des fibres musculaires se développeraient dans l'aponévrose d'expansion des tendons des muscles droits, plus spécialement du droit interne, sous prétexte qu'il est le plus fort. Il suffit, pour en démontrer la nullité, de dire que cette théorie reposait sur une base à laquelle les recherches modernes ont enlevé toute sa valeur ; nous voulons dire le développement de fibres musculaires dans les ligaments larges pendant la grossesse. Il est actuellement bien établi que, même en dehors de la grossesse, les ligaments larges sont pourvus d'une couche musculaire. Nous ne nous arrêterons pas non plus à discuter les théories pathogéniques dites vasculaires, qui s'appuient sur des dispositions anatomiques non démontrées. Qu'on en juge par le simple exposé des deux théories suivantes, appartenant, l'une à Olivet, l'autre à Tavignot.

Olivet (*Ann. d'Oculistique*, tom. XII) se demande pourquoi le ptérygion affecte la forme d'un triangle dont le sommet est sur la cornée, plus ou moins loin de sa circonférence, et il se répond, au nom de l'anatomie, que c'est justement là qu'à l'état normal les vaisseaux sont le plus développés et c'est là aussi que le mouvement hypertrophique se fait de préférence. Un peu plus bas, le même auteur se demande pourquoi le grand angle de l'œil est le plus souvent affecté, et il se répond, toujours au nom de l'anatomie, qu'à l'état normal les vaisseaux sont plus nombreux et plus développés à l'angle interne qu'à l'angle externe, et à celui-ci qu'en haut et en bas de la cornée.

Pour Tavignot (*Revue de thérap. méd.-chirurg.*, 1853), le ptérygion est une hypertrophie particulière de la conjonctive, et sa position correspond toujours à celle d'un des quatre muscles droits, parce que c'est là que se trouvent les artères ciliaires longues et leurs anastomoses, qui sont plus fréquentes à mesure qu'elles se rapprochent du bord cornéen et de la sclérotique.

C'est d'anomalies dans la circulation de ces vaisseaux que naît le ptérygion.

La théorie qui a assigné la conjonctivite ou l'ophthalmie au ptérygion comme point de départ, laisse les divers caractères cliniques de la maladie tout aussi inexplicables.

On peut en dire autant de la théorie de Mannhardt (*Ann. d'Ocul.*, tom. LXII, pag. 22), qui considère le ptérygion comme le résultat de l'épisclérilis, soit aiguë, soit chronique. Presque entièrement limitée à la partie de la conjonctive qui se trouve à découvert entre les paupières, cette dernière maladie est fréquemment déterminée par l'impression d'un air froid et humide. Elle est très-opiniâtre et ne s'accommode d'aucun médicament astringent ou irritant; un bandage compressif n'est d'aucune utilité; par contre, l'atropine agit favorablement. Mais après la résorption des exsudats et la disparition de l'hyperémie, il reste presque toujours un commencement de ptérygion.

Voyons si les théories récentes sont plus satisfaisantes. Il en est une qu'on trouve aujourd'hui reproduite dans tous nos auteurs classiques, et dont la valeur a sans doute paru suffisamment garantie par la légitime réputation de l'auteur : c'est la théorie d'Arlt (de Vienne). D'après lui, le ptérygion a toujours pour point de départ un ulcère périphérique des bords de la cornée. La conjonctive bulbaire contracterait en ce point des adhérences avec l'ulcère; puis, entraînée peu à peu, grâce à sa laxité, finirait par le recouvrir. L'adhérence une fois établie, le tiraillement qui en résulte se fait sentir au sommet du ptérygion, entretient là l'ulcération cornéenne, et celle-ci continue alors à progresser en se dirigeant vers l'ouverture pupillaire.

Quelqu'un qui aura suivi de près la marche d'un certain nombre de ptérygions ne pourra voir dans cette théorie qu'une ingénieuse hypothèse, à chaque instant démentie par les faits. Voilà un ptérygion qui se présente avec sa forme caractéristique, mais dont le développement est encore peu avancé. Son sommet est séparé par un certain intervalle du bord de la cornée. Examinez celle-ci de toutes façons ; examinez l'intervalle qui la sépare du sommet du ptérygion : vous ne découvrez dans ces diverses parties absolument rien d'anormal. Sachant de quel crédit jouissait l'opinion que nous combattons, nous n'avons rien négligé pour nous assurer si elle était fondée, et nous déclarons que, dans la très-grande majorité des cas, rien n'autorisait à admettre l'existence d'un ulcère cornéen à l'origine du ptérygion. Qu'un ulcère cornéen puisse déterminer la formation d'un ptérygion selon le mécanisme indiqué par Arlt, nous voulons bien le croire ; mais si nous consultons notre expérience, cette pathogénie du ptérygion est tout à fait exceptionnelle. Car, ainsi que le fait observer Abadie dans son *Traité des maladies des yeux* (Paris, 1876), si la pathogénie était toujours la même, le ptérygion n'aurait pas un siége de prédilection aussi marqué ; il se présenterait n'importe où sur le pourtour de la cornée, les ulcérations de cette membrane pouvant occuper un point quelconque de sa circonférence.

Une théorie encore plus récente, celle de Horner (*Ann. d'Ocul.*, tom. LXXV), présente beaucoup d'analogie avec celle de Arlt, et se trouve passible des mêmes objections. Pour Horner, le ptérygion, comme le pinguécule, est un attribut de l'âge avancé, se bornant à la région de la fente palpébrale. Un petit ulcère à la marge de la cornée en marque le début ; la poussière y pénètre et le produit de sécrétion conjonctivale et lacrymale y séjourne. Quand cet ulcère guérit, la conjonctive, tiraillée, forme au-dessus une petite éminence. Ce même processus se répète ; une nouvelle ulcération se produit. La conjonctive se laisse tirailler de nouveau, et finalement déborde sur la cornée.

Nous n'en finirions pas si nous voulions exposer toutes les

théories pathogéniques qui ont été émises au sujet du ptérygion. Il nous suffit d'avoir mentionné les principales, celles qui ont eu ou qui ont le plus de vogue, car elles démontrent que le véritable mécanisme de la production du ptérygion est encore à trouver. Un guide pathogénique nous manquait donc pour rechercher les circonstances propres à nous expliquer la fréquence des ptérygions à Quito. Nous nous sommes alors adressés à la Géographie médicale. Mais, encore ici, nous n'avons trouvé que des notions tout à fait incomplètes. Tout ce que l'on sait sur ce point, c'est que le ptérygion est plus fréquent dans les climats chauds. L'Espagne, Madère, la Calabre, Constantinople, tels sont les pays où il a été spécialement signalé ; mais les causes auxquelles on peut attribuer sa fréquence dans ces pays nous sont totalement inconnues. Quoi d'étonnant à cela quand on sait que les causes de la plupart des endémies sont demeurées jusqu'alors impénétrables? Nous avouerons donc, non sans regret, mais du moins sans honte, que nous n'avons pas été plus heureux dans nos investigations relativement aux circonstances spéciales pouvant servir à expliquer la fréquence du ptérygion dans l'Équateur. Ces circonstances nous échappent absolument.

Nous ne croyons pas cependant que l'attention que nous avons consacrée à l'examen d'un grand nombre de ptérygions doive être jugée complétement inutile. Elle nous a donné la conviction que la cause du ptérygion est toujours une cause extérieure agissant localement, non sur la cornée, mais bien sur la conjonctive qui revêt l'angle interne de l'œil. Que cette cause soit un grain de poussière, une particule métallique, un grain de farine, peu importe ; c'est toujours un agent plus ou moins irritant, dont le contact répété avec l'angle interne de l'œil finit par y déterminer une modification, une altération consistant essentiellement dans une adhérence anormale de la conjonctive avec la sclérotique sous-jacente.

La configuration anatomique de l'angle interne n'explique-t-elle pas suffisamment que l'agent irritant atteigne cette partie de préférence à tout autre point de la conjonctive? N'est-ce pas là une partie toujours accessible aux agents extérieurs, tant pendant le sommeil qu'à l'état de veille? N'y a-t-il pas entre la caroncule lacrymale et le globe de l'œil un petit croissant, le pli semi-lunaire, qui présente une disposition tout à fait favorable pour y retenir les corps étrangers d'un très-petit volume? N'est-ce pas là aussi la partie la plus vasculaire de la conjonctive? Il n'est donc pas impossible de comprendre que cette partie soit le plus souvent impressionnée par le contact ou le séjour des corps étrangers. De cette impression plus ou moins répétée, il pourra résulter une conjonctivite plus ou moins intense et étendue, si l'impression a été très-vive. Si elle a été moins vive, l'action restera limitée au point impressionné. Supposons maintenant que cette impression se répète fréquemment, et il n'y aura nullement lieu de s'étonner qu'au bout d'un certain temps elle finisse par déterminer une inflammation adhésive et à marche très-lente d'un point de la conjonctive de l'angle interne.

Qu'arrivera-t-il alors? Cette partie de la conjonctive ne pouvant plus glisser librement sur la sclérotique, il se produira, à chaque mouvement du globe oculaire en dehors, un certain tiraillement de la partie adhérente. Ce tiraillement, se reproduisant à chaque instant, pourra très-bien déterminer des lésions nutritives au niveau du point tiraillé, lésions produisant peu à peu une hypertrophie des éléments vasculaire et cellulaire. On comprendrait ainsi que l'aspect du ptérygion varie suivant que l'un ou l'autre de ces deux éléments serait le siége principal ou exclusif de l'hypertrophie, devenant charnu dans un cas, membraneux dans un autre, etc.

Poursuivons. Chaque tiraillement a pour effet de produire un certain allongement du pont qui existe entre la conjonctive et la sclérotique. Il est donc tout naturel que ce pont s'allonge. Or, l'espace lui manque pour s'allonger en dedans, où, du reste, rien ne l'attire. Il s'allongera donc vers le côté externe, vers lequel il est à tout moment tiraillé. La réalité de ces tiraillements ne saurait être mise en doute : la plupart des malades en ont parfaitement conscience et les traduisent par la gêne qu'ils disent éprouver pour diriger l'œil en dehors.

Plusieurs des particularités du ptérygion trouvent leur explication dans ce mode d'évolution. En premier lieu, on comprend ainsi la lenteur du développement ; on peut aussi se rendre compte de la forme triangulaire, et voici comment : l'adhérence anormale une fois produite, les tiraillements auxquels elle est soumise ont lieu principalement vers le côté externe, mais il y en a aussi en haut et en bas, tous occasionnés par les mouvements du globe oculaire. Voilà donc une partie de la conjonctive tiraillée en trois sens : il se formera trois angles correspondant aux trois points où s'exerce la traction; et comme la traction est plus forte vers le côté externe, c'est vers ce côté que la production anormale s'allongera le plus. Quelle sera la limite à cet allongement externe? Le bord de la cornée? Nullement. La cornée, quoique dépourvue de vaisseaux sanguins à l'état physiologique, ne s'oppose pas à ce que des rameaux vasculaires se développent dans son épaisseur : la kératite panniforme en est la meilleure preuve. La pointe externe du ptérygion franchit donc le bord de la cornée et en recouvre graduellement une certaine étendue. Il est positif que le sommet du ptérygion paraît presque toujours, du moins à partir du moment où il a franchi le bord cornéen, implanté sur une surface exulcérée, et c'est probablement là l'origine des interprétations d'Arlt et de Horner.

Mais, pour nous, il ne faut voir dans cette apparence d'exulcération que le résultat du travail pathologique qui se fait à cet endroit, travail déterminé par les tiraillements déjà mentionnés et présidant à l'extension du ptérygion en dehors. Enfin il arrivera un moment où les tiraillements vers le côté externe diminueront notablement. Ce sera le moment où le sommet du ptérygion atteindra le diamètre vertical de la cornée. Or, notre expérience nous l'a démontré, les ptérygions qui dépassent le centre de l'ouverture pupillaire sont exceptionnels.

Maintenant, rien ne nous empêche d'admettre que si les mêmes causes qui agissent de préférence au niveau de l'angle interne viennent par hasard à concentrer leur action au niveau de l'angle externe, un ptérygion externe ne puisse se former suivant le même mécanisme. Si les agents irritants séjournent dans le cul-de-sac conjonctival supérieur ou inférieur, il pourra se produire un ptérygion supérieur ou un ptérygion inférieur, et comme les adhérences anormales existant au niveau de ces deux culs-de-sac seront, dans les mouvements du globe oculaire sur son axe transversal, plus lentement tiraillées quand elles occuperont la partie médiane que quand elles occuperont l'un des côtés, le sommet du ptérygion s'observera surtout au niveau de cette lésion médiane. Or, l'expérience est encore là pour démontrer que dans les cas exceptionnels où il y avait quatre ptérygions dans le même œil, ils avaient la direction des quatre muscles droits, ce qui avait fait naître une des théories précédemment exposées.

Nous nous abusons peut-être, mais il nous semble qu'avec l'étiologie et la pathogénie que nous proposons, on n'a de peine à comprendre ni la forme, ni la position, ni l'aspect, ni la lenteur du développement, ni l'indolence du ptérygion. Nous verrons plus loin que ces mêmes considérations rendent aussi compte de la facilité de ses récidives.

Le ptérygion n'est pas une maladie grave, de nature à compromettre l'existence; mais il a une certaine gravité en ce sens qu'il peut constituer un sérieux obstacle à la vue. Santos

Fernandez dit, en parlant de Madère, que dans cette contrée aucun des nombreux individus atteints de ptérygion ne se fait opérer, et que pourtant il n'y a observé aucun cas de cécité dû à cette cause (*Anfiteatro anatómico español*, 1874). On peut faire la même remarque au sujet de la capitale équatorienne. Nous n'avons, nous non plus, constaté aucun cas de cécité consécutive au ptérygion; mais nous avons observé plusieurs cas dans lesquels la fonction visuelle en était considérablement troublée.

Les cas de ce genre sont bien plus nombreux que ceux où le ptérygion ne donne lieu à aucun inconvénient. On a donc raison d'intervenir quand on se trouve en présence d'un ptérygion. Telle est du moins la conduite que nous avons tenue à Quito. Dans le cas où la maladie était peu avancée, nous avons, les premiers temps, essayé de la combattre au moyen de cautérisations avec le nitrate d'argent, le sulfate de cuivre et l'acétate de plomb; mais nous n'avons pas tardé à abandonner ces divers moyens, qui ne nous donnaient aucun bon résultat. Nous avons alors recouru à un certain nombre de procédés opératoires; l'incision simple, suivie ou non de cautérisation, a été pratiquée une quinzaine de fois : dix fois la maladie s'est reproduite. Sur quatre malades, nous avons appliqué le procédé de Desmarres, ainsi décrit par l'auteur lui-même : On pratique, sur le bord inférieur de la plaie faite à la conjonctive (par le détachement du ptérygion), une incision suivant une direction parallèle à la circonférence de la cornée, dans l'étendue de 6 à 8 millim. Cette incision longe la cornée en bas, 4 millim. environ, et doit être assez large pour que l'extrémité du ptérygion, devenue libre par la dissection, puisse y être introduite. Les choses ainsi disposées, ce lambeau formé par le ptérygion est fixé dans l'incision de la conjonctive par quelques points de suture. Dans ces quatre cas, il y a eu une récidive et deux résultats incomplets.

Dans deux cas, nous avons employé le procédé de Pagenstecher. Il consiste à détacher le ptérygion de la cornée et de la sclérotique jusqu'à sa base, à le renverser en le déjetant du côté de l'œil où il siége, et en le laissant libre de toute adhérence, si ce n'est par sa base. On détache alors la conjonctive qui touchait au ptérygion jusque sur l'autre moitié du globe, pour la faire glisser avec plus de facilité et pour bien réunir les lèvres de la plaie en y plaçant une ou deux sutures. Sur ces deux cas, deux récidives.

Enfin, nous avons une fois appliqué le procédé de la ligature tel qu'il est décrit par Szokalski, et nous n'avons eu nullement à nous en louer.

On le voit, les résultats de notre pratique ne sont pas de nature à diminuer l'hésitation, certes bien justifiée, que le praticien doit éprouver chaque fois qu'il lui faut se décider pour un procédé opératoire. Le grand écueil de tous les procédés est la récidive.

Cette tendance à la récidive vient encore grossir le nombre des caractères bizarres du ptérygion, et elle a pu faire croire à plusieurs auteurs que dans beaucoup de cas le ptérygion était une production néoplasique de nature maligne, opinion qu'on n'oserait aujourd'hui soutenir. S'il est vrai que le point de départ du ptérygion soit dans une adhérence limitée entre la conjonctive et la sclérotique, on conçoit sans peine que le tissu cicatriciel qui résulte de ces diverses opérations établisse de nouvelles adhérences et contribue à faire naître un nouveau ptérygion. Nous ne doutons pas que l'on ne se mît à l'abri de toute récidive si l'on pouvait immobiliser le globe oculaire après l'opération. Nous posons l'indication sans pouvoir signaler aucun moyen pratique de la remplir.

Parmi les particularités de la pathologie oculaire de Quito, celles relatives à la myopie et au ptérygion ont tout spécialement appelé notre attention, et nous avons tenu à les mentionner en première ligne. D'autres particularités, quoique n'ayant pas été aussi tranchées, nous paraissent néanmoins susceptibles d'offrir quelque intérêt; nous allons brièvement les faire connaître.

3° *Maladies de la cornée.* — Les maladies de la cornée existent à Quito en très-grand nombre; on trouve la kératite associée à presque toutes les conjonctivites, du moins chez les malades qui se présentent à l'hôpital. Ce fait nous paraît facilement s'expliquer par la négligence apportée dans le traitement de la conjonctivite. Les Quiténiens ont généralement horreur de l'hôpital, et ne consentent à y entrer qu'à la dernière extrémité; aussi ne se présentent-ils jamais avec des maladies oculaires simples, trop souvent ils viennent avec des désordres irrémédiables. La même négligence s'observe dans le traitement des ophthalmies purulentes des nouveau-nés et des ophthalmies varioleuses. Celles-ci d'ailleurs sont d'autant plus fréquentes et plus graves que l'usage de la vaccine, malgré les louables efforts de Garcia Moreno, est encore peu répandu dans le pays. Cette négligence entraîne les conséquences les plus fâcheuses; il y a vraiment lieu d'être péniblement impressionné par le grand nombre d'enfants et de jeunes gens qui lui doivent des lésions oculaires plus ou moins préjudiciables à la fonction visuelle et ordinairement incurables. Le chiffre est très-élevé des opacités cornéennes qui se sont offertes à notre observation, et nous avons eu bien des fois l'occasion de voir successivement échouer contre elles tous les moyens employés. Leur degré de curabilité nous a paru être le même que dans nos climats, et pouvoir être indiqué d'avance par les mêmes caractères des opacités.

De pair avec les taies de la cornée, marchent les staphylômes opaques ou cicatriciels de cette membrane. Il devait en être ainsi du moment que, dans la plupart des cas, les deux lésions ont la même origine. Nous avons pu opérer une dizaine de cas de staphylôme. La méthode mise en usage a été l'excision pratiquée suivant le procédé ordinaire ou suivant le procédé de Critchett. Ce dernier, appliqué dans trois cas, nous a paru offrir de sérieux avantages sur le procédé ordinaire. Tous les opérés ont été préalablement soumis à l'anesthésie chloroformique. Si nous mentionnons le fait, c'est parce que chez deux d'entre eux, deux enfants d'une douzaine d'années, est survenue une syncope pendant la chloroformisation, alors que nous n'avons observé aucun accident semblable dans les nombreuses chloroformisations pratiquées pour d'autres opérations. Nous ne savons à quoi attribuer la production de ces deux syncopes, qui, du reste, n'ont pas eu de conséquence grave.

4° *Cataracte.* — La *cataracte* se présente à Quito avec les mêmes caractères qu'en France; elle y revêt les mêmes formes, y offre les mêmes variétés. La plupart des cas sont fournis par les personnes âgées des deux sexes ; les femmes ne paraissent pas atteintes en moindre proportion que les hommes.

La cataracte corticale demi-molle est celle que nous avons le plus souvent observée; nous avons eu aussi plusieurs fois l'occasion de constater l'existence de cataractes périphériques partielles consistant en de courtes stries rayonnées, occupant une partie plus ou moins étendue de la circonférence cristallinienne. La cataracte *nucléolaire dure* ne manque pas non plus dans nos observations : elle est, comme partout ailleurs, l'apanage presque exclusif d'un âge très-avancé. Enfin nous avons observé une cataracte *pierreuse* double, probablement congénitale, chez un jeune homme de 20 ans.

Nous ne ferons pas l'histoire des diverses cataractes que nous avons observées, vu que nos observations n'offrent aucune particularité bien remarquable. Mais nous éprouvons le besoin de communiquer à nos lecteurs la *morale* qui résulte pour nous de ces observations ; nous la formulons en disant que, sans examen ophthalmoscopique, bien des cataractes peuvent passer inaperçues, et, d'un autre côté, bien des cristallins peuvent être considérés comme opaques, alors que les rayons lumineux les traversent parfaitement dans toute leur étendue. Plus d'un malade, parmi ceux qui nous ont consultés, avait été, pour une cataracte méconnue, soumis, pendant des mois ou des années, à l'usage de bien des pommades ou des collyres, et on nous a, d'autre part, amené plus d'un *prétendu* cataracté qui n'avait pas la moindre cataracte. La fréquence de ces erreurs de diagnostic est évidemment due à ce que l'emploi de l'ophthalmoscope ne s'est pas encore généralisé dans le corps médical du pays.

Dans tous les cas opérables, nous avons pratiqué l'extraction linéaire de Graefe avec cette modification, que l'incision du premier temps était moins périphérique et moins scléroticale. Sur vingt-trois yeux opérés, nous avons obtenu seize résultats satisfaisants. Les suites de l'opération, soit dans les cas qui ont réussi, soit dans les cas malheureux, n'ont pas sensiblement différé de celles décrites dans nos traités classiques. Aussi les passerons-nous sous silence.

La fréquence de la cataracte n'est pas plus grande à Quito qu'en France. C'est là un renseignement dont l'importance ne saurait échapper à ceux qui sont au courant des questions qui ont été soulevées à propos de l'étiologie de la cataracte. De tout temps, les spécialistes des affections oculaires se sont demandé quel degré d'influence les climats pouvaient exercer sur la production de l'opacité cristallinienne. On s'est surtout préoccupé de l'influence exercée par les latitudes équatoriales, ainsi qu'en témoignent les regrets exprimés par un oculiste éminent. « Il est à regretter, dit L. Wecker, dans son *Traité des Mal. des yeux*, que nous ne trouvions actuellement aucune indication statistique sur cette matière dans la littérature médicale des pays équatoriaux, et que nous soyons réduits à nous en tenir là-dessus à des indications aussi peu précises. »

L'opinion a été bien des fois émise que la réverbération d'un soleil ardent sur des terrains blancs et sablonneux pouvait contribuer à produire la cataracte. On a dit aussi que la réverbération déterminée par les matières des volcans éteints a une influence fâcheuse sur le cristallin. Nous devions donc, si de telles assertions étaient fondées, trouver la cataracte plus commune dans la république Équatorienne que dans nos climats.

Des considérations d'un autre ordre pouvaient aussi nous faire croire à la fréquence de la cataracte à une altitude de près de trois mille mètres. S'il fallait en croire les assertions de Jourdanet, la masse sanguine subirait, à partir d'une élévation de deux mille mètres, une diminution de plus en plus notable; le système circulatoire périphérique deviendrait d'une pauvreté extrême, la peau serait sèche et pâle. Un tel état de choses aurait un retentissement incontestable sur la nutrition des milieux de l'œil, et, à cet égard, l'auteur que nous venons de citer invoque, à l'appui de ses idées, l'opinion vulgaire des habitants de l'Anahuac, qui se refusent à prendre des bains de pieds fréquents dans la crainte d'affaiblir l'organe de la vision. Si nous rapprochons ces assertions des idées pathogéniques qui ont cours, dans la science, au sujet de la cataracte, nous voyons que les désordres circulatoires mis sur le compte de l'altitude sont exactement les mêmes que ceux mentionnés comme circonstances étiologiques de la cataracte. On admet en effet que si le diabète sucré, le choléra morbus, l'ergotisme, le marasme sénile, prédisposent au développement de la cataracte, c'est par la soustraction d'une certaine quantité d'eau aux parenchymes. Si la cataracte s'observe principalement chez les vieillards, c'est parce que dans la vieillesse il y a insuffisance de l'afflux sanguin qui s'exerce vers les tissus; c'est parce que la circulation périphérique est ralentie et que les parties du système sanguin les plus éloignées du cœur sont devenues plus ou moins imperméables. Il y a dans ces cas amoindrissement de l'huméfaction des tissus, et ces altérations sont spécialement prononcées dans le système vasculaire de l'œil. Il n'est donc pas surprenant qu'elles retentissent sur un organe tel que le cristallin, dont la nutrition si délicate est très-intimement liée à l'intégrité de la circulation sanguine locale.

Que conclure de cette opposition entre des prévisions théoriques et les résultats? Comme les théories doivent se plier aux faits, et non les faits aux théories, notre conclusion est que la réverbération sur les terrains blancs et sablonneux ou sur les matières des volcans éteints n'exerce pas d'influence appréciable sur la production des opacités du cristallin. Quant à la prétendue influence de l'altitude sur la nutrition des organes périphériques, tels que le cristallin, nous avons déjà dit ce que nous en pensions; à notre avis, cette influence a été singulièrement exagérée.

5° *Maladies de l'Iris.* — Les maladies de l'*iris* ne se sont signalées à notre observation par aucune particularité, soit sous le rapport de leur fréquence, soit sous le rapport de leur expression symptomatique.

6° *Maladies de la Choroïde.* — Nous dirions qu'il en a été de même des maladies de la *choroïde*, si nous n'eussions été consultés l'un après l'autre dans un cas qui nous a paru assez singulier. Il s'agit d'un avocat haut placé dans la magistrature du pays. Ce magistrat, âgé de 60 ans, a toujours joui d'une excellente santé. Il n'avait jamais eu à se plaindre de sa vue jusque vers l'âge de 55 ans. A cette époque, il a commencé à éprouver quelques éblouissements quand il marchait au soleil, et depuis lors ce symptôme n'a jamais complétement disparu.

Depuis quatre ans il porte, pour se garantir du soleil, deux larges verres à coquille bleus, avec des abat-jours latéraux de même couleur. Quand il est muni de son appareil, il n'éprouve aucune difficulté du côté de la vue : il voit comme n'importe qui, reconnaît les personnes de très-loin, ne ressent aucune gêne dans les yeux. Mais qu'il lui arrive de vouloir sortir au soleil sans ses lunettes, immédiatement il est obligé de baisser la tête, il est pris d'un blépharospasme des plus intenses, il ne peut plus distinguer les objets et les personnes qui l'entourent : il est comme ébloui, et il lui serait impossible de prolonger cette situation.

Dans les journées sombres et pendant la nuit, ses lunettes ne lui font nullement faute. Rentré chez lui, il peut, à la lumière du jour, pourvu qu'il n'y ait pas de soleil, ou à la lumière artificielle, lire ou écrire des héures entières sans éprouver beaucoup de fatigue. La lumière d'une forte lampe, concentrée sur ses yeux par le miroir ophthalmoscopique, ne détermine aucune sensation pénible. L'examen des diverses parties des deux yeux n'y révèle aucune altération, sauf une certaine pâleur de tout le fond de l'œil. Le pigment choroïdien paraît uniformément diminué. L'acuité visuelle est normale. L'examen optométrique indique une légère presbytie. Quel diagnostic porter en présence d'un pareil cas ? Nous étions d'abord arrivés, par voie d'exclusion, à prononcer le nom d'*irritation* ou d'*hyperesthésie* rétinienne. Mais nous ne pouvions être bien satisfaits d'un tel diagnostic, car l'existence d'une irritation qui persisterait d'une façon continue pendant cinq ans, dans une membrane aussi délicate que la rétine, sans y produire aucune altération nutritive, était contraire à toutes nos connaissances en pathologie. Du reste, les divers traités spéciaux qu'il nous a été donné de consulter ne nous fournissaient, sur ce point, aucune notion qui pût diminuer notre embarras. Nous avons alors dirigé nos recherches du côté des lésions choroïdiennes et essayé d'y faire rentrer notre cas. Mais nous avons eu le regret de ne trouver dans les ouvrages d'oculistique aucune maladie de la choroïde donnant lieu à une symptomatologie comme celle que nous cherchions à interpréter. Il est bien question, en plusieurs endroits, de dépigmentation choroïdienne : mais on en parle comme d'un épiphénomène tout à fait accessoire, s'observant dans d'autres lésions plus importantes de la choroïde.

En désespoir de cause, nous nous sommes adressés aux notions physiologiques que nous possédons sur le pigment choroïdien, et nous nous plaisons à croire que nous y avons trouvé la solution que nous cherchions. Nous ne saurions mieux faire, pour donner une idée exacte de ces notions, que de citer textuellement l'exposé qui en est fait dans le *Cours de physiologie* de Küss et M. Duval (1876) : « Le pigment de la face interne de la choroïde joue un rôle important dans la vision : la rétine étant transparente, les rayons lumineux arrivent jusque sur le pigment choroïdien, qui se comporte vis-à-vis d'eux d'une manière encore difficile à interpréter : peut-être cette couche absorbe-t-elle les rayons les plus irritants, et sert-elle de miroir réflecteur pour les autres, qui impressionnent alors les organes terminaux des fibres nerveuses de la rétine ; nous verrons en effet que les éléments sensitifs de la rétine ont leur extrémité libre tournée vers la choroïde, et ne sont sans doute impressionnés que par les rayons que réfléchit cette sorte de miroir (Ch. Rouget); cette couche pigmentaire n'est pas absolument noire. Il y a là de grandes variétés selon les animaux : chez quelques-uns, comme par exemple chez le bœuf, elle présente des reflets métalliques (tapis) qui rappellent parfaitement la surface d'un miroir. Peut être aussi que cette couche pigmentaire, si foncée et si opaque en d'autres points, est destinée à empecher, comme le noir mat dont on revêt la face interne de nos chambres obscures, la réverbération irrégulière et en tous sens des rayons lumineux, et à assurer ainsi la netteté de la vue; en effet, les animaux qui manquent de pigment choroïdien (albinos) ne supportent qu'avec peine l'action d'une lumière vive (héliophobes). Toujours est-il que le pigment choroïdien est accessoirement très-utile à la vision, et que si dans la vieillesse la face interne de la choroïde tend à se décolorer, cette transformation, quoique secondaire, n'est pas étrangère à l'affaiblissement de la vue à cet âgé avancé. »

Conformément à ces données, nous sommes portés à admettre que les symptômes observés chez notre malade doivent être exclusivement rapportés à une dépigmentation partielle et sénile de la choroïde, et nous concluons que nous avons eu affaire à un cas d'*héliophobie* chez une personne *non albinos.*

7° *Rétinite pigmentaire.* — A propos des maladies de la *rétine,* nous ferons seulement remarquer que nous n'avons observé aucun cas de *rétinite pigmentaire*, malgré le grand nombre d'unions consanguines qui se font à Quito.

8° *Maladies des Paupières,* — Les maladies des *paupières* sont loin d'être rares; les blépharites ciliaires avec trichiasis, ectropion, etc., sont d'observation quotidienne. Nous avons eu l'occasion, dans un cas de blépharo-adénite chronique double compliquée d'ectropion, et ayant déterminé un blépharo-phimosis considérable, de voir les bons effets de l'opération, que Pagenstecher pratique et recommande en pareil cas. Elle consiste à fendre la commissure externe dans toute son épaisseur, au moyen de ciseaux droits; la plaie ainsi pratiquée présente, du côté de la conjonctive, une étendue de 4 à 6 millim. et de 6 à 8 millim. du côté de la peau. En écartant fortement les deux paupières avec deux pinces à griffes, on transforme facilement la plaie horizontale en une plaie verticale dont un rebord est constitué par la peau et un autre par la conjonctive. — La peau et la conjonctive sont réunies avec trois ou quatre points de suture.

9o *Maladies des Voies lacrymales.* — Les maladies des *voies lacrymales* ne sont pas moins fréquentes à Quito qu'en France : on les y trouve peut-être même en plus grand nombre. Ce sont habituellement des dacryocystites aiguës ou chroniques avec ou sans fistules. Les Indiens et les Nègres nous en ont paru indemnes; les *métis* en sont rarement atteints : c'est donc la race blanche qui fournit presque tout le contingent à ces maladies.

Les particularités, les invraisemblances, les résultats inexplicables que l'observation européenne a relevés au sujet de la pathologie des voies lacrymales, se constatent également dans la capitale équatorienne.

Ainsi, pendant tout le temps que nous avons eu le service de la clinique chirurgicale, la salle des femmes n'a presque jamais été exempte de dacryocystites, alors qu'il ne s'en est présenté que deux cas dans la salle des hommes. Il y avait dans les deux salles le même nombre de lits. En ville, le seul cas de la maladie qui nous occupe, observé chez l'homme, nous a été offert par un religieux de l'ordre de Saint-Augustin étranger au pays. Autre particularité: sur trente-sept dacryocystites, trente existaient du côté gauche. Pourquoi la maladie atteint-elle spécialement le sexe féminin et le côté gauche ! Nous posons la question sans la résoudre.

Les causes des dacryocystites que nous avons observées ont été celles qui sont généralement assignées à cette maladie. Il y a pourtant une restriction à faire en ce qui concerne la conjonctivite *granuleuse*, qui, on le sait, devient dans certains pays le point de départ d'un grand nombre de tumeurs et fistules lacrymales. La conjonctivite granuleuse n'existe pas à Quito, du moins nous ne l'y avons jamais observée, bien qu'on y trouve réunies la plupart des causes qui servent ailleurs à expliquer la présence de cette grave lésion.

Dans le traitement employé, les indications que nous avons cherché à remplir étaient tirées, soit de l'état général, et nous les remplissions avec des toniques, des reconstituants, etc., soit de l'état local, et nous appliquions des agents propres surtout à modifier la surface muqueuse du sac lacrymal. Quand il y avait des phénomènes inflammatoires, phlegmoneux, ils étaient combattus par des applications émollientes et résolutives, et quand ces phénomènes avaient disparu, nous faisions des injections astringentes par l'un des points lacrymaux ou par l'orifice fistuleux, quand il en existait. Nous recourions de préférence aux injections de sulfate de zinc, et d'ordinaire elles étaient poussées avec une certaine force dans l'espoir de leur faire traverser le canal nasal. Ce n'est qu'exceptionnellement que cet espoir s'est réalisé, et cependant les trois quarts de nos malades sortaient de l'hôpital entièrement guéris, du moins en apparence ; nous en connaissons même qui, deux ans après, ne présentaient aucune tendance à la récidive.

La cautérisation du sac avec la pâte de Canquoin n° 2 nous a fourni de bons résultats dans deux cas demeurés rebelles à l'emploi des injections astringentes ; ni dans ces deux cas ni dans les deux autres nous n'avons pu nous flatter d'avoir rétabli la perméabilité du canal lacrymal. Comment s'expliquer tous les bons résultats obtenus malgré la persistance de l'oblitération du canal nasal ? Comment s'expliquer les guérisons produites au moyen de la destruction du sac lacrymal, si l'on admet que l'imperméabilité du conduit nasal est le point de départ habituel des tumeurs lacrymales ?

Nous lisons dans les Traités de Physiologie que la sécrétion des larmes est continue, qu'elles forment un courant non interrompu se dirigeant de la glande lacrymale vers les fosses nasales. La plus simple logique nous oblige à conclure de ces données que, si l'écoulement des larmes par leur voie naturelle vient à être empêché, les larmes suivront une autre voie et donneront lieu à un écoulement *anormal* non moins continu que l'écoulement normal lui-même; en d'autres termes, nous devons admettre qu'un larmoiement continu sera la conséquence inévitable d'une oblitération des voies lacrymales siégeant entre les points lacrymaux et l'embouchure inférieure du canal nasal. Or, l'expérience clinique ne cesse de protester contre la fatalité d'une telle conséquence. A chaque instant on rencontre des malades dont les voies lacrymales sont oblitérées et qui passent des mois entiers sans verser une larme. Il y a donc contradiction entre les données physiologiques et les faits pathologiques. De quel côté est l'erreur? Nous n'hésitons pas à déclarer qu'elle est *tout entière* dans les données physiologiques. Que sait-on en effet de positif sur la quantité du liquide lacrymal normalement sécrété? On voit bien que la surface extérieure du globe oculaire est constamment humectée ; mais nous dirons, avec L. Wecker, qu'il reste encore à savoir quelle quantité du liquide épanché à la surface de l'œil appartient à la sécrétion lacrymale et à celle des glandes conjonctivales, combien à la transsudation qui s'opère au travers des membranes de l'œil. Jusqu'à ce qu'on nous ait démontré, preuves en mains, que la sécrétion des larmes est continue et que les points lacrymaux en absorbent *constamment* une certaine quantité qui s'écoule dans les fosses nasales, nous aimons mieux croire que la sécrétion de la glande lacrymale est normalement imperceptible, et que le produit de cette sécrétion est exclusivement destiné à contribuer à la lubréfaction de la conjonctive. Ce n'est là qu'une hypothèse, nous en convenons, mais du moins elle est préférable à des assertions non moins hypothétiques et qui se trouvent en contradiction flagrante avec les faits observés. Pour nous, les larmes ne contribuent en rien, à l'état normal, à la lubréfaction de la membrane de Schneider, qui renferme en elle-même les éléments de sa lubréfaction. Cette conviction, nous l'avons également puisée dans l'observation clinique, car, dans aucun cas d'oblitération du conduit lacrymo-nasal, nous n'avons pu constater la sécheresse de la narine correspondante. N'est-il pas aussi d'observation vulgaire et quotidienne que, sans avoir jamais présenté le moindre symptôme du côté des voies lacrymales, on passe des mois entiers sans éprouver le besoin de se moucher ! Vienne une hypersécrétion lacrymale, et alors seulement ce besoin est éprouvé.

On a fait jouer aux maladies de la muqueuse nasale un rôle assez important dans l'étiologie des tumeurs et fistules lacrymales, et l'on a établi entre les deux localisations morbides un rapport de cause à effet. Le coryza, a-t-on dit, donne lieu à une dacryocystite en produisant l'oblitération de l'embouchure du canal nasal, et empêchant ainsi le cours des larmes. On nous permettra d'interpréter ces faits d'une autre façon. Le coryza n'est nullement la cause de la dacryocystite : les deux maladies sont l'effet d'une même cause; ce sont les lésions de la muqueuse nasale qui se propagent jusqu'au sac lacrymal, absolument comme cela a lieu pour les lésions de la conjonctive, propagation trouvant une explication naturelle dans la continuité qui existe entre les trois muqueuses.

Mais dans votre hypothèse, nous objectera-t-on peut-être, comment expliquerez-vous le larmoiement qui se produit dans la plupart des affections des voies lacrymales? Nous l'expliquons comme celui qui existe dans une simple conjonctivite, comme celui qui survient à la suite de la pénétration d'un corps étranger dans la conjonctive, la cornée, etc. C'est pour nous un larmoiement d'origine purement réflexe.

Si nous avons insisté sur le peu d'importance qu'un obstacle à l'écoulement des larmes dans les fosses nasales nous paraît avoir comme circonstance productrice des tumeurs et fistules lacrymales, c'est parce que cette notion nous conduit à une pratique bien différente de celle que la plupart des praticiens adoptent encore pour le traitement de ces maladies. Que devient, en présence de cette notion, la division classique du traitement chirurgical de la tumeur lacrymale en moyens propres : 1° à rétablir les voies naturelles d'écoulement des larmes ; 2° à créer des voies lacrymales artificielles ; 3° à oblitérer les points lacrymaux ou le sac lacrymal ; 4° à supprimer l'organe sécréteur des larmes? Cette division, on le voit, nous remet sous les yeux la contradiction que nous avons déjà signalée, car nous renonçons à comprendre comment une même maladie peut donner lieu à des indications thérapeutiques aussi opposées que celles inscrites sous les numéros 1 et 3 de la division que nous combattons.

Nous n'avons pas ici à refaire le procès de la canule de Dupuytren ni du clou de Scarpa ; tout le monde aujourd'hui s'accorde à croire que certaines tumeurs lacrymales se guérissaient malgré la canule ou le clou employés. On a également fait justice de la méthode consistant à créer des voies lacrymales artificielles. Enfin, il n'est plus question non plus de la méthode consistant à supprimer l'organe sécréteur des larmes.

Une juste réaction s'est faite contre ces diverses méthodes, et cette réaction est une nouvelle preuve à l'appui des idées que nous soutenons. Les *réactionnaires*, il est vrai, ont paru un instant décontenancés par les nombreux succès mis sur le compte du cathétérisme des voies lacrymales suivant les procédés de Bowmann, de Weber, etc.

Mais peu à peu la lumière se fait sur la véritable valeur de ces procédés, qui subiront, nous n'en doutons pas, le sort de leurs congénères. Cautérisation des points lacrymaux, surtout du sac lacrymal, ou même destruction complète du sac lacrymal, voilà la méthode qui traduit les tendances actuelles. Si la principale préoccupation que l'on a aujourd'hui, dans le traitement de la tumeur lacrymale, n'était pas de modifier la surface interne du sac lacrymal, pourquoi expliquerait-on les succès de toutes les autres méthodes par les modifications plus ou moins profondes qu'elles produisaient sur la muqueuse du sac? Cette muqueuse tend donc à sortir du rôle passif qu'on avait voulu lui assigner. On lui reconnaît un rôle essentiellement actif dans la production des tumeurs lacrymales ; en un mot, ses maladies ont pris, au point de vue de leur importance étiologique, la place qu'occupait l'obstacle à l'écoulement des larmes. Voyez, par exemple, la part que l'on fait, dans les récents Traités d'Oculistique, au catarrhe des voies lacrymales dans la destruction des tumeurs et fistules lacrymales !

Le catarrhe du sac lacrymal, voilà le véritable point de départ de ces tumeurs et de ces fistules ; telle est aussi la véritable source des indications thérapeutiques que l'on doit chercher à remplir.

10° Maladies de l'Orbite.

La seule maladie de l'*orbite* que nous ayons rencontrée à Quito a été une tumeur intra-orbitaire, observée chez un jeune garçon de race blanche, âgé de 16 à 17 ans. Voici les principaux traits de l'observation. En avril 1875, un Confrère nous amène ce jeune homme, qui est parfaitement constitué et qui se plaint seulement de ne plus voir de son œil droit aussi bien qu'auparavant. Une faible augmentation de la tension oculaire et un léger degré d'exorbitisme, tels furent les deux symptômes observés à cette époque. Ce cas nous parut bizarre et nous crûmes devoir en réserver le diagnostic. A partir de ce moment, deux ans se passent sans que nous entendions parler du jeune malade, et nous l'avions complètement perdu de vue quand, au mois de mai 1877, un autre Confrère vient nous prier de revoir le même malade. Nous constatons alors une exophtalmie des plus accentuées, avec œdème de la paupière supérieure et chémosis, une déviation du globe oculaire en haut et en dedans, une légère obnubilation de la cornée et une dilatation pupillaire assez considérable. La vue n'était pas encore abolie de ce côté : il en restait assez pour que le malade pût distinguer les personnes, compter les doigts et reconnaître les gros objets. Nous notons en même temps que presque toute la cavité orbitaire est remplie par une tumeur dure, immobile, non fluctuante, non pédiculée, non pulsatile, peu douloureuse à la pression et ne laissant percevoir aucun bruit de souffle. La surface d'implantation paraît très étendue : on sent qu'elle occupe à la fois la voûte et le plancher de l'orbite. Les phénomènes subjectifs sont peu accusés ; une légère sensation de gêne est à peine ressentie par le patient du côté affecté. L'état général est on ne peut plus satisfaisant. Rien de particulier dans les antécédents individuels ou héréditaires.

Les caractères de la tumeur, la lenteur relative et le silence de son développement, l'âge et le bon état général du malade, nous firent porter le diagnostic d'une tumeur solide non carcinomateuse. Mais était-ce un fibrome, un sarcome ou un enchondrome? Nous ne pûmes catégoriquement nous prononcer. Malgré cette incertitude, l'opération est résolue, et nous la pratiquons avec l'aide de trois Confrères, le malade étant préalablement chloroformisé.

Une incision verticale médiane comprenant toute l'épaisseur de la paupière supérieure et de la conjonctive infiltrées met à nu la surface externe blanchâtre et lisse de la tumeur. Pendant l'ablation de la tumeur, nous constatons qu'elle est implantée sur toute l'étendue de la voûte et de la paroi externe de l'orbite, et qu'elle enveloppe à moitié le nerf optique, mais sans contracter avec lui aucune adhérence. L'ablation est faite par fragments plus ou moins volumineux avec le bistouri, les ciseaux, la gouge, suivant les indications du moment. La dissection de la surface d'implantation est laborieuse et dure plus d'une heure. Nous enlevons couche par couche jusqu'à la surface osseuse. Ce qui a surtout prolongé l'opération et l'a rendue plus difficile, ce sont les précautions que nous avons cru devoir prendre pour ménager le globe oculaire et le nerf optique. L'hémorrhagie a été presque nulle.

Enfin, les deux lèvres de l'incision palpébrale sont réunies au moyen de trois points de suture, et l'on termine par l'application d'un pansement simple.

Comme nous n'avions été appelé que pour pratiquer l'opération, le médecin ordinaire de la famille resta, sans qu'on nous eût demandé notre avis sur ce point, chargé des pansements consécutifs, et nous jugeâmes, par un sentiment de délicatesse professionnelle, ne devoir faire que de rares visites à notre opéré. Ces rares visites furent pour nous une occasion de nous convaincre que les pansements étaient très négligés : chaque fois nous trouvions la cavité orbitaire pleine de pus. Le Confrère chargé des pansements habitait en ce moment la campagne ; il venait très irrégulièrement panser le malade, et le plus souvent la mère du malade le pansait tant bien que mal. Si nous mentionnons la négligence apportée dans le pansement, c'est parce que nous lui rapportons la suppuration de la cornée et la perte consécutive de la vue de ce côté. Le surlendemain de l'opération, le malade voyait comme avant l'opération ; mais, une fois que la suppuration se fut établie, il se produisit une véritable macération de la cornée dans le pus qui remplissait la cavité de l'orbite, ce qui n'aurait certainement pas eu lieu si, au moyen de lavages fréquents et complets, au moyen du drainage, etc., on eût facilité la sortie du pus à mesure qu'il se formait. Quinze jours après l'opération, on crut qu'il y avait un commencement de délire chez le malade : il avait crié pendant la nuit et s'était réveillé avec une certaine torpeur dans les idées. Un purgatif au calomel lui fut administré, et tout se dissipa.

Un mois après l'opération, la suppuration de l'orbite était terminée et la plaie palpébrale presque complètement cicatrisée. L'état général se maintenait toujours excellent, et quatre mois plus tard il ne paraissait y avoir encore aucune tendance à la récidive. Depuis lors, nous n'avons plus eu de renseignements sur ce malade.

L'examen microscopique de la tumeur nous démontra qu'elle était en grande partie constituée par du tissu fibreux parmi les éléments duquel on découvrait un certain nombre d'éléments cellulaires, allongés, fusiformes, munis d'un noyau. La tumeur était évidemment un sarcome ou, si l'on veut, un fibro-sarcome, ou encore une tumeur fibro-plastique.

11° De la Prostitution et de la Syphilis à Quito.

Prostitution, Syphilis, ce sont là deux mots qu'on ne s'étonnera pas de trouver associés. Aucun de nos lecteurs n'ignore combien sont étroits et nombreux les liens qui les unissent. La prostitution et la syphilis sont inséparables, comme un effet est inséparable de sa cause ; elles s'accompagnent comme l'ombre accompagne le corps qui la produit : il semble donc, *à priori*, que leur origine ait dû être simultanée ; et cependant, d'un côté, nous voyons l'Histoire établir d'une façon péremptoire que la prostitution est née avec le monde, tandis que, d'un autre côté, nous lisons dans plusieurs auteurs que l'origine de la syphilis ne remonte pas au delà du xve siècle. Il est vrai que cette manière de voir a été fortement ébranlée par les solides arguments que l'on a fait valoir contre l'origine *américaine* de la syphilis et en faveur d'une origine tout à fait ancienne.

Quoi qu'il en soit, nous sommes aujourd'hui habitués à ne plus séparer l'idée de syphilis de l'idée de prostitution. Aussi hygiénistes et médecins n'ont-ils pas craint, une fois maîtres du domaine de la syphilis, d'envahir celui de la prostitution malgré les protestations de certains moralistes et de plusieurs magistrats. On ne saurait méconnaître la légitimité des motifs qui ont poussé le Corps médical dans cette voie, et c'est des mêmes motifs que nous nous autorisons pour joindre aux renseignements que nous avons recueillis sur la syphilis quiténienne tous ceux que nous possédons sur la prostitution dans la capitale de l'Équateur.

Les cas de syphilis sont peu nombreux à Quito. Les salles d'hôpital réservées aux maladies syphilitiques et cutanées ne contiennent d'ordinaire qu'un très petit nombre de malades, et parmi ceux qui les occupent la plupart sont atteints d'affections cutanées non syphilitiques ou d'accidents purement vénériens qui n'ont rien de commun avec la syphilis proprement dite. Nous nous sommes d'abord demandé si le petit nombre de malades syphilitiques ne pouvait pas s'expliquer par les difficultés qu'ils éprouvaient à se faire admettre à l'hôpital ou par les conditions d'existence qui leur y étaient faites ; nous avions en mémoire les mesures injustes et inhumaines que, en des temps peu éloignés de nous et même dans les centres les plus civilisés, on croyait devoir prendre contre les victimes de Vénus.

Nous n'avons pas tardé à nous convaincre que rien de tout cela ne se passait à Quito et que les malades syphilitiques étaient reçus, nourris, couchés et soignés comme les malades ordinaires. Les sœurs de charité, dont la plupart du reste étaient françaises, obéissaient, dans leur conduite vis-à-vis de ces malades, aux idées moins étroites et plus libérales qui régissent aujourd'hui, en France, le traitement des affections vénériennes et syphilitiques.

Nous ferons remarquer, d'autre part, que dans la clientèle civile la syphilis ne fait que de bien rares apparitions. Or, sans refuser d'admettre qu'une pudeur mal comprise empêche quelques syphilitiques, principalement parmi les femmes, de se soumettre à une observation médicale, nous croyons que cela n'arrive que pour les cas bénins.

A en juger exclusivement par les conversations des habitants de Quito, la rareté de la syphilis serait difficilement admise. On serait au contraire porté à croire que cette maladie est d'une fréquence extrême. Le mot *galico*, *mal français*, qui sert à la désigner, est un mot que vous entendez prononcer à tout instant; il sort à tout propos de la bouche de tout le monde. Les mères le prononcent devant leurs filles, et celles-ci, mariées ou non mariées, le répètent ingénument entre elles ou dans n'importe quelle société ; elles parlent du *galico* comme du rhumatisme.

Mais allez au fond des choses et cherchez à vous rendre compte de ce que, dans les conversations quiténiennes, on désigne sous le nom de *galico*, et vous verrez que ce nom englobe une foule de manifestations morbides qui ne sont nullement de nature syphilitique ; plusieurs lésions dartreuses, scrofuleuses, cancéreuses, etc., sont de ce nombre. Si l'on s'entretient du *galico* avec ce sans-façon, c'est parce qu'on en fait remonter l'origine, non seulement à des relations sexuelles, mais encore aux relations les plus ordinaires et les plus innocentes de la vie, et à mille autres causes. Nous passerons sur toutes ces confusions, qui n'ont rien de surprenant ; nous les avons seulement mentionnées pour montrer que les effets de la syphilis ne sont ni assez nombreux ni assez accentués pour être reconnus en dehors d'une observation médicale. Il est une autre confusion qui est digne d'une mention spéciale parce qu'elle est faite même par le Corps médical : c'est la confusion des accidents *vénériens* avec les déterminations de la diathèse syphilitique. La blennorrhagie est rangée parmi les accidents primitifs de la syphilis, et, chose singulière, les mêmes médecins qui admettent la nature syphilitique et par conséquent spécifique de la blennorrhagie,s emblent partager l'opinion vulgaire, d'après laquelle la blennorrhagie peut provenir d'une marche forcée, de l'humidité, etc.; en un mot, de causes tout à fait banales.

En ce qui concerne les chancres, on ne paraît attacher aucune importance aux caractères différentiels qui distinguent les chancres purement vénériens des chancres vraiment syphilitiques ; les uns et les autres sont confondus tant au point de vue du pronostic qu'au point de vue du traitement.

Il n'y a d'ailleurs, dans tout cela, rien de bien surprenant. Ces idées, nos Confrères équatoriens les ont puisées dans des ouvrages européens ; ce sont les mêmes qui étaient admises en France il y a quarante ans, et que plus d'un de nos vieux praticiens partage encore actuellement. Il n'y a pas lieu d'être surpris qu'elles persistent à Quito quand on sait (l'un de nous l'a dit dans un autre travail) comment est organisé l'enseignement médical dans cette capitale et de quelles ressources disposent les membres du Corps enseignant

A côté de la rareté de la syphilis quiténienne, nous signalerons son peu de gravité. Il ne nous a été donné d'observer aucun de ces cas graves, hideux, propres à inspirer le dégoût et la terreur, aucun de ces cas qui se trouvent représentés dans nos musées et qui semblent destinés à faire naître de sérieuses réflexions dans l'esprit de nos jeunes libertins.

A peine entend-on citer deux ou trois cas de nez disparus sous l'influence du *galico*. Dans les quelques cas qui se sont présentés à notre observation, les accidents, du reste peu intenses : chancres, plaques muqueuses, adénopathies, douleurs ostéocopes, etc., ont facilement cédé à l'action des préparations mercurielles et de l'iodure de potassium. Il paraît cependant y avoir des cas plus rebelles et pour la guérison desquels les médecins croient devoir conseiller aux malades d'aller passer quelque temps dans un climat chaud. Une station non loin de Lima jouit, à cet égard, d'une très grande réputation.

La colonie étrangère fournit relativement peut-être un plus large tribut à la syphilis que les habitants du pays ; mais, même parmi les étrangers, la proportion des syphilitiques est très réduite, surtout si l'on a préalablement fait abstraction de tous ceux qui ne présentent que des accidents vénériens.

Les diverses parties de la population quiténienne sont éprouvées par la syphilis, mais non au même degré. Les Indiens en paraissent à peu près exempts, s'il est permis d'en juger par le petit nombre de ceux qui se résignent à réclamer des soins médicaux ; il n'est pas aisé, sur ce point, de savoir toute la vérité, parce que les Indiens supportent souvent de bien graves lésions sans se plaindre, et que, aussi bien chez les hommes que chez les femmes, on constate une répugnance presque invincible à montrer les organes génitaux au médecin.

La race blanche et celle des métis nous ont semblé atteintes dans la même proportion.

Nous n'avons à relever aucun traitement spécialement employé à Quito contre les manifestations syphilitiques ; il est probable que dans la plupart des cas on a recours à certaines médications de *famille* (*remediòs caseros*) puisqu'on en fait usage contre n'importe quelle maladie ; mais le traitement réellement médical a pour base, à Quito comme en France, le mercure et l'iodure de potassium, et ce traitement, on l'administre aussi bien contre la maladie vénérienne que contre la diathèse syphilitique.

En résumé, on voit donc que la population de Quito se trouve, vis-à-vis de la vérole, dans une situation que bien d'autres capitales pourraient lui envier, et il est intéressant de rechercher à quelles circonstances elle est redevable d'un si grand avantage. Nous venons de voir qu'on ne peut l'attribuer aux moyens thérapeutiques mis en action.

La nature du climat quiténien peut-elle nous en donner une meilleure explication? L'influence du climat sur la syphilis a été peu étudiée, et cela se conçoit, puisque la contagion ou l'hérédité se retrouvent toujours à l'origine de cette maladie. Mais si aucun climat n'a été jugé capable de produire, de toutes pièces, l'affection syphilitique, il n'en est pas moins vrai que dans certains pays les manifestations de la syphilis revêtent un caractère spécial de gravité qu'on ne peut rapporter à une nature spéciale de la maladie (cette nature est toujours la même), ni à d'autres circonstances individuelles ou hygiéniques; on est alors réduit à invoquer l'action climatérique : de même, on ne peut pas aller jusqu'à soutenir que tel climat suffise à guérir radicalement la syphilis; mais on cite des contrées où les agents thérapeutiques ordinaires produisent de meilleurs effets que dans d'autres.

L'influence de l'altitude est encore à découvrir. Nous n'avons aucun document précis sur ce point, qui ne manque pourtant pas d'intérêt. Nous savons seulement que les manifestations secondaires de la syphilis sont à la fois plus graves et plus tenaces à Mexico, et Jourdanet se demande si l'altitude ne pourrait pas intervenir comme cause d'aggravation. La bénignité de la syphilis à Quito fournit à cette question une réponse péremptoire. Rien pourtant ne nous autorise à mettre en avant la proposition inverse, à savoir : que l'altitude exerce une influence favorable sur la syphilis.

Voyons si nous trouvons les éléments d'une solution dans les mœurs quiténiennes et dans les précautions qui sont prises dans le but d'empêcher la propagation de la syphilis.

La population de Quito est universellement et, on peut le dire, fanatiquement catholique. Elle se compose d'éléments divers : blancs, métis et indigènes forment autant de classes distinctes. Nous ne parlons pas des mulâtres, qui sont une rare exception.

A Quito, il est peu d'hommes nés dans le pays qui restent célibataires, quelle que soit la classe de la société à laquelle ils appartiennent. La plupart se marient, et se marient jeunes. Il y a peu d'étrangers en permanence ; et comme, d'un autre côté, ce n'est pas un lieu de passage, il n'y a pas de population flottante.

L'Université, dans laquelle les Facultés de Droit et de Médecine sont seules représentées, compte peu d'étudiants, qui en général vivent dans leurs familles et ne peuvent disposer que de très modiques revenus.

Il y a de la troupe, mais elle est presque entièrement constituée par des hommes mariés que leurs femmes accompagnent d'une garnison à l'autre.

Le défaut de population flottante fait que tout le monde se connaît, et le défaut d'occupations fait que tout se sait et se raconte. Si vous appartenez à la race blanche, vous ne pouvez faire un pas, vous ne pouvez entrer dans une maison sans être vu d'une ou de plusieurs personnes qui vous connaissent, et si ce pas que vous faites, si cette maison où vous entrez, peuvent faire naître le moindre soupçon sur votre moralité, soyez bien convaincu qu'à l'instant même on courra chez ceux que la nouvelle peut intéresser, les avertir de votre conduite. Ne vous étonnez même pas si, dès le lendemain, on en jase dans toute la ville et si pendant plusieurs jours vous défrayez toutes les conversations. Vous avez une maison de campagne retirée ; mais c'est en vain que vous comptez, sans être découvert, y transporter le théâtre de vos prouesses. On saura et l'on dira tout, et quand vous reviendrez de votre lointaine expédition, tous vos amis et connaissances, tous vos parents, vous regarderont d'un air tout particulier.

Descendons et voyons ce qui arrive dans la classe ouvrière, parmi les *cholos*. Ici encore les célibataires sont très rares, et c'est entre personnes mariées que se font les réunions et qu'ont lieu les abondantes libations de *chicha* ou d'*aguardiente*, au son de la guitare. Nous l'avons déjà dit, les mœurs, dans ces circonstances, sont loin d'être toujours respectées ; mais enfin il n'y a pas dans cette classe de la société de femme qui vive de prostitution. Comment du reste pourrait-elle le faire, puisque les cholos n'ont pas d'argent et vivent au jour le jour ?

Quant aux Indiens, ils font aussi leurs orgies entre eux et à leur manière, mais les effets de leur corruption se limitent à eux-mêmes ; il y a bien quelques jeunes et jolies Indiennes qui peuvent attirer les regards de leur *patron*, mais elles n'en continuent pas moins à vivre de leur vie ordinaire et à se livrer à leurs travaux habituels. Elles ne changent pas de condition et on ne les voit pas, comme nos paysannes et nos ouvrières, laisser leurs vieux fichus pour un châle et faire un métier de leur prostitution.

Les considérations qui précèdent n'ont-elles pas mis en relief un ensemble de circonstances propres à faire pressentir que la prostitution quiténienne doit se présenter à l'observation avec un cachet spécial et bien différent de celui que présente la prostitution dans nos grandes villes ? C'est en effet ce qui a lieu.

La prostitution existe à Quito, car les habitants sont des humains, et il n'est pas possible de se les figurer réunis au nombre de plus de quarante mille sans qu'il y ait à enregistrer des transgressions de la morale. La prostitution existe ; dans le siècle dernier, et même à une époque qui n'est pas encore bien éloignée, elle trouvait surtout dans les ordres religieux un puissant élément de vitalité et de prospérité.

Ces ordres, fort multipliés, possédaient en général de grandes ichesses: on y était admis sans aucune difficulté, sans aucune nstruction, surtout quand on y apportait de l'argent. Nous vouons bien croire que parmi ceux qui y entraient, certains menaient ine vie vraiment cénobitique; mais il n'en est pas moins vrai que chaque nuit un grand nombre d'entre eux laissaient leurs cellules inoccupées et se dirigeaient chacun vers *sa famille*. On connaissait ainsi plusieurs familles où tel moine répondait à la fallacieuse appellation de « *mon oncle* », et ce n'étaient pas les moins nombreuses. Les membres du clergé suivaient le mauvais exemple; ignorants et peu soucieux de leur dignité ecclésiastique, ils s'adonnaient à la débauche et la cultivaient sous toutes ses formes. De tels exemples étaient, on le comprend sans peine, un encouragement à l'immoralité et, par suite, à la prostitution; leur effet était d'autant plus assuré que dans les diverses branches de l'administration publique, au lieu de les combattre, on s'en autorisait le plus souvent pour se livrer aux mêmes excès.

Il est à peine utile d'ajouter que dans les quarante premières années qui suivirent l'indépendance, la prostitution n'était soumise à aucun contrôle : la liberté individuelle, du moins en matière de vice, était pleinement respectée : chacun pouvait faire de son corps l'usage et l'abus que bon lui semblait.

Que fallait-il pour changer ce déplorable état de choses et mettre un terme à cet éhonté dévergondage? Il ne fallait qu'un homme intelligent, énergique et probe. Cet homme vint : ce fut Garcia Moreno, celui que tout récemment M. Ch. Wiener, peu suspect de partialité, appelait *le bon génie de l'Équateur* (*Tour du Monde*, 27 décembre 1884, pag. 401). Dès le jour où il fut appelé au pouvoir, il s'occupa de guérir l'immonde plaie qui rongeait la capitale et poursuivit le vice dans tous ses réduits. L'épuration commença par les diverses autorités civiles et militaires; tous les employés corrompus furent éliminés et remplacés par des hommes qui de gré ou de force eurent à se comporter en hommes vertueux et à imiter l'exemple du maître de qui ils tenaient leurs places.

Après s'être ainsi assuré du concours des autorités pour mener à bout la tâche qu'il avait entreprise, l'infatigable président tourna ses batteries contre les ordres religieux : les moines à conduite scandaleuse furent, les uns expulsés de leurs couvents, les autres soumis à des peines sévères. Tout ne se borna pas à ces mesures coercitives, approuvées par l'autorité supérieure ecclésiastique ; il fut encore fait la demande officielle d'un certain nombre de religieux européens destinés, par leurs exemples, à terminer l'œuvre de moralisation. Le résultat désiré ne se fit pas longtemps attendre, et il fut complet, comme nous avons pu le constater quelques années plus tard.

En même temps, le clergé séculier fut l'objet de la surveillance la plus attentive et la plus sévère. Secondé par le gouvernement, le pieux et digne archevêque de Quito introduisit dans les séminaires des réformes indispensables. Dès lors les prêtres, auxquels on demandait des connaissances et une vertu plus solides, cessèrent d'afficher leur inconduite, bien convaincus qu'elle serait honteusement flétrie.

A toutes ces réformes si utiles, Garcia Moreno comprit qu'il fallait ajouter l'action non moins moralisatrice de l'instruction, et nous ne saurions trop louer les efforts qu'il fit, les prodiges qu'il opéra pour rendre cette action efficace.

La moralité publique ne pouvait que gagner à de telles mesures ; elle ne tarda pas à en refléter les bons effets. Mais ce ne fut pas tout. Fort d'une autorité à peu près absolue qu'il savait si bien faire respecter de tous, l'imperturbable chef d'État ne dédaignait pas d'intervenir directement et personnellement pour faire cesser les scandales dont il avait connaissance. Les jeunes personnes dénoncées pour leur inconduite notoire étaient internées dans un établissement qu'il avait créé à cet usage et dont les pensionnaires ne tardèrent pas à devenir nombreuses. Elles y étaient entretenues aux frais de l'État, surveillées et dirigées par des religieuses étrangères. On soumettait à des soins spéciaux celles qui étaient atteintes du mal vénérien ou de la syphilis. Une fois entrées, elles ne pouvaient sortir qu'avec l'autorisation de la police, autorisation difficile à obtenir, de telle façon qu'elles restaient souvent enfermées pendant des années ; le moment de l'*exeat* était du reste habituellement déterminé par leur conduite dans l'intérieur de l'établissement et par l'avis des religieuses chargées de leur direction. On les faisait travailler, on les morigénait, et presque toutes sortaient meilleures qu'elles n'étaient entrées. Pendant notre séjour à Quito, on nous en a signalé quelques-unes qui demandaient comme une faveur l'autorisation de rester dans l'asile, où elles étaient entrées par force.

On sera peut-être surpris qu'un homme tel que nous avons dépeint Garcia Moreno, un homme qui avait passé plusieurs années à Paris, n'ait pas pris une mesure dont il avait pu voir les effets et reconnaître la nécessité en France. On s'étonne qu'il n'ait pas réglementé la prostitution comme elle l'est parmi nous, et créé une ou plusieurs maisons publiques. Garcia Moreno connaissait trop bien son pays pour ne pas comprendre qu'une prostitution *légale* n'était pas nécessaire à Quito, comme elle peut l'être dans nos Sociétés européennes. On est forcé d'être de son avis quand on réfléchit à toutes les conditions spéciales qui sont faites à la jeunesse quiténienne, et que nous avons signalées plus haut.

D'ailleurs les maisons publiques n'eussent ni trouvé à se recruter ni réussi à se soutenir longtemps. Les prostituées de Quito ne sont pas, comme les nôtres, des femmes sans honte, dépourvues de toute croyance religieuse, éloignées de leurs familles et n'ayant pas d'ordinaire honnêtement vécu dans la ville où elles se prostituent. Elles ne consentiraient pour rien au monde à entrer dans une de ces maisons, sachant bien que quelque membre de leur famille ne tarderait pas à les en arracher.

Même au milieu de leurs mœurs le plus dépravées, elles conservent des sentiments religieux et toutes leurs idées superstitieuses : elles vont à la messe, quelques-unes plusieurs fois par semaine, toutes au moins le dimanche ; elles assistent aux processions et à toutes les cérémonies du culte ; elles font des pèlerinages, mais elles ne se confessent pas. La confession est généralement considérée comme le meilleur critérium moral d'une personne ; aussi, pour exprimer que telle femme après une conduite scandaleuse est revenue dans la bonne voie, on dit tout simplement qu'elle se confesse : *està confesàndose.*

Leur mise est la mise ordinaire, et d'habitude rien dans leur extérieur ne révèle leur inconduite : elles ont pendant la journée le même genre de vie que leurs amies restées honnêtes ; elles se mêlent à leur société, à leurs conversations, à leurs occupations. Elles ont, sauf de rares exceptions, accès dans les maisons même les plus honorables ; en un mot, elles sont dans le courant de la vie commune. Aussi, quand pour un motif quelconque elles cessent leurs relations déshonnêtes, quand elles reviennent à confesse, tout se pardonne, tout s'oublie.

Il est encore une autre circonstance dont il faut tenir compte quand on veut bien juger les prostituées dont nous parlons. A Quito, il n'est pas aussi difficile que dans nos villes de se procurer la nourriture et le logement, et une prostituée peut, quand bon lui semble, redevenir honnête sans avoir à craindre une misère extrême. Du reste, l'expérience est là qui démontre que la plupart de ces filles ne se prostituent que pendant une période limitée de leur existence, et qu'elles rentrent, pour y vivre de longues années, dans la catégorie des femmes qui se confessent.

Un mot, pour terminer ce que nous avons à diire de la prostitution quiténienne, sur les causes qui la produisent. A Quito, comme partout, ce sont surtout les classes inférieures qui fournissent les prostituées. Il y a pourtant ici une exception à faire pour les Indiennes : leur nature inculte, leur aspect et leur accoutrement les sauvent de toute tentative de séduction en dehors des don Juan de leur race.

Les prostituées appartiennent d'ordinaire à la classe des *cholas* et exceptionnellement aux rangs élevés de la Société. Les filles de race blanche ne cessent pas de figurer parmi elles ; ce sont pour la plus grande partie des orphelines nées de parents européens morts dans le pays ; elles sont principalement recherchées par les étrangers.

Il est bien difficile, chez la grande majorité des prostituées, de remonter au motif qui leur a fait faire le premier pas dans la voie où elles se sont engagées : ce sont souvent, on le conçoit, plusieurs motifs réunis ; mais ce qu'il y a de certain, c'est que la misère joue dans cette étiologie un rôle bien moins prépondérant que dans nos pays.

Si nous ne nous abusons, nous en avons assez dit pour faire comprendre qu'une organisation légale de la prostitution, analogue à celle qui est adoptée en France, ne serait pas de mise dans la capitale de la république Équatorienne.

Est-ce à dire que, même à Quito, l'administration ne doive intervenir que pour essayer de faire disparaître la prostitution ?

De telles tentatives sont assurément louables ; mais nous savons, de par le passé, qu'elles ne peuvent jamais aboutir d'une façon complète. On restreint, on supprime même la prostitution ouverte, mais on risque alors d'augmenter la prostitution clandestine et de mettre en péril l'honneur des familles. Avouons-le, c'est un peu le résultat auquel était arrivé Garcia Moreno.

A notre avis, on ne peut espérer faire entièrement disparaître le mal, *mal nécessaire* comme on l'a dit ; il faut donc prendre des mesures pour le rendre le moins préjudiciable possible à la santé publique. La syphilis est rare à Quito, mais nous croyons qu'elle le serait encore davantage si, au lieu d'enfermer indistinctement toute femme de mauvaise vie, on obligeait toutes celles qui sont connues comme telles à se soumettre à une visite médicale périodique.

Tout ce que nous avons dit de la prostitution et de la syphilis à Quito s'applique à la période de régénération *Garcienne*. Depuis que le grand homme a été sacrifié, les mœurs se sont de nouveau relâchées ; la prostitution est redevenue libre de toute entrave. A l'avenir de nous apprendre si les cas de syphilis n'auront pas été plus nombreux dans ces dernières années.

12° La Liberté de la race Canine à Quito, mise en présence de l'extrême rareté de la Rage.

La race canine est largement représentée dans la capitale équatorienne ; de nuit et de jour, on rencontre dans les diverses rues et presque à chaque pas des chiens qui errent en toute liberté, sans muselière et la plupart sans collier. Ils sont généralement d'une saleté qui indique le peu de soins dont ils sont l'objet de la part de leurs maîtres, et il en est beaucoup dont la maigreur et l'attitude laissent facilement deviner qu'ils sont soumis à une diète plus qu'hygiénique. C'est qu'il y en a un grand nombre dont les maîtres ont assez de peine à se nourrir eux-mêmes et d'autres qui, dépourvus de tout asile, sont réduits à chercher leur subsistance un peu partout et à vivre le plus souvent de pourriture et d'immondices.

La liberté leur est commune à tous, et ils en usent sous toutes les formes. Il est des époques où les rues sont littéralement encombrées de groupes *cyniques*, et plus d'une fois nous nous sommes demandé s'il n'y avait pas là un véritable danger pour la moralité publique. Nous n'ignorons pas qu'en France des voix se sont élevées contre le fait que nous signalons et qu'on n'en a tenu aucun compte, les taxant de scrupule et de rigorisme. Quant à nous, nous n'hésitons pas à déclarer que ce sont là des abus qu'il est coupable de ne pas chercher à faire disparaître. Que, pour y mettre fin, on n'en vienne pas aux mesures excessives que quelques-uns préconisent, telles que l'émasculation obligatoire, nous voulons bien l'admettre et nous dirons avec l'auteur de l'article *Rage* du *Nouveau Dictionnaire encyclopédique*, qu'il est possible, sans recourir à des moyens aussi cruels, d'empêcher les chiens d'offenser ainsi la morale publique. Du reste, dans les rues de nos grandes villes, le mouvement de la foule est tel, la population est si affairée, si occupée, que bien rarement les abus dont il s'agit attirent l'attention des passants: on n'ose pas, sous les yeux d'un certain nombre de personnes qui passent en même temps, s'arrêter devant un pareil spectacle. Il n'en est pas de même à Quito, où les rues sont toujours plus ou moins désertes et où les habitants ne sont jamais pressés. A certains moments de la journée, on voit plusieurs balcons et fenêtres occupés surtout par des demoiselles, et en même temps on voit des enfants entourer un groupe *cynique* en criant et en lui jetant des pierres. L'attention des passants est ainsi forcément attirée, et les balcons restent momentanément vides. Et qu'on ne vienne pas nous dire que les *vraies* demoiselles ne comprennent rien à ces méfaits inconscients de la race canine. La meilleure preuve qu'elles les comprennent, c'est que leur pudeur en est manifestement offensée. Le danger est peut-être encore plus grave pour les enfants et les adolescents.

On comprend sans peine que dans de telles conditions les chiens de Quito se multiplient avec une rapidité et dans des proportions très considérables, et qu'il en résulte bien vite un fâcheux encombrement. L'encombrement existe réellement, malgré certaines mesures prises par la police dans le but de l'éviter. Ces mesures consistent, principalement aux mois de juillet et d'août de chaque année, à distribuer des *boulettes* vénéneuses à tous les chiens que l'on trouve abandonnés dans la rue. C'est à la strychnine qu'on a généralement recours pour ces sortes d'empoisonnements, et nous n'avons ni remarqué ni ouï dire que les convulsions d'une agonie terrible provoquées par le poison aient révolté le sentiment public. La population quiténienne n'est pas plus révoltée de l'émasculation que l'on fait subir *volontairement* à un certain nombre de chiens ; on n'est guidé, dans l'emploi de cette mesure, que par le désir d'éviter que le chien ne se perde dans ses amoureuses pérégrinations : l'idée de le soustraire à une cause de rage n'entre pour rien dans cette détermination. Nous avons pu voir plusieurs chiens qui avaient subi l'opération, et nous devons à la vérité de dire que les résultats de ce moyen ne sont pas aussi déplorables qu'on serait porté à le croire en lisant les lignes suivantes de l'article déjà cité du *Dict. encycl.* Il y est dit, à propos de l'émasculation obligatoire, que « ce moyen est si violent et il révolterait tellement les populations, que, se trouvât-il des législateurs pour lui donner force de loi, l'application en serait impossible. Le sentiment public serait plus fort que la loi même. Si les chiens sont, de tous les animaux domestiques, les seuls que la castration respecte, c'est que leurs rapports avec nous sont d'un autre ordre et d'un ordre plus élevé. Le chien est plus étroitement lié à la société humaine que ne l'est le bœuf et le mouton ; il aime, il est aimé, et c'est pour cela qu'on a respecté son intégrité, qui est du reste une des conditions principales du développement de toutes ses facultés et des manifestations de toutes ses activités. Châtrez le chien, et vous le transformez en un animal d'engrais complètement inutile. Destitué des attributs de sa virilité, le chien n'est plus bon à rien. Autant vaudrait supprimer la race elle-même que de condamner les individus à cette mutilation. »

On le voit, la race canine se trouve à Quito dans des conditions sensiblement différentes de celles qui lui sont faites en France, et il était tout naturel de se demander si ces conditions spéciales ne pourraient pas exercer quelque influence au point de vue de la rage.

Certains voyageurs ont écrit que la rage était inconnue à Quito ; nous n'oserions soutenir qu'une proposition aussi exclusive soit l'expression exacte de la vérité, mais nous sommes pleinement autorisé à déclarer que, si la rage existe à Quito, elle y est d'une extrême rareté. Pendant les quatre ans que nous avons passés dans cette ville, nous n'avons pu ni observer ni entendre mentionner un seul cas de rage, soit chez les animaux, soit chez l'homme. Mais, si nous en croyons certains renseignements qui nous ont été verbalement fournis par plusieurs personnes et par quelques médecins, on aurait eu aussi, à Quito, à déplorer des cas de rage canine et de rage humaine, en très petit nombre, à la vérité. On cite une famille dont plusieurs membres auraient succombé à l'affreuse maladie, et quelques autres faits qui tous, du reste, remontent à un certain nombre d'années et dont aucun ne nous a paru remplir toutes les conditions d'authenticité désirables. Ce sont des on dit que l'on se transmet d'une personne à l'autre et sans qu'on puisse jamais remonter à la véritable origine. Nous ajoutons bien plus d'importance à cet autre fait que le mot rage (*hidrofobia*) est connu, à Quito, de tout le monde, même des personnes du peuple. Tous ceux que nous avons interrogés sur ce point nous ont répondu de façon à nous faire voir qu'ils possédaient des notions plus ou moins complètes sur les symptômes de la rage, et nous sommes ainsi amené à conclure qu'on doit avoir observé quelques cas de rage à Quito, mais que ces cas ont toujours été très rares.

Il s'agit maintenant de savoir comment on peut concilier la rareté de la rage avec le défaut presque complet de mesures préventives contre le développement de cette maladie. Et pour cela, examinons d'abord jusqu'à quel point la capitale de l'Équateur est à l'abri des circonstances qui ont été accusées de pouvoir donner lieu à l'expression symptomatique de la rage. Nous ne trouvons rien dans le climat qui puisse nous rendre compte de l'immunité en question. La rage a été observée sous tous les climats. Du reste, le climat quiténien n'est pas un climat extrême, comme sembleraient vouloir le faire croire tels écrivains qui le rapprochent de celui de Sumatra. Quito, nous l'avons déjà dit, jouit d'une température moyenne. Nous ne pensons pas non plus qu'il y ait lieu de faire intervenir l'action de l'altitude pour la solution du problème que nous agitons. Que dirons-nous de l'influence de l'alimentation? Certes elle ne saurait être invoquée. Nous ferons même remarquer, en passant, que le résultat de notre observation est bien loin de confirmer l'opinion de Chairon (*Lettres sur la rage*, 1872), qui, dans la production de la rage, fait jouer un rôle important à l'alimentation avec des matières putrides et ne voit dans cette maladie qu'une espèce d'infection typhique occasionnée par l'ingestion d'immondices et d'ordures. S'il en était ainsi, les cas de rage seraient très nombreux à Quito. Nous en dirons autant de l'influence de l'inanition.

Nous ne nous arrêterons pas davantage à l'action de la colère, de la souffrance ; car, sous ce rapport, les chiens de Quito sont soumis à la règle commune. Enfin s'il est vrai, et le doute n'est guère permis à cet égard, que la contagion soit la principale cause de la rage, celle-ci devrait exister en permanence à Quito, où si peu de précautions sont prises pour en combattre les effets ; avec les notions que nous possédons aujourd'hui sur les qualités des virus, il est également impossible de se retrancher derrière une insuffisante quantité de virus rabique pour produire un grand nombre de cas.

Si l'on pouvait arriver à établir d'une façon péremptoire que la rage n'a jamais existé à Quito, il y aurait peut-être lieu d'admettre que le virus rabique n'y a jamais pénétré, et cette manière de voir trouverait un solide appui dans les difficultés et la rareté des communications entre les hauts plateaux équatoriens et le reste du monde. Mais, nous le répétons, tout porte à croire qu'il y a eu quelques cas de rage, et, avec les considérations qui précèdent, nous ne pouvons pas nous expliquer pourquoi il n'y en a pas eu un plus grand nombre.

L'explication dont il s'agit, nous la demanderons à une autre circonstance, au facile assouvissement des désirs sexuels chez les mâles de l'espèce canine. L'opinion d'après laquelle une privation longue et totale de rapprochements sexuels pourrait suffire à déterminer la rage n'est pas une opinion nouvelle. Il y a plus de cinquante ans qu'elle a été émise. Que faut-il en penser? *A priori*, elle n'a rien qui vienne à l'encontre de nos connaissances physiologiques ou pathologiques. Les cas abondent, en pathologie humaine, pour démontrer que la privation de la fonction génératrice peut entraîner des désordres plus ou moins graves, et, bien que ces désordres ne présentent pas une analogie complète avec les symptômes de la rage canine, on n'a pas le droit de nier l'identité de causes. L'*Union médicale* a publié, en 1875, une observation de M. Descotes, relative à un chien qui aurait présenté des symptômes rabiques on ne peut plus accentués à la suite d'une indigestion et promptement guéris par d'abondantes évacuations. Est-il donc surprenant, quand on voit une même cause, une indigestion, déterminer chez l'homme et chez le chien des symptômes si divers, de constater la même différence dans les effets d'une continence forcée? L'expérience de chaque jour nous démontre que chaque organisme d'une même espèce réagit à sa manière sous l'influence d'une même cause; à plus forte raison doit-il en être ainsi quand il s'agit d'organismes d'espèces différentes.

Nous n'avons non plus aucune répugnance à partager les

idées de MM. Bachelet et Froussard (*Cause de la rage et moyen d'en préserver l'humanité*, 1857), quand ils nous disent que, chez les chiens, les effets de l'orgasme génital doivent être bien plus énergiques que dans l'espèce humaine, parce que, ces animaux n'ayant pas de vésicules séminales, il ne peut pas y avoir émission de sperme en dehors des rapports sexuels, et il faut que ces rapports soient très prolongés pour que satisfaction complète soit donnée aux besoins génésiques. Mais nous ne saurions suivre les mêmes auteurs quand ils nous parlent de sperme transformé en virus et éliminé par la salive.

Quelle importance peut-on attacher à ces prévisions purement théoriques, à ces simples vues de l'esprit ? Seules, elles constitueraient assurément une base bien fragile à l'opinion que nous défendons. Mais la valeur en devient réelle lorsqu'elle s'ajoute à celle d'un grand nombre de faits, parmi lesquels il en est dont l'authenticité ne peut pas être mise en doute. Bouley en a réuni plusieurs dans son remarquable travail du *Dictionnaire encyclop*. Ce sont des cas dans lesquels on a vu la rage se manifester à la suite d'excitations génésiques violentes et non satisfaites, sans découvrir aucun autre antécédent qui pût faire songer à une transmission contagieuse. La signification de pareils faits s'impose à tout esprit non prévenu. Elle s'est imposée au savant académicien que nous venons de citer, et qui paraît avoir longtemps repoussé l'idée que la rage pût apparaître sous la seule influence de l'orgasme génital. Car, après avoir déclaré que ni les faits cliniques que l'on a pu recueillir, ni les trop rares expériences tentées, ne donnent la preuve certaine que la rage puisse se développer spontanément sous l'influence des ardeurs génésiques inassouvies et contrariées, il ajoute : « Cependant nous devons dire que dans ces derniers temps, à la suite d'une enquête que nous avons ouverte dans le *Recueil de Méd. vétérinaire*, pour rassembler les renseignements propres à éclairer cette importante question d'étiologie, quelques faits on été publiés, qui, rapprochés de ceux de Toffoli, donnent à réfléchir » ; et plus loin : « Ces faits sont de la même nature que ceux de Toffoli, avec cette seule différence qu'au lieu d'avoir été déterminés expérimentalement, ils se sont produits d'une manière accidentelle. On ne saurait nier que cette concordance grandit singulièrement l'importance des uns et des autres. »

Sans vouloir, d'aucune façon, prétendre que le résultat de notre observation ait la même signification que les faits auxquels nous venons de faire allusion, nous croyons qu'il peut contribuer à confirmer la même opinion, puisque de la discussion de ce résultat nous sommes conduit à conclure que, si la rage est extrêmement rare à Quito, c'est parce que l'orgasme génital de la race canine s'y satisfait en toute liberté.

APPENDICE

FRACTURES DE LA COLONNE VERTÉBRALE

Et Gangrène du Membre inférieur gauche

PAR EMBOLIE DE L'ARTÈRE FÉMORALE

OBSERVATIONS ET RÉFLEXIONS.

PREMIÈRE OBSERVATION. — Le nommé Mariano Paz y Miño, âgé de 40 ans, né et domicilié à Amaguaña (*vallée de Chillo*), où il exerce la profession de *cargador* (homme de peine), entre à l'hôpital Saint-Jean-de-Dieu de Quito le 14 janvier 1875, et est couché au nº 3 de la salle Saint-Joseph. C'est un Indien ayant à peine 1m,40 de haut, d'un tempérament lymphatique et d'une constitution débilitée par les rudes travaux et la mauvaise hygiène. D'une intelligence très obtuse et s'exprimant dans un langage entremêlé de *quichua* (langue des indigènes) et d'espagnol que les élèves de la clinique ont beaucoup de peine à me traduire, il finit par faire comprendre que sa santé a été très satisfaisante jusque dans ces dernières années.

Il y a dix-huit mois, pendant qu'il parcourait la montagne avec une lourde charge sur les épaules, il fit une chute en arrière, et la région lombo-dorsale frappa violemment contre une pierre volumineuse; au bout de peu d'instants, il put se relever sans éprouver aucun symptôme de paralysie des extrémités inférieures. Il assure avoir ressenti durant une quinzaine de jours des fourmillements dans les jambes et une vive douleur à la partie inférieure et postérieure du tronc, siège d'une proéminence osseuse anormale et d'un gonflement des parties molles, dû sans doute à la contusion directe reçue en ce point. L'émission des urines et des matières fécales se faisait normalement.

J'ai déjà dit que les extrémités inférieures ne présentaient pas de symptômes de paralysie, tant de la sensibilité que de la motilité. Suivant l'usage des Indiens, qui ne se décident à consulter un médecin que lorsque le mal leur paraît sans remède, il recourut à l'emploi de certaines applications locales jouissant dans le pays de la réputation d'être résolutives. Au premier rang, parmi ces topiques aux noms et à la composition plus ou moins bizarres, figuraient les cataplasmes de fromage, en grand honneur comme remèdes *caseros* ou domestiques. Leur efficacité ne fut pas telle qu'elle empêchât l'apparition d'une tumeur fluctuante à quatre travers de doigt en dehors et à droite de l'apophyse épineuse la plus saillante, un peu au-dessous des dernières fausses côtes. L'ouverture en fut faite par le barbier, personnage important qui au maniement du rasoir joint celui de la lancette, et sous le titre de *sangrador* est autorisé, dans toute l'Amérique du Sud, à faire les saignées et à appliquer les ventouses scarifiées. Par la plaie sortit une quantité de pus hors de proportion avec le volume de la tumeur, ce dont furent frappés et les assistants et le malade lui-même. L'ouverture resta fistuleuse, et jusqu'à ce jour elle a donné un pus sanieux dont la quantité paraît avoir augmenté dans ces derniers temps.

D'après le récit du malade, les fourmillements et la douleur disparurent rapidement, et il ne resta de la lésion d'autres traces qu'une gibbosité très apparente ; il faut bien du reste qu'il en ait été ainsi, puisqu'il put reprendre ses occupations ordinaires et même sa profession si pénible de portefaix, véritable office de bête de somme. Il dit avoir eu, il y a trois mois environ, un rhumatisme articulaire, sans pouvoir donner aucun renseignement sur la durée du mal ou sur ses complications ; jamais, assure-t-il, il n'a souffert du cœur. Pourtant son état doit s'être aggravé depuis peu, puisqu'il s'est décidé à se rendre à l'hôpital de Quito dans le seul but, si on l'en croit, de se faire guérir des fistules de la région lombaire. De la capitale au lieu qu'il habitait (Amaguaña, dans la vallée de Chillo), la distance est d'une vingtaine de kilomètres, que le patient a faits, porté sur les épaules d'un autre Indien. Le voyage, avec ses haltes nécessaires, dura de 5 heures du matin à 1 heure de l'après-midi. Le froid, paraît-il, fut très intense en traversant les collines qui bordent la vallée de Chillo. Il résulte pourtant des renseignements que j'ai recueillis, qu'à cette époque de l'année et à cette heure du jour la température moyenne de ce lieu n'est jamais inférieure à 5 ou 6 degrés au-dessus de zéro. Seul, le vent toujours très vif fait croire à un refroidissement plus considérable.

Voici quel fut le résultat de l'examen fait le 15 janvier à la visite du matin, en présence des élèves de la clinique et de mon excellent ami le Dr Domec, mon collègue à la Faculté de Médecine de Quito.

A la région dorso-lombaire, sur laquelle mon attention est d'abord attirée, je constate l'existence d'une énorme gibbosité due à la saillie des premières vertèbres lombaires. Elle embrasse les deuxième, troisième et quatrième lombaires, dont les apophyses épineuses sont séparées les unes des autres par un intervalle de près de 3 centim. Les apophyses épineuses des dernières dorsales paraissent comme un peu enfoncées et sur un plan légèrement antérieur. La pression ne peut déterminer aucun mouvement des parties saillantes, mais elle occasionne une douleur assez vive, quoique très limitée. A 8 centim. en dehors et à droite de la colonne vertébrale, à 4 centim. au-dessous des fausses côtes, se voient deux ouvertures en cul-de-poule, séparées l'une de l'autre par un intervalle de 7 centim. Il en sort continuellement un pus d'assez bonne nature.

L'exploration à l'aide de la sonde cannelée démontre que les deux trajets fistuleux communiquent à peu de distance de leur ouverture extérieure. A partir de ce point, la sonde pénètre sans efforts à 12 centim. de profondeur, dans un trajet à direction antérieure et interne, au fond duquel on ne sent aucune résistance osseuse. D'après les renseignements fournis par le malade, et me basant sur l'intégrité de la colonne vertébrale avant la chute, je portai le diagnostic : fracture du corps de la deuxième vertébrale lombaire et peut-être de la troisième, avec intégrité de la moelle épinière, quoique le fragment supérieur paraisse avoir glissé sur l'inférieur. Afin de me rendre compte par moi-même de l'état de la motilité des parties situées au-dessous de la fracture, je découvris complètement le malade et constatai sur le membre inférieur droit une lésion qui me parut beaucoup plus grave que la fracture déjà examinée.

Le malade, dans son ignorance, n'avait pas même jugé à propos de m'en parler. Il m'assura que, jusqu'au moment de son départ d'Amaguaña, il n'avait rien ressenti d'anormal de ce côté ; seulement pendant le voyage sa jambe s'était endormie (il est impossible de traduire d'une manière plus exacte la parole *amortiguada* par laquelle il exprimait cet état) ; il avait beaucoup souffert de fourmillements très pénibles qu'il attribuait au froid, et auxquels il n'attachait aucune importance.

Au moment de mon examen, la jambe droite est, depuis l'extrémité des orteils jusqu'à quatre travers de doigt au-dessous de la rotule, le siège d'un gonflement œdémateux uniforme, avec crépitation emphysémateuse; la peau est d'une coloration livide plus marquée au niveau du mollet, et la température sensiblement plus basse que du côté opposé ; les mouvements spontanés sont difficiles et douloureux ; la sensibilité est diminuée dans une proportion notable et même complètement abolie sur la partie externe du dos du pied, où une épingle enfoncée jusqu'aux os n'occasionne aucune douleur ; sur la cuisse droite, le même gonflement œdémateux, avec coloration noirâtre, diminution de la chaleur et de la sensibilité, s'observe à la partie inférieure et interne du membre dans une étendue de 12 centim. en longueur et 5 centim. en largeur. Tout autour de cette partie, les tissus présentent en tout l'état normal.

On ne sent aucun battement artériel à la région poplitée ni en aucun point de la cuisse ou de la jambe. A la région inguinale, les ganglions lymphatiques sont engorgés et douloureux ; au lieu que devrait occuper l'artère, on sent un cordon dur, sensible à la pression, roulant sous les doigts ; aucun battement n'est perçu, si haut qu'on remonte du côté de l'artère iliaque externe. Le membre inférieur gauche, sans trace de lésions, jouit de toute sa sensibilité ; il présente la température du reste du corps, et les mouvements en sont normaux. Le malade s'en sert pour protéger la partie malade contre le poids des couvertures, qui occasionne un peu de douleur ; la matité du cœur n'est pas plus étendue que de coutume ; son auscultation ne révèle pas de bruits anormaux ; les battements, tumultueux et désordonnés, sont très peu énergiques ; le pouls a 110 pulsations, il est dépressible et misérable. Du côté droit correspondant à la gangrène, il est moins perceptible et un peu irrégulier.

Rien à noter du côté de la respiration. Le tube digestif est en bon état ; peu d'appétit, pas de soif, ni constipation ni diarrhée. Le malade se tient dans le décubitus latéral droit, la jambe droite croisée au-dessus de l'autre ; sa physionomie indique un état très marqué de prostration.

Diagnostic : Gangrène de la jambe et d'une partie de la cuisse droite, par embolie siégeant dans l'artère fémorale. Les renseignements si obscurs et si incomplets fournis par le malade, joints au défaut de signes stéthoscopiques, me laissent dans le doute sur la nature de la lésion du cœur, cause probable de l'embolie, ainsi que sur la date du début des accidents, qui paraissent remonter à quelques jours.

Prescriptions : Toniques à l'intérieur (décoction de quinquina coupée avec du lait pour tisane, et 60 gram. vin de quinquina en deux fois dans la journée) ; localement, application de bouteilles d'eau chaude autour de la jambe et de la cuisse, préalablement enveloppées d'une couche d'ouate ; comme régime, soupe, poulet et vin.

16 et 17. L'état local reste stationnaire ; le malade ne se plaint que d'une sensation de froid très vif remontant jusqu'à la partie supérieure de la cuisse.

18. La prostration paraît plus grande, bien que le pouls du côté droit se soit relevé et régularisé. Le gonflement œdémateux est plus considérable, et la crépitation emphysémateuse s'est étendue à toute la partie malade. La mortification ne s'est pas étendue en surface et la coloration noire des tissus tranche de plus en plus avec celle des parties saines surtout, à la cuisse,

où se montre autour de la lésion une ligne rougeâtre, indice de la limitation de la gangrène.

19 et 20. L'épiderme de la partie gangrenée est soulevé en certains points par de la sérosité, il s'est détaché en d'autres, laissant à découvert des excoriations de couleur assez vive, mais dépourvues de toute sensibilité. Une marque faite le premier jour avec le nitrate d'argent n'a pas été dépassée par la gangrène, dont les limites supérieures sont à quatre travers de doigt au-dessous de la rotule. Sur la partie interne du dos du pied et près de la malléole interne, la peau paraît moins noire et moins froide. Il est impossible de s'assurer de l'état de la sensibilité des parties profondes en ce point, car l'intelligence du malade est encore plus obtuse qu'auparavant, bien qu'il conserve assurément toute sa raison. Les applications chaudes, supprimées depuis le 19, à cause de leur inutilité évidente, sont remplacées par des lotions faites sur les parties excoriées avec de l'eau phéniquée au 1/1000me. — On continue les autres prescriptions.

Du 21 janvier au 8 février, la réaction inflammatoire se prononce davantage sur les limites de la gangrène ; le genou est douloureux, surtout en arrière ; les parties gangrenées, ramollies, exhalent une odeur fétide que l'acide phénique ne combat que très imparfaitement ; des eschares commencent à se former au sacrum et sur la région trochantérienne droite ; l'abattement augmente de plus en plus, et tout fait présager une mort prochaine.

L'odeur gangréneuse est devenue si insupportable que le malade a dû être transporté dans une salle à part, où il succombe le 12 février, ayant conservé sa connaissance jusqu'au dernier moment, sans que ni à la jambe ni à la cuisse la gangrène se soit étendue au delà des points primitivement envahis.

Autopsie faite le 13 février, douze heures après la mort. L'examen porte d'abord sur le membre inférieur droit. A la jambe, les lésions sont celles de la gangrène humide, et l'état de décomposition des parties est très avancé : au-dessous du genou, le sillon inflammatoire est profond de 2 centim. et du pus est ramassé en foyer dans la région poplitée, où il baigne la partie postérieure de l'articulation fémoro-tibiale ; l'artère et la veine, en contact direct avec le pus, sont sans altération ; il en est de même du nerf sciatique poplité et de ses divisions. La gangrène de la cuisse intéresse toute l'épaisseur de la peau et la couche cellulaire sous cutanée, dont l'élimination est déjà avancée. A la région inguinale, les vaisseaux fémoraux, artère et veine, sont unis l'un à l'autre par une matière gélatiniforme infiltrée de sérosité ; au-devant et autour d'eux, on observe des ganglions lymphatiques, dont les plus volumineux sont gros comme une noisette, mous, friables et injectés ; l'examen microscopique, que nous avons fait avec beaucoup de soin, M. le Dr Domec et moi, ne nous a révélé aucune trace de dégénérescence.

L'artère iliaque externe et la fémorale, disséquées dans toute leur étendue, présentent l'aspect d'un cordon dur, de couleur noirâtre, exactement comme si on les eût injectées à l'aide d'une substance solide. Dans leur intérieur est un caillot rougeâtre très consistant, étendu depuis l'origine de l'iliaque externe jusqu'au-dessous de l'émergence de la fémorale profonde. Ce caillot envoie un petit prolongement dans l'iliaque interne sans l'obstruer, et d'autres dans les honteuses externes et la tégumenteuse abdominale, dont le calibre est complètement oblitéré. A sa partie inférieure, il se bifurque ; une des divisions pénètre à 3 centim. de profondeur dans la fémorale profonde et obstrue une de ses collatérales musculaires ; l'autre suit le trajet de la fémorale et se termine à 2 centim. plus bas, par une extrémité tronquée. Au point de bifurcation, ce caillot est plus ferme, plus résistant, et d'une couleur grise tranchant sur la coloration rougeâtre du reste. Sa longueur totale est de 14 centim. ; sa forme est cylindrique, un peu aplatie au niveau du ligament de Fallope et présentant dans son étendue quelques points rétrécis. Il n'adhère pas à la tunique interne de l'artère, dont l'intégrité est complète, sans traces d'inflammation ou de dégénérescence. Sa consistance est assez grande pour qu'on puisse le soulever par une de ses extrémités sans qu'il se rompe malgré sa longueur si considérable. Au-dessus et au-dessous du caillot, le calibre artériel est normal. L'iliaque interne et ses divisions sont perméables au sang, ainsi que les iliaques interne et externe gauches ; au niveau de l'arcade crurale, la veine fémorale adhérente à l'artère, dont les tuniques externe et moyenne sont injectées et épaissies, présente un caillot de 5 centim. de longueur, de couleur noirâtre, mou, friable. Ce caillot, qui paraît plus récent que la caillot artériel, oblitère complètement la veine. Le reste du système veineux est à l'état normal.

Pas de liquide dans le péricarde. Le volume du cœur est peu considérable. Sur la face antérieure du ventricule gauche, et près du sillon interventriculaire, on note une très notable diminution de l'épaisseur des parois sur une surface de 5 centim. au moins de diamètre ; l'épaisseur est moitié moindre, en même temps que la coloration est moins rouge. Le microscope indique, dans toute cette étendue, un commencement d'infiltration graisseuse des fibres musculaires. Dans ce même ventricule gauche se trouvent une quantité de petites concrétions fibrineuses, stratifiées, très denses, blanchâtres, adhérentes aux parois, pénétrant surtout entre les fibres charnues de la pointe du cœur. Aucune d'elles n'offre de traces de vascularisation. Un caillot de même nature, mais du volume et de la forme d'une amande, occupe la partie supérieure du ventricule et pénètre entre les valvules sigmoïdes par une extrémité rétrécie, de laquelle part un prolongement qui obture d'une manière complète l'artère coronaire antérieure. Quelques-uns de ces mêmes caillots se rencontrent à la pointe du ventricule droit, mais ils sont très peu volumineux. Cette partie du cœur est occupée par une masse de sang noir coagulé dont la forme, la consistance et la couleur diffèrent complètement d'avec celles des concrétions fibrineuses déjà décrites. Rien dans les oreillettes. Pas de lésions valvulaires, soit aux orifices auriculo-ventriculaires, soit aux orifices artériels.

Les poumons ne présentent d'autre altération que de la congestion hypostatique, plus marquée à la base du poumon droit.

Aucune lésion à noter dans les viscères des cavités abdominale et crânienne.

Une dissection minutieuse des trajets fistuleux de la région lombaire m'a permis de constater qu'ils venaient aboutir à la partie antérieure de la colonne vertébrale, après s'être réunis à peu de distance de leur orifice cutané. Le trajet principal résultant de la réunion des deux conduits secondaires est assez dilaté pour permettre l'introduction du petit doigt; de sa partie profonde part un prolongement peu étendu, dirigé vers la fosse iliaque interne. Le point d'origine de la fistule est au niveau de la deuxième vertèbre lombaire, dont le corps est fracturé transversalement et la partie antérieure écrasée de telle sorte que son épaisseur est moitié moindre en avant qu'en arrière. Il en résulte une telle inflexion de la colonne, que ses deux portions dorsale et lombaire forment l'une avec l'autre un angle presque droit, ouvert en avant. Le fragment supérieur s'est un peu déplacé et fait à l'intérieur du canal rachidien une saillie de 5 millim.; on n'observe entre les parties fracturées aucune trace de consolidation. Comme conséquence de ces diverses lésions, on constate un changement brusque dans la direction du canal vertébral, sans diminution apparente de son calibre. Les apophyses épineuses et les lames des vertèbres ne présentent aucune fracture et les apophyses articulaires ne sont pas disjointes; seulement les apophyses épineuses des deuxième, troisième et quatrième lombaires font une saillie considérable en arrière et sont plus séparées les unes des autres qu'à l'état normal. La moelle et ses enveloppes ne m'ont paru présenter aucune altération morbide, résultat de déchirure, de compression ou d'inflammation consécutive.

Réflexions. — L'observation qu'on vient de lire me paraît intéressante à divers points de vue. Les deux lésions principales présentées par le sujet, à dix-huit mois de distance, étant complètement indépendantes l'une de l'autre, j'étudierai séparément, et d'une manière succincte, la fracture de la colonne vertébrale et la gangrène par embolie, me réservant de présenter dans un dernier paragraphe quelques considérations sur l'oblitération de l'artère coronaire antérieure.

I. — Fracture de la colonne vertébrale.

Les fractures de la colonne vertébrale constituent une lésion des plus graves, trop souvent au-dessus des ressources de l'art. On les observe sur tous les points de cette tige osseuse, et chacune des parties constituantes de la vertèbre peut en être le siège. Celles du corps ont été divisées par Malgaigne en transversales, obliques, ou par écrasement C'est à une variété de fracture transversale compliquée d'écrasement que se rapporte le cas actuel. Pour en expliquer le mécanisme, on a invoqué des causes directes et des causes indirectes ; les premières reconnues les plus fréquentes par Boyer, les secondes admises par Malgaigne comme rendant compte de la plupart des faits. Pour ce dernier auteur, dont le nom fait autorité en pareille matière, les fractures du corps des vertèbres ont lieu, dans la plupart des cas, par contre-coup, par l'effet d'une flexion forcée de la colonne vertébrale, soit en avant, soit en arrière. Il ajoute[1] que celles par écrasement ne semblent pouvoir être produites que par une flexion forcée en avant. Présentée d'une manière aussi absolue, cette théorie devient erronée puisqu'elle semble réduire à néant l'influence des causes directes sur la production des fractures du corps des vertèbres. Elle est contredite par le fait actuel, qui me paraît un bel exemple de fracture par cause directe. En effet, le sujet assure que, pendant qu'il portait une lourde charge, il a fait une chute en arrière, et que la région inférieure et postérieure du tronc a frappé contre une grosse pierre, exactement au point où a été notée plus tard la saillie des apophyses épineuses. Le mécanisme de la fracture survenue dans de telles circonstances n'est donc pas douteux. Du reste, comment la flexion forcée en avant

---

[1] Malgaigne ; *Traité des fractures et des luxations*, tom. I, pag. 418.

aurait-elle pu se produire dans une chute faite sur la partie postérieure du tronc, très probablement entraîné en arrière par le poids de la charge?

Il est bon, à ce sujet, de faire remarquer la manière dont les Indiens portent les fardeaux du poids moyen de 40 kilog. Ils les fixent par le milieu au moyen d'une corde dont les deux extrémités s'attachent à une courroie de quatre travers de doigt de large, appuyée sur la partie supérieure du front. Chargés de la sorte, ils marchent d'un pas relevé qu'ils soutiennent longtemps, les bras pendants au-devant du corps, le cou fortement tendu et la tête un peu renversée en arrière. Le poids du fardeau repose sur le dos et les épaules, mais les muscles de la nuque supportent tout l'effort. Dans ces conditions, soit qu'il bronche, soit qu'il glisse, si l'Indien fait une chute en arrière et qu'il se fracture le corps d'une vertèbre, il semble matériellement impossible d'admettre la flexion forcée en avant, regardée par Malgaigne comme nécessaire. N'est-il pas plus rationnel d'invoquer l'action d'une cause directe représentée, dans l'espèce, par la pierre sur laquelle a frappé la partie inférieure et postérieure du tronc? La théorie trop exclusive dont je ne combats que les exagérations me semble aussi battue en brèche par deux autres cas de lésion traumatique de la colonne vertébrale que le hasard a réunis actuellement dans mon service de clinique, et dont je vais résumer l'observation.

Observation II. — Un homme de 35 ans environ, couché au nº 7 de la salle Saint-Joseph, est entré il y a plusieurs mois à l'hôpital pour s'y faire soigner des suites d'une chute de cheval remontant à deux ans. Dans l'examen que je fais de ce malade, atteint d'un abcès par congestion symptomatique d'une carie des dernières côtes, je suis frappé de la forme de la colonne vertébrale. Celle-ci est en effet le siège d'une énorme gibbosité due à une saillie arrondie et un peu irrégulière des apophyses épineuses des cinq dernières vertèbres dorsales. Par suite de cette cyphose, la partie supérieure de la colonne vertébrale est très rapprochée de l'inférieure, avec laquelle elle forme un angle obtus se rapprochant de l'angle droit, à sommet postérieur arrondi. Il en résulte une déformation des côtes, plus rapprochées les unes des autres et moins inclinées en bas qu'à l'état normal, et, comme conséquence, une augmentation notable du diamètre antéro-postérieur, aux dépens du diamètre vertical.

Voici dans quelles circonstances s'est produite cette difformité: Il y a huit ans, le malade assistait à une course de taureaux donnée au milieu du petit village *del Quinche*, situé à quelques lieues au nord-est de Quito. Comme d'ordinaire, on n'avait mis aucune barrière protectrice. Pendant qu'il causait avec un de ses camarades, sans s'occuper autrement de la course, il fut saisi par le taureau et lancé quelques mètres plus loin. Étourdi de sa chute, mais sans lésions sérieuses, il put se relever sur les pieds et les mains, et faire de la sorte quelques pas pour s'éloigner. Mal lui en advint, car le taureau, revenant à la charge, le frappa d'un violent coup de corne sur le milieu du dos. Le malade assure qu'il eut à ce moment la sensation que l'épine du dos (*el espinazo*) avait été brisée. Pendant trois mois il dut rester au lit dans le décubitus dorsal et dans l'immobilité la plus absolue. A chaque essai de mouvement latéral, il lui semblait que le tronc était divisé en deux parties qui se déplaçaient isolément. Les membres inférieurs ne présentaient aucun degré de paralysie, soit de la sensibilité, soit de la motilité; il n'y avait non plus ni rétention d'urine ni troubles de la défécation. Peu à peu les choses revinrent à l'état normal, et, d'un si terrible accident, il ne resta d'autres traces que la difformité due à la cyphose persistante et une diminution de la taille proportionnelle à l'incurvation de la colonne vertébrale.

OBSERVATION III.— Une femme de 49 ans environ, travaillant auprès d'un four à chaux, fut ensevelie, vers le milieu de janvier 1875, sous un éboulement de terre et de pierre. Une de ses compagnes fut instantanément tuée à ses côtés. Elle-même eut le genou gauche fortement contusionné, la jambe fracturée comminutivement à sa partie inférieure, et l'articulation tibio-tarsienne ouverte.

Le 17 février, un mois après l'accident, elle se résolut à entrer à l hôpital, dans un état si grave qu'après quelques jours d'expectation l'amputation de la cuisse fut jugée nécessaire, et pratiquée le 24 du même mois. Malgré le peu de chances de succès d'une opération si grave, faite, je puis dire, *in extremis*, le résultat fut des plus favorables, et le 23 mars la cicatrisation du moignon était complète. Quelques jours après l'entrée de la malade, ayant réussi à la faire coucher sur le côté droit pour m'assurer de l'état de la partie postérieure du tronc, je reconnus l'existence d'une saillie anormale de l'apophyse épineuse de la sixième vertèbre dorsale, sans déformation du reste de la colonne vertébrale. La pression réveillait une douleur assez vive, mais pas de crépitation. Aucun symptôme n'indiquait qu'il y eût eu lésion de la moelle épinière.

M'enquérant des causes de cette déformation, j'appris que le côté gauche du tronc avait été frappé par la plus grosse des pierres sous lesquelles la malade était restée ensevelie, et qu'il en était résulté une lésion de l'épine dorsale dont elle avait eu conscience. Elle se rappelait avoir beaucoup souffert de ce point pendant qu'on la transportait, sans trop de précautions et dans une espèce de hamac, jusqu'à la misérable hutte qui lui servait de domicile. Aucun symptôme paralytique ne s'était manifesté pendant tout le temps qu'elle avait passé chez elle.

Aujourd'hui, plus de quatre mois après l'accident, la difformité persiste, la sensibilité à la pression est moins vive, et la malade se plaint seulement de ne pouvoir rester longtemps assise sans ressentir un malaise qui l'oblige à se plier en deux et ne cesse que dans le décubitus dorsal.

De ces deux cas, le premier est un exemple évident de fracture d'un ou plusieurs corps vertébraux, le second n'est peut-être qu'une fracture de la base de l'apophyse épineuse ou des lames de l'arc vertébral. J'aurai plus tard l'occasion de discuter le diagnostic et d'étudier à ce point de vue les symptômes offerts par ces deux malades; il me suffit pour le moment d'établir que chez l'un comme chez l'autre la lésion, quelle qu'elle soit, a été le résultat incontestable de l'action d'une cause directe. La position dans laquelle était le premier malade quand il a été frappé pour la seconde fois par le taureau, et la manière dont la femme a été trouvée sous l'éboulement, indiquent d'une manière incontestable qu'il n'y a pas eu de contre-coup, mais bien une cause très puissante agissant d'une manière directe.

Peut-être objectera-t-on que rien ne prouve l'exactitude du diagnostic porté chez les deux derniers malades, et que par là ces deux observations perdent une partie de leur valeur. A cela je répondrai que le diagnostic des fractures de la colonne vertébrale, bien que parfois entouré de difficultés réelles, est, dans la majorité des cas, basé sur des symptômes qui le rendent certain. L'hésitation ne pourrait porter que sur l'existence d'une fracture ou d'une luxation. Mais, dans l'espèce, l'erreur aurait peu d'importance, puisque les mêmes causes ont été invoquées par Malgaigne[1] pour expliquer le mécanisme des deux lésions, qui du reste se compliquent fréquemment.

Chez les deux sujets actuellement dans mes salles, j'ai noté, comme chez Mariano Paz y Miño, une déformation notable de la colonne vertébrale consécutive à un traumatisme grave. Chez l'un, la gibbosité énorme est due à la proéminence des apophyses épineuses des cinq dernières dorsales, sans dépression des vertèbres supérieures; or, une pareille disposition ne s'observe que dans les fractures. Chez l'autre, la saillie limitée à une seule apophyse épineuse, sans changement de direction de l'axe de la colonne vertébrale, exclut toute idée de luxation. J'ajouterai que le peu de gravité des accidents immédiats milite, dans l'un comme dans l'autre cas, en faveur d'une fracture.

---

[1] Malgaigne; *loc. cit.*, tom. II, pag. 387.

En effet, il est démontré que ce dernier genre de lésions s'accompagne moins fréquemment de compression ou de déchirure de la moelle épinière, ce qui revient à dire que les fractures se compliquent moins souvent de la paralysie des parties situées au-dessous de la partie lésée. Or, coïncidence digne de remarque, dans aucune de mes trois observations ce symptôme n'est signalé, bien que son importance ne lui permette pas de passer inaperçu. Un des sujets a eu pendant une quinzaine de jours des fourmillements dans les jambes ; un autre a gardé trois mois le lit, mais en conservant l'entière liberté des mouvements et toute la sensibilité des membres inférieurs ; le troisième n'a rien ressenti dans la moitié inférieure du corps. Donc la lésion traumatique, cause de la difformité, a dû être une fracture et non une luxation.

Je ne crains pas d'affirmer ce diagnostic malgré l'absence des symptômes de paralysie, regardés par beaucoup d'auteurs comme pathognomoniques. D'après Vidal (de Cassis), « lorsqu'il existe une douleur locale très vive sur le trajet des apophyses épineuses, que celles-ci sont déformées, qu'une paralysie s'est montrée immédiatement après une chute sur le dos ou sur les fesses, le doute est impossible. En dehors de ces circonstances, il n'est pas permis d'avoir autre chose que des présomptions[1] ».

Ainsi donc, sans la réunion des trois symptômes : douleur, déformation et paralysie, il serait impossible de rien affirmer. Mais il me semble que la douleur et la déformation, existant ensemble à la suite d'un traumatisme violent, ne peuvent induire en erreur. Pour dissiper tous les doutes et bien établir l'authenticité des deux derniers cas, rappelons celui que l'autopsie faite après dix-huit mois rend indiscutable; il suffit à démontrer péremptoirement ce fait connu de tout temps : que la fracture du corps

---

[1] Vidal (de Cassis) ; *Traité de pathologie externe*, édition par Faus, tom. II, pag. 147.

d'une vertèbre avec léger déplacement du fragment supérieur peut ne pas se compliquer de lésion de la moelle, et manquer par conséquent de l'un des symptômes les plus caractéristiques en même temps que les plus graves ; je veux dire la paralysie.

Si la présence ou l'absence de cette complication est sans influence absolue sur le diagnostic, c'est en réalité sur elle plutôt que sur l'étendue de la lésion osseuse que se base le pronostic.

On ne saurait donc admettre, avec A. Cooper, que dans toutes les fractures avec déplacement la mort arrive au bout de quatre à six semaines si elles ont leur siège à la région lombaire, et au bout de quinze à vingt et un jours si elles l'ont à la région dorsale. Cela est peut-être vrai dans les déplacements étendus qui s'accompagnent nécessairement de déchirure ou de compression de la moelle ; mais dans les cas analogues à ceux que j'ai observés, bien que la déformation des apophyses épineuses indique un certain degré de déplacement, le pronostic est fort heureusement moins grave que ne l'a dit A. Cooper. Au bout de quelques mois, si la moelle est intacte, il ne reste qu'une difformité très compatible avec l'existence, quoique chez le malade couché au n° 7 de la salle Saint-Joseph elle ait manifestement produit une gêne très notable de la respiration.

Il doit être rare d'observer un abcès par congestion qu'on puisse rattacher à la non-consolidation d'une fracture vertébrale ; du moins je n'en ai pas encore rencontré d'exemple dans les auteurs. C'est une complication de nature à augmenter la gravité du pronostic, puisqu'elle expose le sujet qui en est atteint à toutes les conséquences de ce genre de lésions, trop connues pour que j'y insiste.

Dans le seul cas soumis à mon observation, la vie a pu se continuer pendant plus de dix-huit mois ; mais je ne sais trop quelle existence a pu mener le malade pendant ce temps, et je suis convaincu que l'affaiblissement de sa constitution n'a pas été sans influence sur la production des concrétions fibrineuses du cœur, et, par suite, de la gangrène à laquelle il a succombé.

J'aurai peu à dire sur le traitement, qui pour la plupart des chirurgiens se réduit à bien peu de chose : coucher le malade sur le dos, sur un matelas supporté par une planche, la tête peu élevée ; le fixer dans cette position avec des alèzes pour favoriser la consolidation ; combattre l'inflammation de la moelle ; surveiller les accidents produits par la paralysie, telles sont les indications généralement admises, et, d'après Malgaine, telle est la seule règle à suivre lorsqu'il n'existe aucun indice de déplacement ; à plus forte raison, dirai-je, lorsque, malgré toutes les apparences d'un déplacement dont on ne peut présumer l'étendue, il ne survient aucun symptôme de lésion de la moelle épinière. C'est à l'immobilité relative dans laquelle sont restés pendant près de trois mois mes deux derniers malades, que j'attribue leur guérison complète ; et s'il est vrai que le premier ait essayé de reprendre au bout de quinze jours sa pénible profession, la non-consolidation de sa fracture s'explique d'une manière toute naturelle, et, avec elle, la série des accidents qu'il a présentés depuis.

Le meilleur moyen de maintenir cette immobilité me paraît être, pour les fratures des régions lombaire et dorsale, l'application de la gouttière vertébrale de Bonnet ou de l'appareil en cuir moulé de Mathieu [1] ; à leur défaut, au lieu de recourir à l'appareil inamovible, que j'ai vu préconisé quelque part, je préférerais employer seulement les alèzes, recommandées par Malgaigne. Les tentatives de réduction de la fracture comptent de nombreux succès qui les justifient dans tous les cas où les symptômes de

---

[1] Pour la description de ces appareils, je renvoie le lecteur à l'*Arsenal de la Chirurgie contemporaine*, par Gaujot et Spilmann, tom. I, pag. 272 et 596.

paralysie font craindre la compression de la moelle par un des fragments. Dans tous les autres, elles sont absolument contre-indiquées. La difformité consécutive n'est pas chose assez grave pour qu'on essaye de la combattre à l'aide de tractions dont il serait difficile de démontrer l'innocuité.

Que dirai-je de la trépanation, essayée sans succès par Henri Cline, Tyrrell, Rhéa Barthon, Laugier, et rejetée par l'immense majorité des chirurgiens, bien qu'elle s'appuie sur l'autorité des noms de Desault et d'A. Cooper ? Les rares essais faits jusqu'à ce jour ne sont pas assez favorables pour faire accepter une opération aussi grave que peu justifiée. Elle se propose de donner issue aux humeurs épanchées, de relever ou extraire les pièces d'os qui blessent la moelle épinière ; mais quels sont les moyens d'investigation qui nous permettent de reconnaître si les accidents sont dus à une déchirure irrémédiable ou seulement à une compression de la moelle ? comment déterminerons-nous le point de la colonne vertébrale sur lequel doit se faire l'application du trépan ? Ce sont là tout autant de difficultés insurmontables, dans les cas nombreux où plusieurs apophyses épineuses contribuent à la déformation.

II. — Gangrène par embolie.

L'oblitération subite de l'artère principale d'un membre produit un trouble dans la circulation, dont une des manifestations les plus graves peut être la gangrène étendue au membre tout entier ou limitée à une de ses parties. La cause la plus fréquente de cette oblitération, soupçonnée avant Virchow, n'est bien connue que depuis les travaux de l'éminent Professeur de Berlin. Il établit d'abord que, dans un point quelconque du système artériel, il pouvait se former des concrétions fibrineuses ou thromboses, dont il étudia les transformations successives et la segmentation fréquente. Reprenant ensuite les expériences de Van Swiéten, Magendie et Sédillot, il démontra que des substances solides introduites dans le cœur gauche étaient entraînées par le courant sanguin et déterminaient des obturations dans les artères cérébrales, dans les viscères et dans les artères des extrémités.

L'analogie d'action des concrétions fibrineuses formées dans les vaisseaux ou dans le cœur n'était pas dès lors difficile à établir. Aussi l'anatomie pathologique, expliquant les faits cliniques, démontra-t-elle surabondamment que les caillots détachés de leur lieu d'origine pouvaient être transportés, soit dans le système pulmonaire, soit dans le système aortique, et y produire des effets identiques à ceux des corps étrangers.

Le nom d'embolie, donné par Virchow au corps obturant, que Ch. Bonnet appelait déjà, dès le XVIe siècle, du nom tout aussi expressif d'*obturamentum*, est aujourd'hui généralement accepté, et on appelle embolie le fait du transport de l'embolus et de l'oblitération qui en résulte.

Comme je l'ai déjà fait pressentir, les faits cliniques ne manquent pas à l'appui de la théorie moderne, et, grâce au progrès de l'anatomo-pathologie, bien des cas de gangrène prétendue spontanée trouvent leur explication rationnelle dans l'obstacle apporté à la circulation artérielle par un caillot migrateur. Le plus souvent les embolies s'arrêtent dans les capillaires ou dans les vaisseaux de très petit calibre, où elles provoquent des lésions hémorrhagiques et inflammatoires dont je n'ai pas à m'occuper ici. Rarement on les observe dans l'artère principale d'un membre, ou, pour mieux dire, elles sont rarement assez volumineuses pour amener l'oblitération complète d'une grosse artère. A ce point de vue, le fait que j'ai eu l'occasion d'observer me paraît mériter une courte analyse.

Quel a été le lieu d'origine du caillot? A quel moment s'est-il détaché? A-t-il été la cause de la gangrène du membre inférieur et en a-t-il déterminé la forme? Enfin, quel est le pronostic de cette dernière et peut-on lui opposer un traitement efficace? Tels sont les divers points sur lesquels je désire arrêter un instant l'attention du lecteur.

1° *Quel a été le lieu d'origine du caillot fémoral?* Il me paraît inutile d'entrer dans une discussion pour démontrer que le caillot rencontré dans l'artère fémorale n'était pas un caillot *post mortem*. Il suffira de dire qu'il présentait tous les caractères anatomo-pathologiques des véritables concrétions fibrineuses et non des caillots cadavériques.

D'ailleurs, l'ensemble des symptômes observés au lit du malade, et surtout la disparition complète des battements artériels et la présence d'un cordon dur roulant sous le doigt à la place de l'artère, ne permettaient aucun doute à cet égard.

Mais, tout en admettant son existence pendant la vie, on peut et on doit se demander s'il ne s'est pas formé sur place, soit à la suite d'une artérite, soit à la suite d'une compression exercée sur l'artère. La clinique et l'anatomie pathologique nous fournissent une réponse facile.

La clinique, en effet, nous apprend que l'apparition des phénomènes, brusque et comme foudroyante, constitue un caractère des embolies ne laissant aucune place à l'équivoque, lorsqu'il n'y a pas de cause de compression extérieure par laquelle puissent s'expliquer les accidents.

Les troubles cardiaques, auxquels on rattache d'habitude les embolies, n'ont présenté sous mes yeux rien de caractéristique; mais leur peu de constance en diminue singulièrement la valeur, et on peut en dehors d'eux porter un diagnostic que justifiera plus tard l'ouverture du cadavre. Dans le cas actuel, l'autopsie a démontré l'intégrité absolue de la tunique interne de la fémorale et de l'iliaque externe, le défaut d'adhérence du caillot, sa consistance plus grande et sa coloration différente vers la partie inférieure au niveau du point d'émergence de la fémorale profonde; tout autant de signes distinctifs des caillots formés au-dessus d'une concrétion fibrineuse venue d'un autre point du système artériel. L'injection et l'épaississement des tuniques externe et moyenne de l'artère fémorale semblent, il est vrai, se rapporter à la péri-artérite de Fœrster, mais les recherches modernes établissent que celle-ci est le plus souvent consécutive, et d'ailleurs l'intégrité de la tunique interne rend inadmissible l'hypothèse d'un thrombus dû à l'artérite.

Si le caillot n'a pas pu se former tout entier sur place, quel en a été le lieu d'origine? Je ne crois pas qu'il fût absolument nécessaire de l'établir ; car, même en l'absence de toute concrétion fibrineuse développée en un autre point du système artériel, il faudrait bien admettre la nature embolique du caillot, puisqu'elle ressort de l'examen anatomo-pathologique. Mais alors il resterait quelque doute dans l'esprit, qui se refuserait peut-être à comprendre l'impossibilité de retrouver le point de départ d'une concrétion assez volumineuse pour obturer l'artère fémorale; heureusement l'autopsie de notre sujet nous fournit une explication rigoureuse de tous les phénomènes observés. Elle montre dans le ventricule gauche l'existence de petites concrétions fibrineuses denses, blanchâtres, adhérentes aux parois ; l'une d'elles, du volume d'une amande, pénètre entre les valvules sigmoïdes de l'aorte et envoie un prolongement jusque dans la coronaire antérieure. Dans le ventricule droit se retrouvent quelques-uns de ces petits caillots, et, comme pour rendre toute erreur impossible, dans le même cœur droit existe un caillot volumineux mou, noirâtre, présentant en un mot tous les caractères des caillots cadavériques ou de ceux de l'agonie.

Est-il maintenant difficile de comprendre que de l'une de ces concrétions fibrineuses sans cesse battues par l'ondée sanguine, probablement de la plus grosse d'elles, ait pu se détacher la partie solide, qui, s'arrêtant dans la fémorale au point d'où naît la fémorale profonde, a mis brusquement obstacle au cours du sang dans presque tout le membre inférieur droit?

La recherche des causes qui ont pu amener la formation des concrétions sanguines du cœur m'entraînerait trop loin, et, manquant de détails sur l'état antérieur du sujet, je serais réduit à des conjectures dont rien ne garantirait l'exactitude. On ne retrouve dans le cas actuel aucune des causes mécaniques, soit locales, soit éloignées, qu'on invoque généralement et qui ont toutes pour effet de ralentir le cours du sang.

Parmi les causes vitales capables de déterminer l'hyperinose, il n'en est pas de plus active que le rhumatisme articulaire aigu; et, s'il m'était permis d'ajouter foi aux renseignements que j'ai recueillis au lit du malade, je trouverais là une explication suffisante de la dyscrasie fibrineuse. Mais, durant mon séjour dans la capitale de l'Équateur, j'ai pu m'assurer que dans le langage vulgaire on faisait un étrange abus du mot rhumatisme : on s'en sert en effet pour désigner sans exception toute douleur résultant de l'impression du froid humide, et par là même ce mot n'a plus de signification, surtout dans la bouche d'un Indien. L'état cachectique du sujet, à la suite d'une suppuration si longue, a-t-il amené une augmentation relative de la fibrine, par suite de la diminution du chiffre des globules? Cela est possible, à la rigueur, mais je préfère m'abstenir d'une explication que l'absence d'analyse du sang rendrait trop hypothétique.

2° *A quel moment et sous l'influence de quelle cause s'est effectué le transport du caillot embolique?* — Si j'en crois le récit du malade, les premiers accidents ont débuté pendant le voyage d'Amaguaña à Quito, c'est-à-dire le jour même de l'entrée à l'hôpital. La sensation de froid, les fourmillements pénibles et la difficulté de mouvoir le membre, tels ont été les premiers phénomènes attribués au refroidissement de l'atmosphère et à l'influence du vent des montagnes. Or, je crois avoir déjà dit qu'au mois de janvier, à 5 heures du matin, la température de la vallée de Chillo est au moins de 5 ou 6 degrés au-dessus de zéro; elle a donc été sans influence sur la gangrène.

De plus, lorsque j'ai examiné pour la première fois le malade, le lendemain de son entrée, j'ai constaté déjà très manifestes tous les signes d'une gangrène qui m'a paru plus ancienne qu'on ne le disait. En même temps, le cordon formé par la fémorale oblitérée remontait déjà jusque dans la fosse iliaque, ce qui semble indiquer un certain temps écoulé depuis l'obturation artérielle.

A ces raisons s'en ajoute une qui, pour être empruntée à un autre ordre d'idées, n'en a pas moins, à mes yeux, une grande valeur. Le malade qui a été l'occasion de ce travail gardait depuis dix-huit mois ses deux trajets fistuleux, sans songer à réclamer les soins d'un médecin.

Comment se fait-il qu'il se soit tout d'un coup résolu à se rendre à l'hôpital de Quito, si quelque changement survenu dans son état ne lui en a démontré la nécessité? Ce n'est pas assurément par pur caprice qu'un Indien se résigne à faire sur les épaules d'un camarade un trajet de 20 kilom. Puisque depuis sa chute il avait repris ses pénibles fonctions d'homme de peine, une pareille course ne devait être qu'un jeu pour lui.

De ces considérations très plausibles, je me crois en droit de conclure à l'impossibilité de dire à quel moment précis et sous l'influence de quelle cause le caillot s'est détaché du cœur. La seule chose certaine, c'est que l'accident n'a pas eu lieu le jour même de l'entrée du malade dans mes salles. Tout au plus, les mauvaises conditions dans lesquelles s'est effectué le voyage ont-elles pu favoriser le dépôt de nouvelles couches fibrineuses et hâter la marche de la gangrène, dont les premières atteintes ressenties quelques jours à l'avance avaient probablement motivé une résolution, sans cela inexplicable.

3° *Le caillot embolique a-t-il été la cause de la gangrène du membre inférieur et en a-t-il déterminé la forme?* — Quelle que soit l'opinion admise sur le lieu d'origine du caillot et sur l'époque où s'est effectué son transport, les relations qu'il affecte avec la gangrène s'imposent par leur évidence.

Aucun des signes attribués à la gangrène par oblitération artérielle n'a fait défaut. Tout à fait au début et pendant le voyage, fourmillements, engourdissement pénible et sensation de froid ; plus tard, aspect livide et cadavéreux du membre, diminution de la température, difficulté des mouvements, perte de la sensibilité, gonflement œdémateux et crépitation emphysémateuse : tels sont les symptômes dont la réunion ne laissait aucun doute sur l'existence d'une gangrène, en même temps que la soudaineté des accidents et la cessation des battements artériels mettaient sur la voie de la cause à laquelle il fallait l'attribuer.

Le rétablissement de la circulation n'ayant pu se produire, la marche de la gangrène a été très rapide, bien qu'elle n'ait jamais dépassé les limites atteintes dès le jour où le sujet a été soumis à mon observation. A la cuisse, où la peau et le tissu cellulaire sous-cutané étaient seuls compromis, le cercle inflammatoire s'est montré de très bonne heure ; à la jambe, où la destruction était complète, les symptômes locaux de la gangrène humide se sont tous les jours accentués davantage, en même temps que la présence du caillot dans la fémorale donnait lieu à un certain degré de péri-artérite caractérisée, pendant la vie, par la douleur sur le trajet de l'artère ; après la mort, par l'injection des tuniques externe et moyenne et par l'adhérence de l'artère avec la veine. Suivant Hirtz et Strauss, « l'embolie détermine ordinairement la forme sèche de la gangrène parce que les veines et les lymphatiques ne sont pas oblitérés et entraînent les fluides qui imprégnaient les tissus [1] ».

Follin[2] et M. Raynaud[3] pensent au contraire que la gangrène humide est la forme la plus fréquente de la gangrène par oblitération. Je suis assez disposé à partager l'opinion de ces derniers auteurs. Il me semble en effet bien difficile que les veines et les lymphatiques ne participent pas d'assez bonne heure à la lésion pour laisser les tissus œdématiés et gorgés de liquide. Dans le fait que j'ai observé, la veine fémorale était oblitérée par un caillot et les ganglions lymphatiques étaient engorgés, circonstance des plus favorables au développement d'une gangrène humide.

4° *Quel est le pronostic de la gangrène par embolie et peut-on lui opposer un traitement efficace?* — La gravité extrême des symptômes tant locaux que généraux nous explique la rapidité avec laquelle la maladie s'est terminée par la mort, tout au plus un mois après le début présumé des accidents.

Si le sujet avait pu survivre jusqu'à la période d'élimination des eschares, le danger n'aurait pas été moindre pour lui, à cause de l'intensité de l'inflammation déjà développée. Un abcès considérable occupait toute la région poplitée, et l'inflammation était très vive autour et au-dessous de l'eschare superficielle de la cuisse. Il semble donc que la mort devait être l'inévitable conséquence de la gangrène survenue chez un homme débilité par dix-huit mois de suppuration et présentant en outre dans le cœur des concrétions sanguines capables, à elles seules, d'occasionner les plus funestes conséquences.

Y a t-il un traitement efficace à opposer à la gangrène par

---

1 *Dict. de Méd. et de Chirurg. prat.*, tom. XII, art. *Embolie*, pag. 526.

2 Follin; *Traité de pathol. externe*, tom. I, pag. 99.

3 *Dict. de Méd. et Chir. prat.*, art. *Gangrène*, tom. XV, pag. 635.

embolie? Nous répondrons, avec Follin, que non : l'art est désarmé devant une lésion à laquelle on ne connaît aucun remède. Seule, la médecine symptomatique est de mise contre les complications qui peuvent survenir. La plupart des chirurgiens rejettent même l'amputation, comme à tous égards plus dangereuse que l'élimination spontanée, et cela, sans autre avantage que d'assurer la régularité du moignon.

Dans l'espèce, l'opération aurait eu bien peu de chances de succès, à cause des mauvaises conditions générales dans lesquelles se trouvait le malade, et aussi parce qu'il aurait fallu la faire au tiers supérieur de la cuisse, c'est-à-dire en un point où la vaste étendue de la plaie la rend encore plus grave.

III. — Oblitération de l'artère coronaire antérieure.

Je désire, en terminant ce travail, attirer l'attention sur l'oblitération de l'artère coronaire antérieure coïncidant avec la dégénérescence graisseuse de la paroi antérieure du ventricule gauche. Il est aujourd'hui bien établi que l'une des causes locales les plus fréquentes de la dégénérescence graisseuse du cœur est la diminution du calibre des artères coronaires, notée par Quain[1] 25 fois sur 83 cas.

On a même vu, dans les cas d'altérations athéromateuses et calcaires des artères, la dégénérescence graisseuse limitée à la portion de la paroi cardiaque alimentée par la branche artérielle rétrécie ou obstruée. Ce fait s'explique bien par l'indépendance des deux artères cardiaques, qui ne s'anastomosent que par leurs branches terminales.

Dans les cas d'oblitération subite par une thrombose brusque ou par une embolie, on observe le ramollissement et la destruc-

---

[1] Quain ; *Medico-chirurg. Transact.*, 1850, tom. XXXIII.

tion rapide de la paroi, plutôt que sa dégénérescence graisseuse; mais d'un côté le fait n'est pas constant, et de l'autre il me paraît bien difficile, pour ne pas dire impossible, d'établir si l'obturation de la coronaire antérieure a été subite ou si le caillot surajouté à la concrétion fibrineuse intra-valvulaire s'est formé petit à petit.

Dans l'une comme dans l'autre hypothèse, on comprend aisément que le cœur, exclusivement composé de fibres musculaires, n'ait pas échappé à la loi commune qui veut que les muscles altérés dans leur nutrition s'infiltrent de granulations graisseuses. Il est donc rationnel de rattacher l'atrophie et la dégénérescence graisseuse d'une portion assez notable de la paroi antérieure du ventricule gauche à l'oblitération de l'artère coronaire antérieure par un caillot prolongé du ventricule, à travers les valvules sigmoïdes de l'aorte ; malheureusement, le diagnostic d'une lésion aussi limitée est impossible pendant la vie, de même que celui des concrétions sanguines, dont on peut tout au plus soupçonner la présence dans quelques cas exceptionnels.

L'impuissance de la thérapeutique est absolument reconnue par tous les hommes compétents, de sorte que les faits analogues au nôtre sont d'un médiocre intérêt clinique.

Il n'en est pas moins utile de les recueillir, car ils servent à confirmer les théories généralement admises sur les effets des oblitérations artérielles et leur différence d'action suivant l'organe auquel se rend la branche obstruée.

CONTRIBUTION A L'ÉTUDE

DE LA

DÉGÉNÉRESCENCE KYSTIQUE DU FOIE ET DES REINS

La dégénérescence kystique du foie est une maladie beaucoup plus rare que la dégénérescence kystique du rein, à laquelle elle est, du reste, intimement liée. La thèse du Dr Michalowicz, soutenue à Paris dans ces dernières années (Thèse de Paris, 1874, n° 95), n'en contient que six cas, presque tous résultat d'une trouvaille d'autopsie, et par cela même dépourvus d'intérêt pratique. Deux faits nouveaux ont été publiés depuis, l'un en 1876 par M. Baraduc dans le *Progrès médical*, l'autre en 1877 par M. Courbis dans le *Lyon médical*. La dégénérescence kystique simultanée du foie et des reins n'en est pas moins une maladie des plus rares, encore incomplètement étudiée, dont les observations doivent être signalées avec soin.

Dans le dernier temps de mon séjour à Quito (en juin 1875), j'ai eu l'occasion de donner des soins à une femme atteinte d'une lésion de ce genre, et je dois avouer que l'incertitude de mon diagnostic et, par suite, mon intervention inopportune ont été dus surtout à ce que jamais, pendant un séjour déjà très long dans les hôpitaux, mon attention n'avait été attirée sur cette altération singulière. Il me paraît donc utile de publier, malgré ces lacunes, le fait que j'ai observé.

Observation. La femme X..., âgée de 35 ans, occupée aux travaux de la campagne dans les environs de la capitale de l'Équateur, entre dans les salles de médecine de l'hôpital Saint-Jean-de-Dieu de Quito, vers la fin du mois de mai de l'année 1875. C'est une *chola*, c'est-à-dire une métisse due au croisement de la race blanche et de la race indienne, qui allaite encore, le jour de son entrée, un enfant de 16 mois, de très chétive apparence. Elle raconte au Dr Nicolas Egas, chargé du service médical, que depuis trois mois, sans qu'elle ait beaucoup souffert, elle a vu son ventre grossir peu à peu et devenir plus volumineux qu'il ne l'était l'année précédente au moment de l'accouchement.

On l'oblige d'abord à sevrer son enfant, et trois semaines après, son état paraissant s'aggraver de plus en plus, on l'envoie le 16 juin dans les salles de chirurgie affectées au service de la Clinique.

De l'interrogatoire que je fis en présence des élèves, le 17 juin au matin, il résulta que la femme X... avait toujours joui d'une assez bonne santé, qu'elle n'avait pas eu de maladies antérieures dont elle eût gardé le souvenir, et que son genre de vie avait été celui de la classe misérable de la population équatorienne, c'est-à-dire aussi peu hygiénique que possible. Le peu de développement de son intelligence ne permit pas d'insister sur des circonstances étiologiques dont elle ne comprenait pas l'importance, et toutes mes questions relatives, soit à l'hérédité, soit aux maladies du jeune âge, ne reçurent que des réponses négatives. Un fait certain, c'est que pendant la dernière grossesse elle n'avait rien éprouvé d'anormal, et que l'état de faiblesse extrême dans lequel elle se trouvait depuis quelques mois l'avait seul conduite à l'hôpital.

Examen de la malade. — Amaigrissement très notable. Faciès abdominal bien prononcé. Teinte terreuse de la face, pas de coloration ictérique. En découvrant la malade, on constate une voussure très considérable de la partie supérieure de l'abdomen, occupant l'hypochondre droit, la région épigastrique et empiétant un peu sur l'hypochondre gauche. Cette voussure est plus prononcée au-dessous de l'appendice xyphoïde, au niveau de l'épigastre. La résonance de la partie supérieure du thorax est normale. A droite, la matité commence à la hauteur du cinquième espace intercostal et s'étend de là jusqu'à 7 centim. au-dessous du rebord des fausses côtes. En ce point, la palpation, faite avec les précautions ordinaires et facilitée par la maigreur excessive du sujet, permet de reconnaître la présence d'un bord tranchant irrégulier, analogue au bord antérieur du foie. La matité est absolue et aussi étendue en arrière qu'en avant. A gauche, la résonance est normale dans toute l'étendue de la poitrine. La peau ne présente ni adhérences ni changement de coloration. La surface de la tumeur est légèrement bosselée, faisant, comme je l'ai dit, une saillie plus grande au niveau de l'appendice xyphoïde. En ce point, on sent un certain degré de rénitence, mais il n'y a ni fluctuation ni frémissement hydatique, bien que la consistance ne paraisse pas celle d'une tumeur solide. La douleur provoquée par la pression est peu intense. Il n'y a point de liquide dans la cavité péritonéale.

L'auscultation ne révèle aucune altération du poumon ; murmure vésiculaire nul dans les trois quarts inférieurs du thorax à droite. Les bruits du cœur sont éclatants, mais sans bruit de souffle. Le pouls est fréquent et petit.

Du côté des voies digestives, inappétence et un peu de difficulté dans les digestions. Rien de particulier du côté des selles.

Pas de douleur dans la région lombaire ; rien à noter du côté des urines. Point d'œdème des membres inférieurs.

La malade dort assez bien, mais elle est très affaiblie, et la gêne qu'elle éprouve par suite du développement considérable du ventre l'oblige à garder le lit.

Interrogée de nouveau avec insistance, elle affirme n'avoir jamais eu ni fièvres intermittentes ni ictère et ne pas avoir souffert à l'épaule droite.

Croyant avoir affaire à des abcès multiples du foie, maladie dont j'avais observé plusieurs cas dans le service, je pratiquai, le 18 juin, une ponction exploratrice avec le grand appareil aspirateur de Dieulafoy. J'enfonçai sans aucun résultat l'aiguille nº 1 à la région hypochondriaque droite et au-dessous du rebord costal. Une seconde ponction faite en avant sur la ligne médiane, à égale distance de l'ombilic et de l'appendice xyphoïde, là où la tumeur était le plus saillante, amena la sortie d'une vingtaine de grammes d'un liquide séreux, limpide, que l'examen ultérieur démontra contenir une forte proportion d'albumine, mais pas de crachats ni de débris d'hydatides.

Persuadé de l'existence d'une collection liquide plus considérable, je fis encore une aspiration avec la même aiguille, un peu à droite de la ligne blanche. Le résultat fut le même ; seulement le liquide, mélangé de sang, ne s'écoula qu'avec peine, à cause de la capillarité de l'aiguille, facilement obstruée par de petits caillots sanguins. Ces trois ponctions furent très bien supportées, et la malade nous dit ne pas avoir souffert.

Le diagnostic porté fut le suivant : Kystes séreux multiples du foie. La présence de l'albumine et l'absence de débris d'échinocoques dans le liquide de la ponction me firent rejeter l'idée de kystes hydatiques. Mais la conviction où j'étais de la multiplicité des tumeurs ne me fit pas songer un instant à une dégénérescence kystique, d'autant que rien ne dénotait que les reins fussent altérés comme le foie. Que faire en pareille occurrence? Malgré l'état désespéré de la malade, je crus devoir intervenir, tout en faisant remarquer aux élèves combien étaient faibles les chances de succès.

Afin de me mettre à l'abri des dangers de pénétration du liquide dans la cavité abdominale, j'eus recours à la méthode de Récamier, en remplaçant la potasse caustique par la pâte de Vienne.

Le 19 juin, une couche de ce dernier caustique, longue de 4 cent., large de 15 millim., est appliquée sur le point le plus saillant de la tumeur, là où j'avais fait la seconde ponction, et laissée en place pendant un quart d'heure.

Tous les deux ou trois jours, l'eschare est incisée et une nouvelle couche de pâte de Vienne est appliquée dans le fond de la plaie.

Le 27 juin, lors de la quatrième application du caustique, on reconnaissait au fond de l'eschare incisée les fibres de l'aponévrose abdominale profonde.

Les jours suivants, la douleur continue à être très modérée; la dernière eschare produite est très sèche ; la peau est un peu rouge à quelques centimètres autour de la plaie.

Le 1er juillet, l'eschare se détache et le fond de la plaie est douloureux ; la malade a un peu de fièvre ; elle éprouve un véritable dégoût pour les aliments qu'elle avait acceptés jusque-là sans efforts ; le ventre est un peu météorisé, mais il n'existe aucun symptôme de péritonite. Une ponction faite avec le trocart de Dieulafoy n° 2 fait sortir une cuillerée de sérosité purulente.

A partir de ce jour, l'état s'aggrave très rapidement. La malade, qui a conservé toute son intelligence, se sent de plus en plus faible ; peu de diarrhée, pas de vomissements ; la tympanite n'a pas augmenté et l'abdomen est à peine douloureux à la pression ; par la plaie s'écoulaient tous les jours quelques cuillerées de pus provenant évidemment de l'intérieur de la cavité abdominale.

Le 5 juillet, à quatre heures du soir, sans qu'il se soit produit de nouveaux symptômes, la malade meurt presque subitement en se retournant dans son lit.

Autopsie. —L'autopsie est faite le lendemain, à peu près vingt-quatre heures après la mort.

Cavité crânienne : Pas de lésions des méninges ni du cerveau. Deux petits kystes séreux, de la grosseur d'un pois, dans le plexus choroïde.

Cavité thoracique : Le cœur est le siège d'une hypertrophie plus marquée à gauche. Dans le ventricule droit se trouvent des caillots formés avant la mort, dont le plus considérable se prolonge dans l'artère pulmonaire.

Les poumons ne présentent aucune lésion, seulement le poumon droit est refoulé à la partie supérieure et postérieure du thorax.

Cavité abdominale : A l'ouverture de l'abdomen, on constate de l'injection péritonéale autour du cautère. En ce point, des adhérences assez fortes unissent la tumeur à la paroi abdominale. Il n'y a pas d'épanchement dans la cavité péritonéale.

On peut dire que le foie remplit tout l'abdomen ; il remonte même à droite et en haut, au niveau de la troisième côte, refoulant jusque-là le poumon. L'organe hépatique pèse 9,200 grammes ; il mesure, de droite à gauche, 44 centim. et, de haut en bas, 33 centim. L'épaisseur du bord supérieur, devenu une véritable face, est de 17 cent. Le bord inférieur est mousse et un peu irrégulier.

Le foie est rempli d'un nombre incalculable de kystes isolés les uns des autres, bien que suffisamment rapprochés en certains points pour qu'il soit impossible d'insinuer entre eux la pointe d'une épingle. Le plus volumineux de ces kystes siège à la face inférieure du foie, un peu en arrière de la vésicule biliaire ; il est régulièrement sphérique et mesure 11 cent. de diamètre, c'est-à-dire qu'il a presque les dimensions d'une tête de fœtus à terme. Deux ou trois autres ont le volume d'une pomme de moyenne grosseur. Nous en comptons au moins une trentaine du volume d'une noix. Les autres sont très petits ; il en est un très grand nombre dont le volume égale à peine celui d'une tête d'épingle. On en trouve sur toutes les faces, sur tous les bords et même dans l'épaisseur du foie. Les plus volumineux ont leur siège à la surface de l'organe ; la plupart sont à la face inférieure et sur le lobe droit. Leurs parois sont minces et transparentes. L'examen microscopique nous les a montrés tapissés d'une mince couche de cellules épithéliales de formes variables.

Dans tous les kystes, le liquide, qu'on aperçoit facilement par transparence, est séreux, très clair ; il contient une notable quantité d'albumine. Au microscope, on n'y trouve ni éléments histologiques ni débris d'êtres animés. Le kyste ouvert par le caustique siège à peu près au niveau de la réunion du lobe droit et du lobe gauche, et il est du volume d'une grosse noix ; c'est le seul dont les parois soient épaisses et dont le liquide contienne de nombreux globules de pus. La vésicule biliaire est remplie de bile normale, sans calculs. Dans les points rares non envahis par la dégénérescence kystique, le tissu du foie n'est le siège d'aucune altération appréciable.

Les deux reins présentent les mêmes dégénérescences kystiques que le foie. Ils sont tous les deux hypertrophiés, le gauche plus que le droit. Le nombre des kystes est prodigieux ; les plus gros ont le volume d'un œuf de poule ; contenant et contenu sont en tout identiques au contenant et au contenu des kystes du foie. Dans l'intervalle des kystes, le tissu rénal, un peu hyperémié, est exempt de toute autre lésion.

Cette observation est intéressante à plus d'un titre. Elle montre le foie et les reins atteints simultanément de dégénérescence kystique à un degré vraiment extraordinaire. Contrairement à ce qu'on observe d'habitude, l'altération hépatique était la plus avancée ; aussi l'hypertrophie du foie avait-elle seule attiré l'attention et suffi à masquer la lésion rénale. Je l'ai déjà dit, le nombre des kystes était vraiment incalculable, et le volume de l'un d'eux égalait celui d'une tête de fœtus à terme. Cela explique comment le foie avait pu atteindre le poids énorme de 9,200 gram. et présenter des diamètres transversal et vertical de 44 et de 33 centim.

Je ne connais qu'un seul exemple de pareille hypertrophie dans le foie kystique, et encore, dans le cas publié par M. Courbis, interne des hôpitaux de Lyon, le foie ne pesait que 8,000 gram. et son diamètre transversal n'était que de 36 centim.

Cette hypertrophie est d'autant plus remarquable que l'âge peu avancé de la malade semblait en exclure la possibilité.

D'après Cruveilhier, on ne connaît pas d'exemples de kystes développés au-dessous de 40 ans. C'est une erreur, puisque la malade observée par Chantreuil (*Bullet. de la Soc. anat. de Paris*, 1867, pag. 439) était âgée de 39 ans. Mais elle prouve tout au moins que, dans la généralité des cas, ce sont des personnes âgées qui présentent ce genre d'altérations. Or, notre sujet n'avait que 35 ans, et c'est la limite inférieure d'âge observée jusqu'à ce jour dans le foie kystique. En présence même d'une lésion aussi étendue et de la tolérance exceptionnelle de l'économie, on peut se demander si le début des accidents ne remontait pas à une époque beaucoup plus éloignée. Je sais bien que jamais on n'a, dans le jeune âge, constaté de dégénérescence kystique du foie. Mais, puisque le rein kystique est assez fréquemment congénital, pourquoi ne pas admettre que, d'une manière exceptionnelle, le foie puisse présenter la même altération pendant la vie intra-utérine ? Nous serions alors en présence d'une dégénérescence congénitale partielle du foie persistant jusqu'à une époque assez avancée de la vie et finissant par se généraliser, suivant la théorie que Virchow invoque pour expliquer certains cas de reins kystiques des adultes.

Chez notre malade, nous n'avons pu noter de circonstances étiologiques de nature à nous éclairer sur le développement de la lésion. Elle n'avait eu ni fièvres intermittentes invétérées, ni maladies antérieures du foie, ni aucune des causes prédisposantes, hypothétiques, il est vrai, signalées par les auteurs. Comme on l'a vu, l'autopsie n'a pas démontré l'existence de la sclérose du foie, à laquelle le Dr Courbis fait jouer un si grand rôle dans la genèse de la dégénérescence kystique. D'après lui (*Contribution à l'étude des kystes du foie et des reins, et des kystes en général*. Paris, 1877), dans la cirrhose hépatique, le tissu épithélial des canalicules biliaires est souvent atteint d'hypergenèse en même temps que le tissu cellulaire, et, lorsque cette hypergenèse arrive à un certain degré, elle amène le développement des tumeurs kystiques. Il se forme alors des canalicules biliaires nouveaux qui se remplissent d'un exsudat séreux ou séro-muqueux, se dilatent en même temps qu'ils changent de forme et arrivent à constituer de véritables kystes qui n'ont rien de commun avec les kystes par rétention de la bile. Le même auteur pense que les tumeurs du rein peuvent se développer par un mécanisme analogue et que leur cause première se trouve parfois dans l'inflammation sclérotique. C'est une théorie assurément ingénieuse ; mais nous ne saurions l'adopter pour le cas présent, dans lequel manquaient les altérations caractéristiques de la sclérose, soit hépatique, soit rénale.

Elle n'est pas du reste la seule émise pour expliquer les faits de ce genre. Beale fait procéder les kystes de la fonte des cellules du foie, qui deviennent colloïdes et se liquéfient, tandis que, pour Bristowe, ils proviennent de la dilatation et de l'isolement ultérieur des canalicules biliaires normaux. Cette dernière théorie explique seulement certains faits dans lesquels les kystes, placés en forme de grappe le long des conduits biliaires, contenaient de petits amas de matière grasse et de cristaux de cholestérine. Elle tend à prévaloir dans la science, bien qu'impuissante à rendre compte des cas nombreux, analogues au nôtre, où l'on n'a trouvé dans les collections liquides aucune trace d'éléments de la bile, en même temps que les tumeurs restaient sans communication avec les voies biliaires. Peut-être dans ces cas y a-t-il non plus rétention du contenu des canaux excréteurs, mais bien hydropisie de ces mêmes conduits, ce qui expliquerait la nature du liquide qu'ils renferment.

Quoi qu'il en soit de toutes les hypothèses plus ou moins ingénieuses sur le mécanisme immédiat de la transformation kystique, nous devons reconnaître notre ignorance absolue de la cause première qui la provoque. Suivant le Dr Rendu (*Diction. encycl. des Sc. méd.*, Art. *Foie*), cette cause est évidemment générale et presque diathésique, puisque simultanément on trouve toujours les reins kystiques, et que l'on a signalé la coexistence des kystes du corps thyroïde (Lancereaux) ou des ovaires. Est-ce par simple coïncidence que nous avons trouvé nous-même, chez notre sujet, deux kystes séreux dans l'épaisseur du plexus choroïde? Il est difficile, pour ne pas dire impossible, de répondre à une question de ce genre.

Je n'ai plus qu'à faire ressortir l'intérêt du fait actuel au point de vue de la symptomatologie et du traitement.

On a remarqué sans doute la manière insidieuse dont s'est

développée une aussi grave affection. Si nous ajoutons foi aux affirmations réitérées de la femme, malgré l'altération assurément très ancienne du foie et des reins, elle n'a éprouvé aucun symptôme qui ait pu lui faire soupçonner l'existence de la maladie. Elle a pu devenir enceinte, accoucher à terme, nourrir son enfant pendant plus de seize mois, sans rien ressentir d'anormal, et, n'eût été le développement insolite de l'abdomen, elle se serait éteinte dans un état profond d'adynamie, sans songer à réclamer les secours de l'art. Ce fait vient à l'appui de l'opinion généralement admise que la dégénérescence kystique du foie et des reins ne donne lieu à aucun symptôme qui lui soit propre. Dans l'espèce, la lésion hépatique eût été méconnue si elle n'eût amené une hypertrophie telle que jamais je n'en avais observé de pareille. La dégénérescence kystique des reins est, de son côté, restée latente à toutes les époques de la maladie. Pendant un mois et demi que la femme X... a séjourné, soit dans les salles de médecine, soit dans les salles de chirurgie, les urines n'ont rien présenté d'anormal, et il ne s'est produit aucun accident urémique capable d'attirer l'attention de ce côté.

Est-ce à dire qu'il fût impossible d'arriver au diagnostic de la lésion hépatique, et peut-être à celui de la double lésion rénale ? Analysons notre observation à ce point de vue, dont l'importance est capitale.

Lorsque la malade fut envoyée dans mon service, elle se plaignait seulement de la gêne que lui faisait éprouver le développement excessif du ventre. Pas de symptômes généraux autres que ceux de l'adynamie sur lesquels on pût baser le diagnostic. La seule lésion appréciable était la lésion du foie, dont les limites excédaient dans tous les sens les limites ordinaires. Il me fut facile de reconnaître que l'hypertrophie n'était pas simple. L'existence à la surface du foie de quelques bosselures et la rénitence particulière de la région épigastrique, me portèrent à diagnostiquer une tumeur liquide. La tolérance si grande de l'économie pour une lésion aussi avancée et le défaut de symptômes généraux graves me permettaient d'éliminer toutes les dégénérescences malignes du foie ; mais à quelle collection liquide avions-nous affaire ?

Abcès, kystes séreux ou kystes hydatiques, telles sont les trois maladies entre lesquelles je devais établir le diagnostic différentiel. N'ayant pas constaté le frémissement spécial par lequel les hydatides révèlent souvent leur présence, je crus d'abord à l'existence de la plus fréquente des trois maladies, de celle dont j'avais déjà constaté à Quito plusieurs cas développés d'une manière très insidieuse et presque à l'insu des malades. Mais il m'était impossible de baser le diagnostic sur les données insuffisantes fournies par la palpation. C'est alors que je résolus de faire une ponction exploratrice avec l'appareil de Dieulafoy, qui m'avait rendu de très grands services pour le diagnostic et pour le traitement des collections purulentes du foie.

Le résultat de la première ponction, faite avec la plus fine des aiguilles, fut négatif. Les deux autres, pratiquées plus à gauche, sur la partie la plus rénitente de la tumeur, amenèrent l'évacuation, non du pus, mais bien d'un liquide séreux, incolore, identique en apparence avec la sérosité de l'ascite ou de l'hydrocèle. En présence d'un pareil résultat, auquel, je l'avoue, j'étais loin de m'attendre, je dus éliminer les abcès, au moins comme lésion exclusive, et ne plus songer qu'à des kystes séreux ou hydatiques.

Tout ce que je savais de la fréquence relative des hydatides et de l'extrême rareté des kystes séreux me portait à croire plutôt à l'existence de la première de ces affections. Aussi le résultat de l'examen chimique et microscopique du liquide me fit-il éprouver une véritable déception en me démontrant que la sérosité contenait une notable proportion d'albumine et point de crochets ou de débris hydatiques. C'étaient donc bien des kystes séreux dont l'aspirateur de Dieulafoy avait évacué le contenu.

Avant de décider la règle de conduite à tenir, je fis quelques recherches sur les kystes du foie. Malheureusement, à deux mille lieues de la France et dans un pays dénué de toutes ressources, je n'eus à consulter, comme ouvrages récents, que le *Dictionnaire de Jaccoud*, dont le dernier volume, contenant l'article *Foie*, avait paru l'année qui précéda mon départ, c'est-à-dire en 1872. Je n'y trouvai que quelques lignes relatives aux kystes séreux du foie et pas un mot sur ce qu'on appelle aujourd'hui la dégénérescence kystique.

D'après l'auteur de l'article, les kystes séreux sont, tantôt très volumineux, tantôt très petits. Quand ils ne dépassent pas une médiocre capacité, ils sont multiples ; dans le cas contraire, il n'existe ordinairement qu'un seul kyste. Pour le traitement, il renvoie aux kystes hydatiques.

Bien que convaincu de la multiplicité des kystes, je pensai qu'ils devaient être peu nombreux et d'un volume considérable. L'existence possible de cloisons intérieures me parut expliquer le peu de liquide extrait à la suite des deux dernières ponctions, et je me décidai à intervenir, comme je l'aurais fait pour un kyste hydatique volumineux.

La malade était, il est vrai, dans un état à peu près désespéré, mais ce n'était pas une raison suffisante pour s'abstenir et ne pas employer le moyen que je regardais comme le seul capable de soulager d'abord, et de guérir ensuite, si tant est que la guérison fût encore possible. *Melius anceps quam nullum*, a-t-on dit depuis longtemps, et je crois trouver dans cet adage la justification de ma conduite. Aujourd'hui, éclairé par l'expérience, je m'abstiendrais sans doute dans un cas analogue ; mais, à cette époque, la dégénérescence kystique du foie n'était pas assez connue pour qu'il fût possible de la diagnostiquer, alors surtout que l'altération simultanée des reins ne se manifestait par aucun signe appréciable. J'étais donc en droit de croire à l'existence d'un petit nombre de kystes d'un grand volume et peut-être d'un seul divisé par des cloisons intérieures qui mettaient obstacle à la complète évacuation du liquide.

Il ne me paraît pas nécessaire de justifier le choix de la méthode opératoire à laquelle je donnai la préférence. Convaincu du cloisonnement du kyste, je devais m'ouvrir une large voie qui me permît d'agir selon les circonstances, et pour cela il fallait provoquer des adhérences entre le kyste et la paroi de l'abdomen.

L'autopsie a démontré que le but avait été atteint, puisque l'ouverture, devenue fistuleuse, conduisit au dehors le liquide séro-purulent, sans qu'il survînt d'infiltration dans la cavité péritonéale. Du reste, pendant la vie, on n'avait constaté aucun symptôme de péritonite. Nous pouvons donc assurer que l'intervention chirurgicale, assurément inutile, n'a pas eu de fâcheux résultats. La malade a succombé à l'adynamie profonde qu'elle présentait dès son entrée. Chose étonnante, sur laquelle j'ai déjà attiré l'attention, il n'est jamais survenu d'accidents urémiques, malgré l'étendue et la duplicité de la lésion rénale.

Tirons de ces diverses considérations quelques conclusions pratiques :

1° L'hypertrophie du foie pouvant accompagner la dégénérescence kystique, il faut songer à cette dernière dans tous les cas où la lésion hépatique s'est développée d'une manière insidieuse.

3° Par la ponction exploratrice, habituellement inoffensive, on peut rendre le diagnostic certain.

3° L'absence de symptômes indiquant une altération rénale n'est pas une raison suffisante pour affirmer qu'elle n'existe pas, puisque, chez notre malade, la double dégénérescence kystique des reins, portée à son dernier degré, a pu rester latente jusqu'au dernier jour.

4° Dans les cas analogues, l'intervention chirurgicale est absolument contre-indiquée, car la multiplicité des kystes rend illusoire l'espoir d'agir sur la lésion d'une manière efficace.

5° Enfin, dans l'état actuel de la science, on peut dire que nous restons désarmés en présence d'une maladie qui envahit simultanément le foie et les reins, maladie dont les causes et le mode de développement nous sont et nous resteront encore longtemps inconnus.

RAPPORT MÉDICO-LÉGAL

A L'OCCASION

DE L'ASSASSINAT

DU PRÉSIDENT DE LA RÉPUBLIQUE DE L'ÉQUATEUR

Le vendredi 6 août 1875, à midi et demi[1], Garcia Moreno, réélu depuis peu Président de la République, se rendait au palais du Gouvernement pour assister au Conseil des Ministres. Il était accompagné d'un aide de camp sans armes et tenait à la main le Message qu'il devait lire dans quelques jours au Congrès, dont le vote était nécessaire pour la réalisation des nombreuses réformes projetées dans l'intérêt du pays. Au moment où il venait de franchir la dernière marche de l'escalier qui conduit de la rue de la Compagnie à la galerie extérieure du palais, il fut assailli par le Colombien Reyes, ancien gouverneur du Napo, révoqué pour cause de malversations, et par quatre ou cinq jeunes gens qui s'étaient tenus jusque-là cachés derrière les colonnes de la galerie. La lutte fut courte, et pendant que l'aide de camp affolé entrait au palais pour demander du secours, le Président, frappé à mort,

[1] De midi à une heure, les rues et les places de Quito sont presque désertes. Bien que la chaleur soit modérée, on se repose chez soi, comme dans les villes du littoral. C'est ce qui explique la possibilité d'un pareil attentat au centre de la capitale et à deux pas d'une caserne, alors que le Président était *adoré* des gens du peuple et des soldats.

tombait d'une hauteur de 3 mèt. sur la *plaza Mayor*. Reyes l'y poursuivit pour le frapper encore avec un acharnement qui devait causer sa propre perte. En effet, ses complices, dont le rôle fut subalterne, eurent le temps de fuir, tandis qu'il s'oubliait pour ainsi dire sur le corps de sa victime. Prévenu par la rumeur publique, je quittai l'hôpital Saint-Jean-de-Dieu, où je m'étais rendu pour examiner des pièces anatomo-pathologiques, et courus au palais, où ma présence pouvait être de quelque utilité. Avant d'y arriver, j'appris de M. Deville, consul de Belgique, que le Président n'était pas mort et que des personnes accourues au bruit de la lutte l'avaient transporté dans la cathédrale[1], comme dans un lieu d'asile inviolable, parce qu'on croyait à une révolution. Du reste, le désarroi gouvernemental était tel au premier moment, que les soldats de garde dans la caserne voisine avaient pris les armes sans attendre les ordres de leurs officiers et avaient fusillé d'eux-mêmes Reyes, dont j'aperçus le cadavre gisant sur le sol, presque à l'endroit où il avait frappé sa victime. Ce ne fut pas sans peine que je parvins à me faire ouvrir la petite porte qui conduit à travers l'église jusqu'à la maison des chanoines, où était déposé le corps, dont j'avais suivi sur le pavé les traces sanglantes. Je le trouvai dans la chambre du chanoine préposé à la garde de la cathédrale, couché sur le sol nu et enveloppé d'une grossière couverture dont on s'était servi pour le transporter. Ses vêtements étaient tout imbibés de sang. La face, sans blessures, ne présentait d'autre altération des traits qu'une pâleur cadavérique, et les

[1] La plaza Mayor forme un carré parfait dont les côtés sont occupés par le palais, la cathédrale, la maison municipale et l'archevêché. Au rez-de-chaussée de la maison municipale et de l'archevêché, sont de nombreuses boutiques ouvrant sur des galeries, analogues à celles de la rue de Rivoli. Les personnes accourues de là au bruit des détonations n'eurent que quelques pas à faire pour mettre le Président à l'abri de nouvelles attaques, dans une église, respectée de tous comme un lieu d'asile inviolable.

yeux largement ouverts paraissaient insensibles à la lumière. Une syncope salutaire avait arrêté l'hémorrhagie et retardé le dénouement fatal. Je dis retardé, car il ne me fallut pas un long examen pour me convaincre de l'excessive gravité des nombreuses blessures qui siégeaient à la région crânienne, pour ne parler en ce moment que de celles-là. Le sommet de la tête était littéralement haché, et par de larges plaies béantes s'échappaient des esquilles complètement détachées de la boîte osseuse. J'enlevai avec les doigts la plus mobile, et pus ainsi constater directement la dénudation, ainsi que l'apparente intégrité de la dure-mère, à la région temporale gauche. Les os étaient aussi fracturés du côté droit et en divers autres points du crâne. A la main et au bras, de profondes blessures produites comme les précédentes par un instrument tranchant, manié avec une vigueur peu commune, avaient dû contribuer pour une large part à l'hémorrhagie primitive, suffisante, comme je l'ai déjà dit, pour tacher le sol de la place à l'église. Assisté de mon collègue le Dr Domec, qui vint me rejoindre dès qu'il fut possible de forcer la consigne, et de trois sœurs de charité, nos compatriotes, accourues des premières, j'essayai de ranimer le Président, qui respirait encore. Tous nos efforts restèrent infructueux. Il survécut encore près de deux heures sans avoir repris connaissance et s'éteignit pour ainsi dire sans agonie. Quelques heures plus tard, j'étais mandé par l'autorité judiciaire pour procéder avec deux professeurs de la Faculté, à l'examen médico-légal du cadavre. L'autopsie fut faite en présence du Dr Domec, qui voulut bien nous aider dans nos recherches. Je crois utile de donner la traduction littérale du rapport rédigé par nous à cette occasion, car il contient une description exacte de toutes les lésions observées.

Autopsie. — Étienne Gayraud, doyen de la Faculté de Médecine de l'Équateur ; Miguel Egas, professeur d'Anatomie, et

Rafaël Rodriguez Maldonado, professeur de Thérapeutique, Matière médicale et Clinique interne, membres de la même Faculté, ont dit, en vertu du serment qu'ils ont prêté : que, s'étant présentés par ordre du *Juge de Lettres*, le six du mois courant, à cinq heures du soir, dans la maison de MM. les Chanoines de cette ville, *à l'effet de pratiquer l'examen du cadavre de Son Excellence le D*[r] *don Gabriel Garcia Moreno, Président de la République*, ils entrèrent dans la première salle qui est à gauche de l'escalier, où ils trouvèrent le cadavre sus-mentionné étendu sur le sol en décubitus dorsal, recouvert de draps de lit ensanglantés et d'une écharpe de femme qui avait de nombreuses taches de sang, ainsi que le coussin qui soutenait la tête. Après l'avoir fait transporter dans un lieu plus convenable et placer sur une table préparée pour l'autopsie, ils constatèrent ce qui suit :

Extérieur. Le cadavre était vêtu :

1° D'une chemise blanche en fil, tachée de beaucoup de sang, surtout à la partie postérieure et supérieure et coupée dans les points correspondants aux blessures du bras gauche et de la région cervicale postérieure et inférieure, dont il sera question plus loin ; 2° d'une chemisette de laine ayant moins de taches de sang et les mêmes coupures que la chemise de fil ; 3° d'un pantalon de drap ayant sur différents points de nombreuses taches de sang ; 4° d'un caleçon blanc n'ayant qu'une tache de sang à la partie supérieure et postérieure. Il ne portait ni bas ni souliers, parce qu'on les avait enlevés sans doute pour faire l'application de nombreuses feuilles de papier Rigollot (sinapismes), une d'entre elles restant encore adhérente à la plante du pied gauche, sans avoir produit aucun effet.

Autour du cou étaient placés deux scapulaires ensanglantés, l'un du Sacré-Cœur de Jésus, et l'autre de ceux qu'on appelle des *Missions*, et de plus un chapelet à grains noirs passés dans un cordon de soie rouge, auquel étaient suspendus : 1° une petite médaille ayant à l'endroit un buste de S. S. Pie **IX**, couvert presque en entier de sang, et au revers représentant le concile œcuménique de 1869 ; 2° un reliquaire en argent, laissant voir à travers un verre une petite croix blanche sur un fond de toile rouge.

Tête. — La face était pâle, avec de petites taches de sang, sans aucune blessure et seulement avec une *ecchymose* à la paupière supérieure gauche.

Le crâne présentait : 1° A 6 centim. au-dessus de l'œil droit, une contusion accompagnée d'excoriations de la peau et d'un épanchement sanguin sous-cutané sans lésion de l'os.

2° A 3 centim. au-dessus de la contusion sus-mentionnée, une incision demi-circulaire de la peau et des tissus sous-jacents, de 12 centim. d'étendue, formant un lambeau dirigé de haut en bas et de droite à gauche, avec séparation complète des *lames externes* du *frontal* et du *pariétal* ; dans sa partie la plus basse se trouvait un fragment osseux du *temporal* complètement détaché, de telle sorte qu'au fond de cette blessure apparaissait la *dure-mère* dans une étendue de 4 centim. de diamètre.

3° Du côté gauche et à 3 centim. au-dessus du bord externe de l'arc sourcilier, une blessure *nette* rectiligne d'un décimètre d'étendue, aussi avec division des os correspondants, sans pénétration dans toute leur épaisseur.

4° A l'extrémité supérieure de cette blessure, une autre circulaire noirâtre, à peu près de la grandeur d'une lentille, blessure n'intéressant que la peau.

5° A 5 centim. en dehors et en arrière du même arc sourcilier, une blessure petite, noirâtre, à bords *contus*, sans pénétration.

6° Un peu plus en arrière, une autre blessure oblique presque circulaire, très étendue, avec rupture de l'os correspondant, analogue à la blessure demi-circulaire du côté opposé.

7° Au-dessous de celle qu'on vient de décrire, trois blessures horizontales, les deux premières, supérieures, parallèles, de 9 cent. de longueur ; la troisième, inférieure, plus étendue, convergeant vers la seconde à la partie postérieure. Celle-ci divisait complètement le *pavillon* de l'oreille à son tiers supérieur, avec beaucoup de régularité. Ces trois blessures ont pénétré jusqu'à l'os correspondant, qu'elles ont mis en pièces, le réduisant à des *esquilles*, purement adhérentes aux parties molles ; l'absence de quelques fragments osseux laisse la *dure-mère* à découvert dans une étendue de 5 centim. de diamètre.

8° A la partie postérieure et au-dessus de la protubérance occipitale, une blessure presque verticale, rectiligne, avec séparation et détachement de la *lame externe* de l'*occipital*, sur son bord droit, de manière à pénétrer dans la cavité crânienne. L'étendue de cette blessure est de 7 centim. et la direction de celle de l'os est oblique de haut en bas et de gauche à droite.

9° A 5 centim. du pavillon de l'oreille droite et parallèle à sa direction, une blessure verticale pénétrant jusqu'à l'os, qui est coupé obliquement d'arrière en avant et de gauche à droite. Son étendue est de 6 centim. ; sur la lèvre postérieure et inférieure de cette blessure, il y en a une autre petite qui mesure 2 centim. d'étendue et pénètre toute l'épaisseur de la peau.

Cou. — Il présente : 1° A gauche et à 3 centim. au-dessous du *lobule* de l'oreille, une blessure très oblique demi-circulaire, avec séparation de la peau, qui formait un lambeau de 6 centim. mesurés de haut en bas et dans sa plus grande étendue.

2° A la partie postérieure et à 3 centim. à droite de la *septième vertèbre cervicale*, une blessure verticale de 3 centim. d'étendue intéressant seulement la peau.

Tronc. — Au-dessous de l'épine de l'omoplate du coté droit, existait une plaie contuse noirâtre, comme carbonisée dans une étendue de 2 centim. de diamètre.

Membres. — La main droite présentait une plaie longitudinale étendue, située dans l'espace qui sépare l'annulaire du petit doigt, laquelle divisait complètement les parties molles comprises entre le quatrième et le cinquième *métacarpien* et les os correspondants du *carpe* et pénétrait dans l'articulation *radio-carpienne* inférieure ; ayant 14 centim. d'étendue, cette plaie formait du petit doigt et de toute la partie interne de la main et du poignet un lambeau uni seulement à sa partie supérieure avec les téguments qui recouvrent l'*apophyse styloïde* du cubitus. Sur le dos de la main gauche, dans le point correspondant à la partie supérieure du *second métacarpien*, se trouvait une plaie transversale de 3 centim. d'étendue avec fracture de l'extrémité supérieure du *second métacarpien*.

L'avant-bras gauche présentait : 1° A la partie moyenne de sa face postérieure et à 8 centim. au-dessus du poignet, une plaie circulaire à bords contus, noirâtre, d'un centimètre et demi de diamètre, à direction oblique de haut en bas, de dehors en dedans et d'arrière en avant ; dans le fond de son trajet, qui se trouvait en avant de l'extrémité inférieure du cubitus, on rencontra sous la peau une balle cylindro-conique légèrement aplatie sur un des points de sa base, qui avait 9 millim. de diamètre, sa hauteur étant de 15 millim. ; l'étendue totale de ce trajet était de 8 centim.

2° A sa partie postérieure et un peu interne, une plaie oblique de bas en haut, de dehors en dedans et d'arrière en avant, ayant une étendue de 10 centim. Cette plaie se complique d'une fracture *comminutive* de l'extrémité supérieure du cubitus ; le fragment supérieur est entouré de quatre *esquilles* adhérentes ; la coupure du fragment inférieur est très régulière et suit la même direction que la plaie des parties molles. En même temps on constate une *luxation* en arrière et en dehors du *radius*, qui présente sur le bord externe de sa tête une petite perte de substance.

La cuisse gauche présentait à la partie moyenne de la face

interne une cicatrice ridée et déprimée, vestige d'une plaie ancienne.

La jambe droite offrait à la partie moyenne, correspondante à l'*épine du tibia*, des cicatrices irrégulières de couleur foncée dépendant aussi d'anciennes solutions de continuité.

Ouverture des cavités.

1° *Encéphalique.* Au-dessous de la dure-mère et au côté droit du cerveau, on rencontra un abondant épanchement sanguin récent, et au côté gauche un autre encore plus étendu et aussi récent, avec une division longitudinale de la *dure-mère*, laquelle correspondait à la *fracture comminutive de l'os temporal* du même côté.

Dans les *ventricules latéraux et moyen* du cerveau on note un récent et considérable épanchement de sang. Aucune autre lésion des centres encéphaliques.

2° *Thoracique.* Tous les organes thoraciques se trouvaient dans leur état normal.

3° *Abdominale.* Les organes contenus dans cette cavité n'offraient aucune lésion.

En vertu de ce qu'ils ont observé et exposé plus haut, les soussignés croient pouvoir tirer les conclusions suivantes :

1° Les blessures décrites sont produites, les unes par instrument tranchant et piquant, les autres par instrument contondant ou par projectiles lancés par armes à feu.

2° Les plaies produites par instrument tranchant et piquant ne peuvent être le résultat que d'une arme blanche bien aiguisée, d'un grand poids et de beaucoup de longueur, comme le donnent à connaître les dimensions de longueur, largeur et profondeur de ces lésions, de même que la rupture nette et régulière de presque tous les os sous-jacents à toutes les plaies.

3° L'instrument (*machete* ou coutelas *Collins* T. C°. n° 222), qu'ils ont vu, leur paraît être celui qui a servi à produire les susdites lésions, faites par un individu de grande force musculaire. La forme de la pointe de cet instrument explique aussi la forme et la disposition spéciale, tant de la plaie observée à la partie postérieure du cou et qui intéressait seulement la peau, que de la plaie du dos de la main gauche, compliquée de la fracture du second *métacarpien*.

4° Les plaies contuses du crâne, signalées sous les n°s 4, 5, la 1re de l'avant-bras gauche et celle qui siége au-dessous de l'*épine* de l'*omoplate droite*, sont produites par des projectiles lancés par armes à feu, comme le prouvent tous leurs caractères, et de plus, la présence au fond de l'une d'elles d'une balle cylindro-conique (de 9 millim. de base et de 15 millim. de hauteur), analogue à celles dont on se sert pour une certaine espèce de revolver.

5° La première plaie du crâne, accompagnée d'excoriation de la peau et d'épanchement sanguin sous-cutané sans fracture de l'os, paraît être produite par le choc de cette partie contre un corps dur et résistant.

6° La luxation du *radius* gauche paraît être le résultat d'une chute sur ce côté du corps ou de l'effort fait pour se soulever en prenant un point d'appui sur l'avant-bras, dont le *cubitus* était déjà fracturé par un instrument tranchant.

7° Les huit plaies du crâne décrites sous les n° 2, 3, 6, 7, 8 et 9, et produites par un instrument tranchant ou coupant, sont toutes essentiellement mortelles.

8° Les autres blessures décrites auraient produit des accidents graves, l'une d'elles aurait même nécessité l'amputation d'un membre, mais sans menacer la vie d'une manière directe et immédiate.

9° Les plaies mentionnées dans la septième conclusion ont dû causer presque immédiatement la mort de Son Excellence le Dr don Gabriel Garcia Moreno.

C'est là tout ce qu'ils peuvent dire, conformément à la vérité, en vertu du serment qu'ils ont prêté déjà.

Quito, 7 août de 1875.

Signé : E. Gayraud, Miguel Egas, Rafaël Rodriguez Maldonado.

Ce Rapport me paraît intéressant au point de vue médico-légal. Il permet de reconstituer pour ainsi dire la scène du crime et de reconnaître à l'aide de quels instruments celui-ci a été commis. Or, cette constatation n'est pas sans importance puisqu'on a retrouvé dans le jardin de la plaza Mayor un coutelas, jeté probablement par l'assassin, qui était seulement armé d'un revolver au moment de son arrestation et de son exécution sans jugement.

La plaie superficielle faite à la partie postérieure et inférieure du cou, à travers les vêtements, qui portaient une entaille très nette et peu étendue, prouve que la victime a été frappée par derrière, avec la pointe du coutelas ensanglanté qui nous fut montré pendant l'autopsie. Cette arme terrible, analogue au *machete* dont les voyageurs se servent pour se frayer un chemin à travers les forêts vierges de l'Équateur, avait une lame longue de 35 centim. environ et large de 7 centim. La pointe était fraîchement aiguisée des deux côtés dans l'étendue de 6 centim. Le bord mousse avait une épaisseur relativement considérable. Sur le côté tranchant, on voyait de nombreuses encoches émoussées qui transformaient sa partie moyenne en une espèce de scie, comme si l'on s'en fût servi pour frapper à coups redoublés sur un corps dur. La poignée, garnie de fer et de clous en cuivre, était très lourde et d'une longueur de 15 centim., suffisante pour qu'on pût la saisir avec les deux mains et la manier comme on eût fait d'une hache. Au bas de la lame était l'inscription suivante : Hacha Collins, T. C^{o}, n° 222, qui montre bien qu'il s'agit bien d'une arme véritable destinée à remplacer, en le perfectionnant, le *machete* des indigènes. Après avoir reçu la première blessure, le Président dut se retourner pour faire face à son adversaire et fut frappé à la main gauche par le coup de pointe qui fractura le second métacarpien, coup destiné sans doute à la partie antérieure de la région cervicale, si riche en gros vaisseaux. C'est alors que l'arme, tenue peut-être des deux mains, frappa la main droite étendue en avant avec une telle force que le petit doigt et toute la partie interne de la main et du poignet furent détachés complètement. Le bras gauche dut être blessé presque en même temps, et le siége de la lésion indique que le bras était fléchi au-devant du corps, comme si la main eût cherché à déboutonner la redingote pour saisir le revolver contenu dans une des poches de côté. Cette seconde plaie, avec fracture nette du cubitus, ne peut avoir été produite que par une arme lourde et tranchante, habilement maniée par un homme d'une force peu commune, comme était Reyes, revenu depuis peu du Napo, aux sources des Amazones, où il avait passé plusieurs années aux prises avec des difficultés et des dangers incessants. Après avoir mis ainsi son adversaire hors d'état de se défendre, l'assassin le frappa sur la tête à diverses reprises et produisit au moins les deux plaies demi-circulaires, de 12 centim. d'étendue, qui détachèrent du crâne, non seulement les téguments cutanés, mais encore une partie des os sous-jacents. Les autres plaies du crâne, entre autres les trois plaies transversales qui mirent en pièces le temporal gauche et divisèrent le pavillon de l'oreille, furent faites pendant que le Président, tombé de la terrasse du palais, gisait sur le pavé de la plaza Mayor. Le nombre, l'étendue et la profondeur des plaies, siégeant toutes à la région crânienne, prouvent avec quelle rage le meurtrier s'acharna sur sa victime, qu'il n'essaya pas de frapper à la région du cœur; sa conduite s'explique par l'opinion généralement accréditée de la présence d'une cotte de mailles au-dessous des vêtements. J'ai pu m'assurer, soit pendant l'agonie du Président, soit au moment de l'autopsie, que le fait était inexact. Des nombreuses blessures dues à des balles de revolver et indiquant la présence de plusieurs complices, une seule offrait quelque gravité, c'est celle qui avait traversé la partie inférieure de l'avant-bras gauche et au fond de laquelle fut retrouvé l'un des projectiles. Mais aucune de ces plaies n'aurait entraîné la mort, évidemment due à la seule intervention de Reyes.

Huit plaies du crâne, avec division des os et même de la dure-mère sans lésion du cerveau, produites par un seul individu, en quelques instants, sont un fait digne d'être mentionné, à côté des fractures de la même région observées sur les champs de bataille à la suite des combats de cavalerie.

J'ai déjà dit que le Président avait survécu près de deux heures, malgré l'énorme perte de sang qu'il avait éprouvée. C'est à la syncope survenue de suite qu'il faut attribuer cette continuation de l'existence. Quelques-uns des assistants, trompés par la cessation de l'hémorrhagie, croyaient à des lésions moins graves. Pour moi, toute illusion était impossible; car, après avoir enlevé un fragment d'os détaché du temporal, j'avais pu constater la dénudation de la dure-mère. Du reste, l'autopsie démontre d'une manière évidente que la plupart des plaies de la tête devaient amener la mort, sinon de suite, du moins à très bref délai. Il est étonnant que ces blessures, suffisantes pour diviser les os du crâne dans une aussi grande étendue, n'aient intéressé la dure-mère que dans le point correspondant aux fractures comminutives de la portion écailleuse du temporal gauche. Un épanchement sanguin abondant s'était formé des deux côtés au-dessous de la dure-mère, mais le cerveau ne présentait aucune lésion appréciable, bien que l'assassin eût frappé en dernier lieu sur la tête appuyée contre le sol, comme le forgeron frappe sur l'enclume. Quoi qu'il en soit, les lésions produites expliquent la perte complète de l'intelligence et de la parole, observée pendant la vie, après la cessation de la syncope.

Dans l'espèce, nous n'avions pas à constater l'identité du cadavre, qui ne portait à la face aucune lésion capable d'altérer les traits. Mais s'il eût fallu le faire, nous aurions pu nous servir des cicatrices de plaies anciennes existant à la cuisse gauche et à la jambe droite, car il était de notoriété publique que le Président avait reçu autrefois, en ces points, des blessures qui l'avaient condamné plusieurs jours au repos.

EMPOISONNEMENT PAR LA STRYCHNINE.

OBSERVATION ET RÉFLEXIONS.

Le Vendredi-Saint, 30 mars 1877, l'archevêque de Quito (José-Ignacio Checa y Barba) trouve une amertume spéciale des plus marquées au vin qui lui sert à célébrer la messe ; il en fait la remarque au chanoine qui le lui a versé dans le calice, et qui en avale lui-même une certaine quantité, faisant observer que cette amertume l'étonne, vu que le vin est le même que celui dont on se sert depuis longtemps. Depuis le moment où il a pris le vin en question, l'archevêque commence à ressentir une anxiété stomacale qu'il a lui-même qualifiée d'indéfinissable. Il n'en achève pas moins la célébration de la messe sans la moindre manifestation qui ait pu appeler l'attention de son entourage.

Après la messe, le prélat, entouré de son Chapitre, consacre quelques instants à la prière et rentre au Palais archiépiscopal avec toutes les apparences d'un état de santé parfaite (la distance qui sépare la cathédrale du Palais archiépiscopal est d'environ 300 mètres). Une fois rentré, il fait part des sensations qu'il éprouve au niveau du *creux de l'estomac*, et, en même temps, de la persuasion où il est qu'il vient d'être empoisonné. Environ trois quarts d'heure s'étaient écoulés depuis l'ingestion du vin suspect, lorsque, au moment d'avaler la première cuillerée de potage à son déjeuner, l'archevêque se sent subitement pris d'un malaise général et d'un tremblement convulsif. On court immédiatement à la recherche d'un médecin, et on en trouve deux, qui arrivent en même temps auprès de l'archevêque. Voici ce que les deux Confrères disent avoir observé depuis l'instant de leur arrivée jusqu'au moment où la victime a expiré.

Le malade se plaint d'une raideur générale, plus accusée dans les membres inférieurs; le malaise et l'inquiétude se peignent dans sa physionomie. Les facultés intellectuelles ne présentent aucune altération; la parole est entrecoupée; quelques secousses se produisent à de courts intervalles dans les membres; la respiration est courte et la face légèrement congestionnée. On lui fait prendre un verre d'eau tiède qu'il avale avec quelque difficulté et d'une façon convulsive. On lui titille la luette et on lui dit de faire tout ce qui dépendra de lui pour vomir : vains efforts, le vomissement ne peut s'obtenir. Au bout d'une dizaine de minutes survient une rémission complète. La peau se couvre d'une sueur abondante; le pouls, de fréquent et concentré qu'il était, devient plus lent et plus développé. La rémission dure environ deux minutes, au bout desquelles se déclare un nouvel accès bien plus violent que le précédent : contractions tétaniques des membres et du tronc, resserrement des mâchoires, et, en même temps, une hydrophobie des plus accentuées ; rien ne peut être avalé; les contractions tétaniques deviennent de plus en plus intenses, l'opisthotonos et le trismus de plus en plus complets, la respiration de plus en plus irrégulière, jusqu'à ce qu'elle s'arrête entièrement; le pouls de plus en plus petit, fréquent et concentré, la face de plus en plus congestionnée; une petite quantité d'écume blanchâtre sort par la bouche. Cette nouvelle attaque, après avoir duré tout au plus cinq minutes, se termine par la mort. Les moyens thérapeutiques employés pendant les derniers moments de la vie ont consisté en applications de sinapismes, de marteau de Mayor, de ventouses scarifiées à la nuque, d'une saignée au bras droit et de la respiration artificielle.

En présence de tels symptômes et d'un dénouement si rapide, les deux Confrères ont soupçonné un empoisonnement, mais sans en spécifier la nature, et ont immédiatement communiqué leurs soupçons à l'autorité, qui s'est à l'instant mise en mesure d'éclaircir le fait.

Cependant on était venu à mon domicile me prier de me rendre au Palais archiépiscopal ; j'y arrivai environ dix minutes après la mort de l'archevêque. Je trouve le cadavre à moitié assis sur un lit en fer. Il est encore très chaud ; je constate l'absence du pouls et des battements du cœur, la moyenne dilatation et l'immobilité complète de la pupille, etc. Je constate de plus et non, je l'avoue, sans quelque étonnement, une rigidité cadavérique très prononcée et tout à fait généralisée. Une autre particularité qui a également attiré mon attention, c'est la coloration livide des ongles et des extrémités digitales des mains. Les nombreuses personnes qui sont venues pendant que j'étais auprès du malade ont été frappées de cette coloration : plusieurs m'ont demandé s'il y avait eu empoisonnement. Ma réponse invariable a été qu'on ne pouvait résoudre une telle question avant les recherches nécroscopiques.

Il est probable qui si, au moment où j'étais interrogé, j'eusse connu les symptômes ci-dessus mentionnés, j'aurais été plus affirmatif. Quoi qu'il en soit, ma réponse a visiblement déplu à plus d'un, qui est sorti disant que la lividité des ongles prouvait bien qu'il y avait eu empoisonnement. (Qu'on me permette de faire remarquer, en passant, que l'idée d'empoisonnement s'est répandue dans la ville en même temps que la nouvelle de la mort, à cause des altercations religieuses qui, les jours précédents, s'étaient produites entre l'archevêque et le ministre de l'intérieur.) Bref, je suis commissionné pour pratiquer l'autopsie, assisté de trois Confrères docteurs en médecine, et les détails qui suivent constituent la traduction exacte du Rapport qui a été remis au juge d'instruction.

1° *Examen des vêtements.* — Nous avons trouvé le cadavre dans un des cabinets du Palais, demi-couché dans un lit en fer, la tête appuyée sur des coussins et enveloppée d'un mouchoir blanc. Après avoir signalé la réalité de la mort, nous fondant entre autres signes sur l'existence de la rigidité cadavérique, nous transportons le cadavre sur une table et nous procédons à l'autopsie ; quatre heures s'étaient écoulées depuis la mort.

Les objets de vêtements successivement enlevés sont : un gilet et un pantalon noirs, des souliers vernis avec boucles métalliques, deux paires de bas violets, deux caleçons de coton ; ces derniers sont imprégnés, dans la partie qui recouvre la région pubienne, par un liquide glutineux et exhalant une odeur spermatique des plus marquées.

Cette partie des caleçons est coupée et mise de côté, dans le but de l'examiner ultérieurement. Nous enlevons ensuite une chemise blanche en coton, présentant diverses taches produites par l'eau-de-vie camphrée, et dont une, correspondant à celles des caleçons, exhale la même odeur spermatique. Pour ne rien omettre, nous dirons que sous la chemise blanche se trouve une chemise de flanelle ; entre les deux et suspendu autour du cou, un scapulaire du Sacré-Cœur de Jésus.

2e *Habitus extérieur du cadavre.* — Décubitus dorsal. Membres supérieurs en demi-flexion, inférieurs dans l'extension complète, le tronc dans l'attitude de l'opisthotonos. Cyanose générale de la peau, beaucoup plus intense au niveau des régions faciale, cervicale et thoracique, au niveau de la pulpe des doigts, des ongles et des paumes des mains, et enfin au niveau du prépuce. Aspect cyanotique, aussi très prononcé, des muqueuses oculaire, buccale et balanique. Au niveau de la nuque, trois incisions de 4 centim. de longueur sur 1 centim. de profondeur, pratiquées dans un but thérapeutique pendant les derniers moments de la vie, et donnant lieu à un écoulement sanguin noirâtre. Dans le pli du coude du bras droit, quelques taches de sang provenant d'une saignée faite à la médiane basilique. Dans la région précordiale, une zone presque circulaire de 6 centim. de diamètre, avec soulèvement épidermique, due à l'application du marteau de Mayor. Autour du tiers supérieur des deux bras, points ecchymotiques plus nombreux et entremêlés de points cicatriciels du côté gauche. Tout porte à croire que ces points ont été occasionnés par un instrument de pénitence. Quelques points analogues au niveau du scrotum. Dans la cavité préputiale infundibuliforme, environ 1 gram. d'un liquide glutineux, blanchâtre et d'odeur spermatique. Ce liquide est recueilli pour en faire l'examen microscopique. Dans la face externe du mollet gauche et la postérieure du mollet droit, deux sinapismes Rigollot Rigidité cadavérique générale. Dilatation moyenne des pupilles.

3° *Ouverture du cadavre.* — *Larynx :* Cavité remplie d'un liquide spumeux. Muscles cyanosés. Quelques points ecchymotiques au niveau de l'épiglotte.

Péricarde : Contient de 8 à 10 gram. d'une sérosité claire et transparente.

Cœur : Les quatre cavités sont distendues par une grande quantité de sang noir et complètement fluide. Il n'y a pas le moindre caillot. Aspect légèrement cyanotique des parois. Légère surcharge graisseuse.

Poumon droit : Emphysème du sommet avec quelques boursouflures qui indiquent la rupture d'un certain nombre de vésicules. Quelques taches ecchymotiques sous-pleurales dans la face externe du lobe supérieur et du lobe inférieur; taches à peu près circulaires, parfaitement limitées et circonscrites, de 1 à 2 centim. de diamètre. Trois de ces taches s'étendent, sous forme d'infiltrations sanguines, à une profondeur de 2 à 4 centim.

Poumon gauche : Sommet présente même aspect que celui du poumon droit. Cinq taches ecchymotiques sous-pleurales, occupant, deux le lobe supérieur et trois le lobe inférieur, plus ou moins de même étendue que celles du poumon droit. Aux deux taches du lobe supérieur correspondent deux petites infiltrations sanguines nettement circonscrites.

(*Remarque*).— La perméabilité du parenchyme pulmonaire persiste même au niveau des infiltrations. Aucune des portions sectionnées n'est allée au fond de l'eau.

Estomac : Contient 635 gram. d'un liquide trouble et opalin soigneusement conservé. Légère injection vasculaire sanguine au niveau de la petite courbure et de l'orifice cardia (extérieurement).

Foie : La vésicule biliaire est presque vide ; elle contient à peine une quinzaine de grammes d'une bile noire.

Vessie : Contient à peu près 150 gram. d'une urine qui paraît normale.

Méninges cérébrales : Sinus de la dure-mère presque vides ; même aspect des autres vaisseaux méningiens. Œdème sous-arachnoïdien très marqué au niveau de la face convexe des deux hémisphères.

Encéphale : Pâleur excessive de la substance grise. Les coupes ne revêtent aucun pointillé dans la substance blanche. Tous les ventricules dépourvus de liquide.

Méninges rachidiennes : Présentent une injection congestive intense, surtout au niveau de la région cervicale. Aucun liquide dans le canal vertébral.

Moelle épinière : Coloration rosée très foncée de la substance grise, plus marquée au niveau des deux tiers supérieurs. Consistance plutôt augmentée que diminuée.

N.-B. Tous les organes dont il n'est pas fait mention dans l'exposé qui précède ont été également observés et présentaient toutes les apparences d'un état complètement normal.

Immédiatement après avoir terminé l'autopsie proprement dite, nous nous transportons au laboratoire de chimie du Collège des Jésuites, et là nous remettons à une commission spéciale de cinq chimistes une série de flacons et de bocaux cachetés contenant :

1° L'estomac avec tout son contenu ;

2° Le sang contenu dans les cavités cardiaques, ainsi qu'une certaine quantité de celui qui s'était écoulé des incisions cutanées faites dans le but d'examiner le larynx et les poumons ;

3° Le liquide contenu dans la vésicule biliaire, avec un morceau de foie ;

4° Le tube intestinal avec son contenu ;

5° L'urine contenue dans la vessie ;

6° Le morceau retranché du caleçon et le liquide contenu dans la cavité préputiale ;

7° Un morceau du cerveau et de la moelle épinière.

Avant d'exposer les investigations faites par la commission des chimistes, je vais faire connaître les travaux auxquels nous nous sommes livrés nous-mêmes dans le laboratoire.

Nous avons recouru à l'expérimentation physiologique de la façon suivante :

1° Environ trois grammes du liquide recueilli dans l'estomac ont été injectés, par la méthode hypodermique, dans le tissu cellulaire sous-cutané d'un jeune chien. Une heure après l'injection se sont manifestées des secousses convulsives. Celles-ci se sont depuis reproduites à de courts intervalles et avec une intensité croissante. Nous avons, à plusieurs reprises, pu noter un opisthotonos manifeste, une contraction tétanique des membres et un violent resserrement des mâchoires.

2° Deux injections hypodermiques ont été faites sous la peau d'une grenouille avec le même liquide stomacal fortement concentré par évaporation. A peine deux ou trois minutes se sont-elles écoulées, que nous apercevons des convulsions tétaniques qui se reproduisent aussi à de courts intervalles, et au bout de quinze minutes l'animal meurt dans un état de rigidité générale et complète.

Nous avons aussi examiné au microscope le liquide recueilli dans la cavité préputiale, et l'observation de nombreux spermatozoïdes n'a plus laissé aucun doute sur la nature de ce liquide. Nous avons enfin également soumis une petite quantité du sang contenu dans le cœur à l'examen microscopique, qui ne nous a fourni aucun résultat positif.

Les investigations jusqu'ici décrites nous ont amenés aux quatre conclusions suivantes :

1° L'ensemble des lésions microscopiques n'autorise pas à affirmer d'une façon formelle que la mort de l'archevêque a été occasionnée par la strychnine, puisque les lésions attribuées à ce genre de mort, par les meilleures autorités scientifiques, sont loin d'être caractéristiques et constantes.

2° Cependant la couleur, la fluidité persistante du sang, l'aspect cyanosé de la peau et des muqueuses, la rigidité cadavérique survenue presque immédiatement après la mort, les altérations pulmonaires (emphysème, ecchymoses et infiltrations sanguines), les lésions du système nerveux céphalo-rachidien (congestion des méninges cervicales, coloration rosée des deux tiers supérieurs de la substance grise de la moelle), l'excrétion spermatique, le défaut d'autres altérations qui puissent expliquer, et une mort aussi rapide, et les symptômes observés pendant la vie, forment un tableau nécroscopique qui suffit à rendre *probable* l'existence d'un empoisonnement par la strychnine.

3° L'expérimentation physiologique pratiquée sur le chien et la grenouille ayant offert tous les caractères qui appartiennent au strychnisme, la probabilité indiquée dans la conclusion précédente se convertit en certitude.

4° L'archevêque de Quito est mort empoisonné par la strychnine.

Le Rapport fourni par la commission des chimistes peut se résumer comme il suit :

Les chimistes font tout d'abord remarquer que les symptômes observés sur l'archevêque n'ont pas pu être produits par des substances narcotiques et sont de nature à faire soupçonner un empoisonnement par des principes *tétaniques*. Guidés par ce renseignement, ils s'occupent, dans un essai préliminaire, de rechercher la présence de la strychnine. A cet effet, ils examinent le liquide extrait de la cavité stomacale environ deux heures après l'autopsie.

Ce liquide, disent-ils, est sans odeur, d'une couleur rougeâtre, due à une petite quantité de sang qui, par mégarde, y est tombée ; sa réaction est neutre ; il ne contient aucun reste d'aliments ; on n'y découvre non plus aucun point blanc, aucune particule grise qui puisse faire penser à la présence de l'arsenic ou de l'acide arsénieux ; la membrane muqueuse de l'estomac présente sa coloration normale, sans le moindre indice d'irritation. On ne trouve donc, ni dans les caractères macroscopiques du liquide, ni dans l'aspect de la muqueuse stomacale, aucun signe d'empoisonnement par des substances minérales Une partie du liquide est soumise à l'évaporation dans un bain-marie, et, dans une petite quantité du résidu, on met une goutte d'acide sulfurique concentré; on ajoute un cristal de chromate acide de potasse, et l'on voit apparaître une couleur bleue qui passe au violet, réaction qui indique la présence de la strychnine.

Le lendemain matin, on reprend les travaux d'analyse chimique ; on divise le liquide stomacal en trois parties, dont deux sont destinées à servir pour les recherches de la strychnine, et la troisième pour une recherche générale des alcaloïdes toxiques.

On acidule une partie du liquide avec de l'acide oxalique, on évapore jusqu'à siccité au bain-marie, on filtre, on ajoute une solution de potasse jusqu'à production d'une réaction alcaline ; on met du chloroforme et on introduit le mélange dans un tube en verre, où on le laisse jusqu'au jour suivant, après l'avoir secoué à plusieurs reprises.

Au bout de peu de temps, il se forme dans le mélange deux couches : l'inférieure, d'un blanc laiteux, contient le chloroforme, et la supérieure, de couleur rougeâtre. On sépare avec une pipette le liquide inférieur, et on l'évaporise jusqu'à siccité au bain-marie. On dissout le résidu dans l'eau acidulée avec l'acide chlorhydrique. On filtre et on l'évapore jusqu'à ce qu'on remarque à la surface de petits points; en apparence, des cristaux. On abandonne le tout à l'évaporation spontanée. Cette solution est d'une amertume que l'on constate facilement quand on en dépose une goutte sur la langue. Le lendemain, sur la soucoupe de porcelaine, on note un anneau blanchâtre et de petites aiguilles confuses. L'examen microscopique révèle l'existence de prismes bipyramidaux, longs, étroits et taillés en biseau ; on aperçoit aussi quelques octaèdres. On verse, sur une faible quantité de cette substance, une goutte d'acide sulfurique concentré, et l'on touche rapidement avec un cristal de chromate acide de potasse : il se produit une coloration bleue violacée. L'autre partie du résidu est dissoute dans l'eau et distribuée entre trois éprouvettes ; on verse dans l'une de ces éprouvettes une goutte de chlorure d'or, ce qui donne lieu, au bout de quelques minutes, à un léger précipité ; on introduit dans la seconde éprouvette une solution de chromate acide de potasse : il en résulte en premier lieu un léger trouble du liquide, et plus tard la formation d'un dépôt jaunâtre. La troisième éprouvette reçoit de l'iodure de potassium ioduré, et il ne se produit aucune réaction appréciable. Une goutte du liquide traité par le chlorure d'or est déposée et desséchée sur un porte-objet; le microscope y révèle l'existence d'octaèdres, de prismes et de granulations brillantes, qui paraissent être des octaèdres rudimentaires. L'observation microscopique a été répétée sur d'autres parties du même liquide, et a permis de voir des croix brillantes, qu'il suffit d'examiner avec soin pour comprendre qu'elles sont formées de très petits octaèdres incomplètement cristallisés.

Une seconde série d'investigations a éte entreprise conformément à la méthode dite de Galloway. On acidule une partie du liquide stomacal avec de l'acide chlorhydrique ; on l'évapore jusqu'à siccité ; on dissout le résidu dans de l'eau acidulée avec de l'acide chlorhydrique; on filtre et on ajoute de l'ammoniaque jusqu'à donner lieu à une réaction alcaline très marquée. On évapore une seconde fois; on dissout le résidu dans de l'alcool amylique et l'on évapore la solution filtrée, on ajoute de l'acide nitrique à une partie du résidu de cette évaporation, et il se produit une coloration jaunâtre, ce qui indique, d'une part l'absence de la brucine ou de l'igasurine, et d'autre part l'existence de la strychnine. On ajoute à une autre partie du résidu une goutte d'acide sulfurique concentré, et on touche avec un cristal de chromate acide de potasse ; on obtient ainsi la couleur bleue violette propre à la strychnine. Enfin, dans une troisième partie du résidu, on met un cristal de ferrocyanure de potassium, après addition d'acide sulfurique concentré, et l'on observe une coloration bleue qui persiste pendant quelque temps.

Voici une troisième série d'investigations. On ajoute à une partie du liquide stomacal une solution de potasse jusqu'à manifestation d'une légère réaction alcaline, on met du chloroforme et l'on agite le mélange ; il se forme deux couches : la supérieure est enlevée et l'inférieure évaporée à siccité dans un bain-marie. On traite le résidu par de l'acide chlorhydrique; on filtre et on mélange avec de l'alcool amylique ; on agite le mélange et on le laisse au repos jusqu'à ce qu'il se forme deux couches bien distinctes. On enlève la couche supérieure et on verse un excès d'ammoniaque sur l'inférieure. On évapore à siccité dans un bain-marie, et on dissout le résidu dans de l'alcool amylique préalablement chauffé ; on évapore de nouveau à siccité. Une partie du résidu, prise sur les bords, est additionnée d'acide sulfurique concentré ; il se produit une couleur bleue violette. On dissout l'autre partie du résidu dans de l'eau acidulée avec de l'acide chlorhydrique, et l'on plonge dans la solution une baguette de verre trempée dans du chlorure d'or; au bout de quelques minutes, on peut voir se précipiter de petits cristaux qui, dans le champ du microscope, présentent la forme d'octaèdres et de prismes; on verse du chloroforme dans le liquide traité par le chlorure d'or et on agite le mélange; on sépare la couche inférieure et on évapore ; le résidu, additionné d'acide sulfurique concentré et de chromate acide de potasse, donne une coloration bleue qui passe au violet et ensuite au rose, réactions propres à la strychnine.

Dans une quatrième série d'investigations, on s'est proposé de rechercher, selon le procédé de Roberto Otto, tous les alcaloïdes qui pourraient se trouver dans le liquide stomacal: on ajoute dans ce but, à une partie du liquide, de l'alcool à 90° et assez d'acide oxalique pour produire une réaction acide ; on évapore à siccité, et on traite le résidu par de l'alcool concentré ; on filtre la solution et on l'évapore; le résidu est dissous dans l'eau et l'on mêle à la solution une certaine quantité d'éther; on l'introduit dans un entonnoir à deux robinets, où elle est abandonnée jusqu'au lendemain. L'éther devait dissoudre la colchicine, la digitaline, la picrotoxine, les matières grasses et les colorantes; on sépare la couche éthérée et l'on évapore au bain-marie ; le résidu, mélangé avec de l'eau, ne présente aucune coloration jaune, ce qui exclut la présence de la colchicine. On divise alors la solution en deux parties : on traite l'une par de l'acide tannique ; il ne se forme aucun précipité, d'où l'on conclut qu'il n'y a pas de digitaline ; l'autre partie est additionnée d'acide sulfurique concentré sans qu'on observe la couleur jaune de la picrotoxine.

Quant à la solution aqueuse acide qui formait la couche inférieure, on y ajoute du carbonate de soude, de manière à la rendre alcaline, et l'on voit se produire un précipité blanc; on mêle avec de l'éther et on agite le mélange dans le but de séparer la nicotine, la vératrine, la narcotine, la brucine, la strychnine, l'aconitine, la delphinine et l'atropine; on abandonne le mélange jusqu'au lendemain; on sépare alors la couche éthérée et l'on évapore : on rencontre un résidu solide inodore et ne présentant aucune gouttelette huileuse, ce qui indique l'absence de la nicotine; on traite une partie du résidu par de l'acide sulfurique concentré, sans que l'on puisse apercevoir la coloration jaune de la vératrine ; on touche ensuite avec une baguette de verre trempée dans de l'acide nitrique, et l'on ne voit point se produire la coloration rouge de la narcotine : on ajoute à une autre partie du résidu une certaine quantité d'acide nitrique concentré, et l'on observe une coloration jaune qui indique l'absence de la brucine et la présence de la strychnine. Une troisième partie du résidu est additionnée d'une goutte d'une solution très étendue de chromate acide de potasse : on évapore et on touche le résidu avec une baguette de verre trempée dans de l'acide sulfurique concentré, ce qui donne lieu à une couleur bleue violette, et démontre, d'une façon manifeste, la présence de la strychnine. Une quatrième partie du résidu est déposée sur un des côtés d'un porte-objet, sur l'autre côté duquel on met une petite quantité de strychnine du laboratoire; on laisse tomber des deux côtés quelques gouttes d'éther, et des deux côtés on voit, au microscope, des particules amorphes tout à fait identiques ; on les perçoit également après addition d'acide chlorhydrique étendu. Une cinquième partie du résidu est traitée par de l'acide phosphorique, et l'on n'obtient pas la coloration brunâtre commune à l'aconitine et à la delphinine. Une sixième partie du résidu est additionnée d'acide sulfurique concentré et de molybdate d'ammoniaque chauffé : on ne voit pas se présenter les caractères pouvant faire croire à la présence de l'atropine. Ce qui restait du résidu est dissous dans de l'acide chlorhydrique très étendu ; on ajoute à la solution une goutte de chlorure d'or et l'on obtient en peu de temps un précipité de chlorure double de strychnine et d'or, qui, examiné au microscope, laisse voir des cristaux prismatiques et octaédriques.

Le liquide aqueux alcalin qui était resté après avoir enlevé la couche éthérée, est traité par de l'alcool amylique, dans le but de séparer la morphine et une partie de la narcéine ; on laisse reposer jusqu'à ce qu'il se forme deux couches distinctes : la couche supérieure est séparée au moyen d'une pipette ; évaporée au bain-marie, elle ne laisse aucun résidu, ce qui prouve l'absence de la morphine et de la narcéine ; on évapore le liquide aqueux et l'on traite le résidu par de l'acide chlorhydrique concentré.

On analyse les substances contenues dans le duodénum selon la méthode de Galloway, et l'on voit se produire les réactions caractéristiques de la strychnine au moyen de l'acide sulfurique concentré et du chromate acide de potasse.

Malgré les résultats positifs fournis par l'examen du liquide stomacal et des substances intestinales, on croit devoir rechercher la strychnine dans le sang. On fait observer que le sang contenu depuis trois jours dans les bocaux est complètement liquide et d'une coloration rouge foncée. Celui que renfermaient les cavités cardiaques est mêlé avec de l'alcool à 90° ; acidulé avec de l'acide chlorhydrique, il se forme une bouillie qui, au bout de plusieurs heures, n'avait acquis aucune consistance. Conformément aux indications de Gallovay, on traite par de l'eau acidulée avec de l'acide chlorhydrique, on élève la température à plus de 100° et l'on filtre à travers un linge. On neutralise le liquide avec un excès d'ammoniaque, et l'on concentre par évaporation ; on ajoute de la silice pure et on évapore à siccité ; à deux reprises, on traite le résidu par l'alcool amyliqu chauffé et on filtre ; on additionne le liquide filtré d'eau acidulée avec de l'acide chlorhydrique, et on le laisse dans une éprouvette où l'on voit se former deux couches : la supérieure constituée par l'alcool amylique, qui avait dissous les matières colorantes ; l'inférieure, aqueuse et incolore ; on sépare celle-ci au moyen d'une pipette et on l'évapore après l'avoir rendue alcaline avec de l'ammoniaque. On traite de nouveau le résidu par de l'alcool amylique chauffé ; on le filtre et on l'évapore. On ajoute, à une partie de ce résidu, de l'acide sulfurique concentré et du chromate acide de potasse, et l'on obtient une couleur bleue violette qui passe au rose. Une autre partie du résidu est successivement traitée par de l'éther, de l'alcool amylique et de l'acide chlorhydrique étendu. Le microscope ne révèle aucune cristallisation ; on touche la préparation avec une baguette de verre trempée dans du trichlorure d'or, et on observe alors des prismes, des aiguilles prismatiques et quelques octaèdres. En regard de cette préparation, on en fait une autre avec du chlorure de strychnine du laboratoire, et l'on peut constater entre les deux la plus parfaite analogie.

La méthode de Gallovay fait également découvrir de la strychnine dans le linge dit *purificateur* et dans une nappe sur laquelle reposaient les burettes. Le liquide contenu dans l'une d'elles est traité par de l'acide sulfurique concentré et du chromate acide de potasse ; on obtient une légère coloration violette qui indique également des traces de strychnine.

Dans quelques-unes des expériences faites avec l'acide sulfurique concentré et le chromate acide de potasse, on a remarqué que la coloration violette prenait une teinte verdâtre due à la présence d'autres matières organiques. Une contre-épreuve a été faite à cet égard, en mêlant de la strychnine du laboratoire avec d'autres substances organiques.

Bien que rien ne pût faire soupçonner dans le liquide stomacal l'existence de poisons minéraux, on veut se convaincre de leur absence ; dans ce but, on évapore à siccité une partie de ce liquide, on carbonise la matière organique avec de l'acide sulfurique concentré et on ajoute de l'eau au résidu ; on filtre et on traite le liquide filtré par du sulfure d'ammonium, ce qui produit un trouble laiteux de soufre. Cette réaction fait voir que toute substance minérale fait défaut.

Les conclusions de l'analyse chimique sont formulées en ces termes :

1° On a trouvé de la strychnine dans le liquide de l'estomac, dans le contenu intestinal et dans le sang des cavités cardiaques.

2° On n'a trouvé dans le liquide de l'estomac aucun poison autre que la strychnine.

3° On a également trouvé de la strychnine dans le *purificateur* qui servit le Vendredi-Saint à Monseigneur l'Archevêque, dans la nappe sur laquelle étaient les burettes et dans l'une des burettes.

RÉFLEXIONS.

Mon but, en livrant à la publicité l'observation que l'on vient de lire, a été d'attirer l'attention, d'une manière générale, sur l'empoisonnement par la strychnine, et spécialement sur quelques particularités intéressantes que cette observation renferme.

Les cas d'empoisonnement par la strychnine jusqu'ici publiés ne sont pas assez nombreux pour qu'il soit inutile d'en grossir le nombre. En France du moins, on a eu très rarement à déplorer l'usage criminel de la strychnine, et les faits de cet ordre contenus dans les annales judiciaires des autres pays ont presque tous été relevés dans ces vingt dernières années. On ne saurait s'en étonner quand on sait qu'il est bien plus facile de se procurer de la strychnine, et que cette substance est bien plus vulgairement connue depuis qu'on en a conseillé l'emploi pour empoisonner certains animaux. Je ne suis pas, pour ma part, bien éloigné d'admettre que si en France la strychnine n'a été qu'exceptionnellement donnée dans un but homicide, c'est parce que les animaux y sont empoisonnés surtout par diverses préparations arsenicales. Ici, au contraire, c'est à la strychnine que l'on a habituellement recours, et il n'est presque pas de maison où l'on n'en puisse trouver une plus ou moins grande quantité ; c'est le poison le plus répandu, et, par suite, le plus généralement connu. Aussi, dès l'instant où l'on a appris la mort de l'Archevêque, le mot de strychnine s'est trouvé dans toutes les bouches.

Il est une autre considération qui doit inspirer le plus vif intérêt pour tout ce qui concerne l'empoisonnement par la strychnine : c'est que dans beaucoup de pays l'usage extra-médical de cette substance se généralise de plus en plus, et, sans préjudice pour l'avenir, on peut supposer que les médecins légistes auront désormais à intervenir plus souvent dans des cas analogues à celui dont je m'occupe.

On a pu voir, en lisant l'observation, que quatre ordres de preuves ont été fournies pour démontrer qu'il y a eu réellement empoisonnement par la strychnine. C'est principalement à la discussion de ces preuves et des conclusions qui en ont été déduites, que je me propose de consacrer les lignes suivantes. Et d'abord, quelques mots à propos des *symptômes*.

Les médecins qui les ont observés les ont jugés de nature à faire *soupçonner* l'existence d'un empoisonnement par la strychnine. Voyons si en présence de tels symptômes ils avaient le droit d'exprimer pareil soupçon. Je ne crains pas d'affirmer que ce droit était on ne peut plus irrécusable. Pour peu que l'on soit au courant des nombreuses expériences faites dans le but de démontrer les effets toxiques de la strychnine sur les animaux ; pour peu que l'on connaisse les phénomènes qui ont, dans plusieurs cas, traduit les mêmes effets sur l'homme, on verra sans peine, dans les symptômes observés, l'expression habituelle, j'allais dire constante, de l'action de la strychnine à doses toxiques. Mais j'irai plus loin.

De tels symptômes, observés dans de telles circonstances, permettaient, non seulement de soupçonner, mais encore d'affirmer, d'une façon *à peu près* absolue, l'existence d'un empoisonnement par la strychnine. Et si je dis *à peu près*, c'est qu'il n'y a rien qui soit *rigoureusement* absolu dans les réactions offertes par l'économie vivante.

Il suffira, pour appuyer ma manière de voir, de démontrer que non seulement le tableau symptomatique dont il s'agit pouvait se rapporter à une intoxication par la strychnine, mais encore ne pouvait se rapporter à aucune autre cause. En effet, quelles maladies ou quel autre empoisonnement auraient pu donner le change?

L'*épilepsie?* Ce ne pourrait-être qu'une des formes les plus exceptionnelles de cette maladie; je doute même qu'on ait jamais vu une attaque d'épilepsie, sans troubles intellectuels, terminée par la mort en moins d'une demi-heure, précédée de prodromes et présentant la marche observée dans l'espèce. Ici, d'ailleurs, les médecins appelés ont pu s'assurer que le patient n'avait antérieurement éprouvé aucune espèce d'attaque. En supposant donc que ce fût une épilepsie, il eût fallu admettre que la mort fût survenue lors de sa première manifestation et en moins d'une demi-heure !

La *rage?* L'hydrophobie, mentionnée dans l'observation, aurait peut-être pu faire concevoir l'idée d'un cas de rage; mais toutes les autres circonstances sont loin de plaider en faveur de cette idée. Ici encore, les antécédents bien connus du Prélat suffisaient à faire éviter l'erreur. Et puis, où sont les prodromes qui annoncent habituellement l'accès de rage? Où sont les troubles intellectuels, l'éréthisme des organes des sens, etc., etc., qui s'observent pendant l'accès?

L'*apoplexie cérébrale?* Une lésion cérébrale, pour déterminer la mort en si peu de temps, doit être étendue et ne saurait exister en l'absence, soit d'une profonde altération des facultés intellectuelles, soit d'une plus ou moins complète abolition de la sensibilité et de la motilité. Mais pourquoi insister? Si je rapprochais les caractères classiques de l'attaque apoplectique des symptômes offerts dans le cas actuel, je n'aurais à signaler que des différences.

Une *maladie médullaire?* Je n'ignore pas que diverses lésions de l'axe rachidien peuvent donner lieu, surtout quand elles occupent la région cervicale, à des phénomènes tétaniques, à l'hydrophobie, etc.; les résultats de mon observation personnelle ne me laissent aucun doute à cet égard. Mais comment concilier un dénouement fatal aussi rapide et la rémission qui a séparé les deux attaques, avec l'hypothèse d'une maladie médullaire quelconque: méningo-myélite, hématorachis? La rémission doit aussi, à elle seule, faire rejeter l'hypothèse d'une altération du bulbe rachidien.

Le *tétanos?* On ne peut se dissimuler que, de toutes les maladies que je viens d'énumérer, c'est le tétanos qui aurait pu le plus facilement induire en erreur. L'analogie est manifeste entre le tétanos et les symptômes de la strychnine, et il n'est pas impossible de comprendre qu'il soit venu à l'idée de certains auteurs d'admettre que l'empoisonnement par la strychnine devait être considéré comme une simple cause de tétanos. Cependant, si l'analogie est manifeste, des différences n'en existent pas moins. Il me suffira de quelques considérations pour établir que les symptômes observés dans le cas actuel ne pouvaient se rapporter à l'existence d'un tétanos.

La rapidité de la mort ne peut être invoquée comme un argument *absolu* contre le tétanos: il existe des faits authentiques, recueillis surtout dans les pays chauds, et démontrant que le tétanos dit *spontané* peut entraîner la mort dans l'espace de quelques minutes. Mais si l'argument en question n'est pas *absolu*, il ne laisse pas que d'avoir une grande valeur. En effet, les cas de tétanos *spontané* où l'on a observé une marche aussi rapidement fatale que dans le cas présent sont tout à fait exceptionnels, et ils ont été recueillis dans les pays chauds ; or, le climat de Quito est un climat tempéré.

Si à cela nous ajoutons : 1° que le seul prodrome qui ait existé, l'anxiété stomacale, fait défaut dans les cas de tétanos, où l'on observe presque constamment un ensemble d'autres prodromes ; 2° que dans le tétanos, l'invasion est progressive, commence d'habitude par les muscles des mâchoires ou de la nuque, pour s'étendre de là successivement aux autres départements du système musculaire ; 3° que dans les cas de tétanos rapidement mortels on n'a, que je sache, jamais observé entre deux accès une rémission à la fois aussi courte et aussi complète, nous aurons suffisamment prouvé qu'il eût été bien peu rationnel de penser à un cas de tétanos en présence des symptômes observés chez le Prélat.

Un *empoisonnement par le curare?* Bien que l'antagonisme entre le mode d'action de la strychnine et du curare ne soit peut-être pas aussi absolu qu'on l'a pu supposer, ce que nous connaissons du poison *indien*, dont les effets sont bien plus stupéfiants que tétaniques, suffisait pour faire exclure l'idée d'un empoisonnement par cette substance.

Un *empoisonnement par les cantharides?* Phénomènes tétaniques, hydrophobie, sensation douloureuse au niveau de l'épigastre, tout cela a été observé dans les cas d'empoisonnement par les cantharides ; mais les phénomènes tétaniques sont rares et beaucoup moins intenses, les douleurs épigastriques sont beaucoup plus violentes. Il peut y avoir des paroxysmes, mais les rémissions qui les séparent sont loin d'être complètes. La mort n'arrive qu'au bout d'un certain nombre d'heures. D'ailleurs, combien d'autres symptômes qui n'ont pas été observés dans le cas actuel appartiennent à l'empoisonnement cantharidien !

Un *empoisonnement par l'acide prussique?* Les convulsions

tétaniques présentent un autre aspect : elles sont d'*emblée* plus violentes et plus générales ; la mort est plus rapide ; le début des accidents toxiques est bien plus brusque, il est *foudroyant*.

Je crois inutile de pousser plus loin cette énumération, déjà trop longue. J'ai mentionné les maladies et les empoisonnements qui peuvent avoir le plus d'analogie avec les effets toxiques de la strychnine, et j'en ai assez dit, ce me semble, pour démontrer qu'en présence des symptômes signalés dans l'observation, les deux médecins auraient pu exprimer bien plus qu'un simple soupçon d'empoisonnement par la strychnine ; ils auraient pu, par voie d'exclusion, arriver à une certitude *médicale* absolue. L'amertume spéciale que Monseigneur l'Archevêque avait reconnue au vin dont il s'était servi, et la rigidité cadavérique dont l'un des médecins avait observé le début deux minutes au plus après la mort, pouvaient aussi contribuer à entraîner la conviction.

Je passe aux résultats fournis par la *nécropsie*.

De ce que l'empoisonnement par la strychnine ne donne pas lieu à des lésions anatomiques qui permettent de reconnaître leur véritable origine, il n'est pas permis de conclure que les recherches microscopiques ne peuvent être d'aucune utilité pour découvrir ce genre d'empoisonnement. En effet, si ces recherches ne légitiment aucune affirmation positive, elles autorisent, tout au moins, à exclure du diagnostic différentiel un certain nombre de maladies ou d'empoisonnements qui auraient pu en imposer pour une intoxication par la strychnine. Dans le cas présent, les organes dont le rôle est capital dans le maintien de la vie, les organes *nobles*, ne nous ont présenté aucune altération qui pût expliquer une mort rapide. Nous nous sommes également convaincu qu'il n'y avait eu ingestion d'aucun poison *corrosif*. L'importance de ces deux données ne saurait être méconnue. Mais arrivons aux deux conclusions déduites de l'autopsie.

Dans l'état actuel de nos connaissances toxicologiques, la première ne peut, à mon avis, prêter à aucune discussion ; elle est expliquée et justifiée par la seconde des propositions qu'elle contient. La deuxième conclusion, au contraire, me paraît pouvoir fournir matière à quelques réflexions.

Nous allons voir successivement quelle est la valeur des divers phénomènes cadavériques qui nous ont permis de conclure à l'existence *probable* d'un empoisonnement par la strychnine.

Les *caractères macroscopiques du sang*, la couleur et la fluidité persistante, n'ont en eux-mêmes aucune signification précise; on les observe généralement dans les cas où la mort a eu lieu par asphyxie. La même remarque s'applique à l'*aspect cyanosé* des téguments. Nous avons pensé néanmoins que ces phénomènes ne pouvaient être passés sous silence, et quand nous nous occuperons de la signification qu'il convient d'attribuer, non plus à l'un des signes en particulier, mais à l'ensemble des phénomènes nécroscopiques, nous verrons qu'avec raison on a fait mention, dans les cas d'intoxication par la strychnine, des caractères du sang et de l'aspect cyanosé des téguments.

Je ne veux pas ici soulever la question de savoir si, dans le cas actuel, le mécanisme de la mort a été réellement asphyxique, et je laisse toute leur valeur aux expériences au moyen desquelles on a cru, dans ces dernières années, pouvoir démontrer que la mort par la strychnine était bien différente de la mort par asphyxie.

La *rigidité cadavérique* survenue immédiatement après la mort a bien plus de valeur que les signes précédents. On sait que le moment d'apparition de la rigidité est très variable suivant les cas, mais il est très rare qu'elle se manifeste dans les premiers instants qui suivent la mort ; on peut aussi établir, en thèse générale, qu'après une mort violente la rigidité se fait plus longtemps attendre. Un pareil signe devait donc attirer l'attention, d'autant plus qu'il a été spécialement signalé dans plusieurs cas d'empoisonnement par la strychnine. Je regrette de n'avoir pu déterminer la durée de la rigidité ; tout ce que je puis dire à cet égard, c'est que le lendemain, quand je me suis rendu auprès du cadavre pour en pratiquer l'embaumement, toute rigidité avait disparu ; les signes tirés de la rigidité cadavérique, dans les cas de tétanos, ont été trop négligés par les auteurs, de sorte que nous ignorons jusqu'à quel point le seul fait de la manifestation de la rigidité cadavérique, immédiatement après la mort, peut servir à établir le diagnostic différentiel entre l'empoisonnement par la strychnine et le tétanos; mais ce qui me paraît hors de doute, c'est que, dans l'espèce, ce fait avait une véritable signification et autorisait à éliminer un certain nombre de maladies et d'autres empoisonnements.

Les *altérations pulmonaires*, sans être caractéristiques, ont plaidé dans le même sens que les autres lésions. On aura remarqué que l'emphysème des deux sommets était extra-vésiculaire en certains points. Les ruptures des vésicules pulmonaires ont été peu signalées dans les cas d'empoisonnement par la strychnine ; elles ont plutôt attiré l'attention dans d'autres maladies, telles que l'épilepsie. Mais il n'est pas difficile de s'expliquer comment elles peuvent être la conséquence des effets de la strychnine sur l'appareil respiratoire; s'il est en effet démontré que, même dans l'état le plus normal, c'est principalement le sommet des poumons qui fonctionne, pourquoi s'étonner que dans l'état tétanique des muscles thoraciques et peut-être des muscles de Reissessen, ce soit le même sommet qui fasse tous les frais de la respiration et que quelques vésicules pulmonaires se rompent consécutivement à une distension exagérée, plus ou moins analogue à celle que peut produire un violent effort ?

Les ecchymoses sous-pleurales pourraient être citées comme un argument contre l'existence d'un empoisonnement par la strychnine, si l'on peut considérer comme définitif et bien acquis à la science le résultat de *quelques* expéri ences faites sur les animaux avec la strychnine, et dans lesquelles on n'a jamais trouvé de trace d'ecchymoses sous-pleurales. Mais on comprend qu'un tel résultat n'aura une véritable valeur que lorsqu'il sera appuyé sur un très grand nombre d'expériences ou d'observations. Non seulement il n'est pas démontré que les ecchymoses sous-pleurales ne se produisent pas sous l'influence de la strychnine, mais de plus tout porte à croire qu'elles doivent exister assez fréquemment, puisqu'elles sont mentionnées, chez l'homme, dans les cas d'intoxication par la strychnine, bien que ces cas soient encore très peu nombreux. J'en dirai autant des infiltrations sanguines qui ont été observées dans l'épaisseur du parenchyme pulmonaire.

Lésions des centres nerveux. Je ferai part tout d'abord de la surprise que m'a occasionnée l'ouverture de la boîte crânienne. Après avoir constaté une cyanose des plus prononcées dans les téguments de la tête et du cou, en même temps qu'un état de réplétion considérable des veines jugulaires, je m'attendais à rencontrer un état de réplétion analogue dans le système veineux intra-crânien ; il en a été tout autrement. La séparation de la voûte du crâne n'a donné lieu à aucun écoulement sanguin ; les tissus de la dure-mère étaient vides ; tous les vaisseaux, soit des méninges, soit de la substance encéphalique, étaient à peu près exsangues. Des incisions pratiquées dans cette substance n'ont même pas révélé ce léger piqueté qu'on observe d'habitude dans les autopsies. Comment peut-on interpréter cette particularité, cette répartition si inégale du sang sur les diverses parties du système veineux ? Je pose la question sans la résoudre. Dans les méninges, indépendamment de l'aspect exsangue dont je viens de parler, j'ai signalé un œdème sous-arachnoïdien plus prononcé dans les parties qui avoisinent la scissure inter-hémisphérique. Cet œdème n'a pas une grande importance. En un mot, les lésions encéphaliques ont été ici moins significatives que dans beaucoup d'autres cas. Les lésions médullaires devaient surtout attirer notre attention. Les méninges rachidiennes et la substance grise nous ont offert toutes les traces d'une violente congestion, principalement au niveau de la région cervicale. Si j'ai recherché les lésions médullaires avec tout le soin possible, c'est, en premier lieu, parce que des altérations de la moelle, variables il est vrai, s'observent d'ordinaire dans les cas de mort par la strychnine, et, en second lieu, parce que les exemples de lésions médullaires consécutives aux effets de la strychnine pourront, à mesure qu'ils se multiplieront, jeter un jour de plus en plus complet sur le mode d'action de cet agent toxique.

L'*excrétion spermatique* n'a pas été encore mentionnée dans les cas d'empoisonnement par la strychnine, si toutefois je puis en juger par les quelques recherches bibliographiques qu'il m'a été possible de faire. Du reste, ce que l'on sait de l'action de la strychnine sur la moelle épinière et de ses propriétés aphrodisiaques, depuis longtemps connues et utilisées, suffit à faire comprendre que nous ayons fait figurer ce signe parmi les signes présomptifs d'intoxication par la strychnine.

Après avoir successivement discuté la valeur de chacun des phénomènes nécroscopiques, envisageons ces mêmes phénomènes dans leur ensemble. La clinique nous apprend à chaque instant que le diagnostic des maladies ne repose pas habituellement sur un symptôme unique, mais bien sur un groupe de symptômes ; de même, dans la plupart des maladies, l'anatomie pathologique n'est pas constituée par une seule lésion, mais bien par un ensemble de lésions. Or, les effets toxiques de la strychnine représentent une véritable maladie qui se traduit par un certain nombre de manifestations dont aucune n'est, à elle seule, pathognomonique. Ainsi, à ne considérer qu'isolément les diverses lésions que l'autopsie nous a révélées, on peut dire qu'aucune d'elles n'a une grande signification. Mais si l'on veut bien, d'une part, remarquer que toutes les lésions observées sont de celles qui peuvent être expliquées par l'action de la strychnine, et que la plupart ont été fréquemment mentionnées dans les cas d'empoisonnement par cette substance; si l'on veut, d'autre part, se souvenir qu'aucune de ces lésions n'était de nature à faire plutôt supposer un autre genre de mort, on sera obligé de convenir que la deuxième conclusion de notre Rapport est parfaitement justifiée.

Peut-on en dire autant de la troisième, qui est relative au résultat de l'*expérimentation physiologique ?*

On nous reprochera, sans doute, de n'avoir pas assez multiplié les expériences, ou de n'avoir pas décrit avec plus de détails celles qui sont signalées dans l'observation. L'expérimentation physiologique, il faut l'avouer, a été un peu négligée et nous n'en avons pas tiré tout le parti possible. Mais si notre négligence sur ce point n'est pas excusée, elle sera du moins expliquée par la circonstance suivante : pendant que nous pratiquions nos expériences, nous nous trouvions côte à côte avec les membres de la commission chargée de l'analyse chimique, et nous constations avec eux les réactions caractéristiques de la strychnine. Dès lors, jugeant que les signes tirés des symptômes, des lésions cadavériques et de l'expertise chimique étaient plus que suffisants pour démontrer la réalité de l'empoisonnement, nous n'avons pas cru devoir poursuivre l'expérimentation. D'ailleurs, les deux expériences mentionnées ont entraîné notre conviction. En effet, de même que les symptômes observés chez l'homme empoisonné par la strychnine sont caractéristiques, de même les effets qui se sont produits chez les deux animaux ne pouvaient être confondus avec les effets d'un autre poison ou avec les symptômes d'une maladie quelconque : ils étaient évidemment dus à la strychnine contenue dans le liquide stomacal, ce qui revient à dire que notre troisième conclusion est également justifiée, et par suite la quatrième, qui n'en est que la déduction.

Que dirai-je des conclusions de l'*analyse chimique ?*

Je commence par rendre justice aux jeunes chimistes pour tout le soin et, on peut le dire, pour l'enthousiasme avec lesquels ils se sont acquittés de la tâche qui leur avait été confiée. Il est du reste facile d'en juger par la multiplicité de leurs investigations, qu'ils ont poursuivies pendant cinq jours. On a pu voir qu'ils ont utilisé, non seulement les réactions chimiques de la strychnine, mais encore son amertume extrêmement prononcée et les caractères morphologiques de ses cristaux. Leur but a été d'accumuler les recherches et de les contrôler les unes par les autres ; on ne saurait les en blâmer. Il ne faudrait pas croire, en effet, que toutes les réactions chimiques obtenues avec un liquide ou une matière quelconque contenant de la strychnine soient également caractéristiques. Les procédés employés dans la plupart de ces réactions sont assez délicats et la moindre irrégularité peut les rendre infructueux. Ainsi, pour ne citer qu'un exemple, je dirai que dans le cas actuel j'ai vu chercher, à plusieurs reprises, la réaction de la strychnine au moyen du bichromate de potasse et de l'acide sulfurique concentré, et, plus d'une fois, le résultat a été peu concluant. Mais je dois à la vérité de dire que dans plusieurs essais j'ai pu bien distinguer la couleur bleue, passant au violet et plus tard au jaune ; c'est sans doute par oubli que cette dernière nuance n'est pas mentionnée dans le Rapport.

Il n'était pas moins nécessaire de multiplier les observations microscopiques. Les formes de cristallisation de la strychnine n'ont en elles-mêmes rien d'absolument caractéristique, et on peut les prendre pour d'autres formes appartenant à d'autres substances toxiques ou même à certains éléments qui existent normalement dans l'organisme.

Je crois devoir appeler l'attention sur le procédé de Galloway, qui a permis de séparer nettement les cristaux de strychnine contenus dans le sang. Ce fait, à lui seul, suffit à démontrer, contrairement à l'opinion de quelques auteurs, d'ailleurs fort compétents, qu'on peut retrouver la strychnine même lorsqu'elle a été *entièrement* absorbée, puisqu'ici les recherches que l'on a pratiquées sur le sang ont révélé son existence. L'absorption ne détruit nullement ni ses caractères morphologiques ni ses autres propriétés ; il n'y a donc aucune espèce d'assimilation de cette substance, comme le démontrent du reste les cas dans lesquels on a pu en retrouver les cristaux intacts dans des tissus depuis longtemps putréfiés.

Je ne m'étendrai pas davantage sur les considérations relatives à l'analyse chimique ; d'autres, meilleurs juges en pareille matière, décideront si les investigations ont été bien conduites, si ces résultats sont probants et les conclusions bien justifiées.

FIN.

TABLE DES MATIÈRES.

LA

TALE DE L'ÉQUATEUR

AU POINT DE VUE

ÉDICO-CHIRURGICAL

PAR

E. GAYRAUD

Agrégé à la Faculté de Médecine de Montpellier, Chargé du Clinique annexe des Maladies syphilitiques et cutanées, Chi- en chef de l'Hôpital-Général, Ancien Doyen de la Faculté de de Quito et Chirurgien en chef de l'Hôpital Saint-Jean de Dieu me ville,

ET

D. DOMEC

à la Faculté de Médecine libre de Lille, Ancien Professeur tomie et de Chirurgie à la Faculté de Médecine de Quito.

PARIS

C.-A COCCOZ, LIBRAIRE-ÉDITEUR.

Rue de l'Ancienne Comédie, 11.

1886

Alexandre COCCOZ, Libraire-Éditeur

11, RUE DE L'ANCIENNE COMÉDIE.

Bar (P.). — Des méthodes antiseptiques en obstétrique. In-8, 1883 (concours d'agrégation)........ [illegible]

Bar[illegible] ([illegible]). — Hygiène du premier âge, les soins que réclame l'enfant depuis la naissance jusqu'après le sevrage. In-8, 18[illegible] .... [illegible]

Baudri[illegible] (E.), Chirurgien des Hôpitaux de [illegible]. — [illegible] ture de la paroi antérieure du conduit auditif et de la luxation [illegible] du maxillaire inférieur, par pénétration [illegible] dans l'oreille. In-8, 1883........ [illegible]

Béclère (Ant.), anc. Int. des Hôpitaux. — De la [illegible]. In-8, 1882........ [illegible]

Bontan. — Essai sur la température [illegible] la [illegible] méningite tuberculeuse des enfants. [illegible]

Castelain. — La circoncision est-elle [illegible]. 1882........ [illegible]

Cochez (A.). — De la recherche du bacille [illegible] tuberculose dans [illegible] des crachats d'expectoration. In-8, 188[illegible]........ [illegible]

Debacker. — Des hallucinations et terreurs nocturnes chez [illegible] et les adolescents. In-8, 1881........ [illegible]

Deseille (J.). — De la médication salicylée dans le rhumatisme [illegible] enfants. In-8, 1879........ [illegible]

Guiard (F.-P.). — Étude clinique et expérimentale sur la transformation ammoniacale des urines, spécialement dans les maladies des voies urinaires (Ammoniurie). Ouvrage accompagné de courbes [illegible] et couronné par la Commission du prix [illegible]. In-8, 1883........ [illegible]

Guinard (A.). — Du meilleur mode de traitement de la [illegible] lente. [illegible] 1884........ [illegible]

Jacolot ([illegible]). — Trachéotomie et [illegible]tomie d'urgence [illegible] le trocart trachéotome du Dr [illegible]. In-8, 2e édit. 1882........ [illegible] fr.

Latteux (Dr), Chef du laboratoire d'Histologie de l'hôpital de la [illegible], Lauréat de la Faculté de Médecine de Paris, Officier de l'Instruction publique. — Manuel de technique microscopique, ou guide pratique pour l'étude et le maniement du microscope. 1 vol. in-12 avec [illegible] figures dans le texte. 1887, 3e édition, sous presse........ [illegible]

Petit (Léon). — Le massage par le médecin, physiologie, manuel opératoire, indications, rédigé et annoté d'après les ouvrages de Reibmayr (Vienne, 18[illegible]-84), précédé d'une préface par le Dr P. Reynier A. P. M. P. C. H. In-18, 1885, avec [illegible] figures........ 4 fr.

Seuss (Jules). — Dyspepsie et Dyspeptiques, étude pratique sur les maladies de l'estomac et des organes digestifs dans leur rapport avec la dyspepsie, traitement alimentaire. In-8, 1885, broché 7 fr., cart. [illegible]

Steiner (Johann). — Compendium des maladies des enfants, à l'usage des étudiants et des médecins, remanié et augmenté par les Docteurs Fleischmann et Herz. Ouvrage suivi d'un formulaire magistral et officinal, traduit sur la 3e édition allemande, par le Dr Keraval. In-8, XXXIII-77[illegible] pages, [illegible] broché, 12 fr. ; relié........ 14 fr.

Montpellier. — Typogr. [illegible] et [illegible].

www.ingramcontent.com/pod-product-compliance
Ingram Content Group UK Ltd.
Pitfield, Milton Keynes, MK11 3LW, UK
UKHW020203250726
13967UKWH00003B/1242